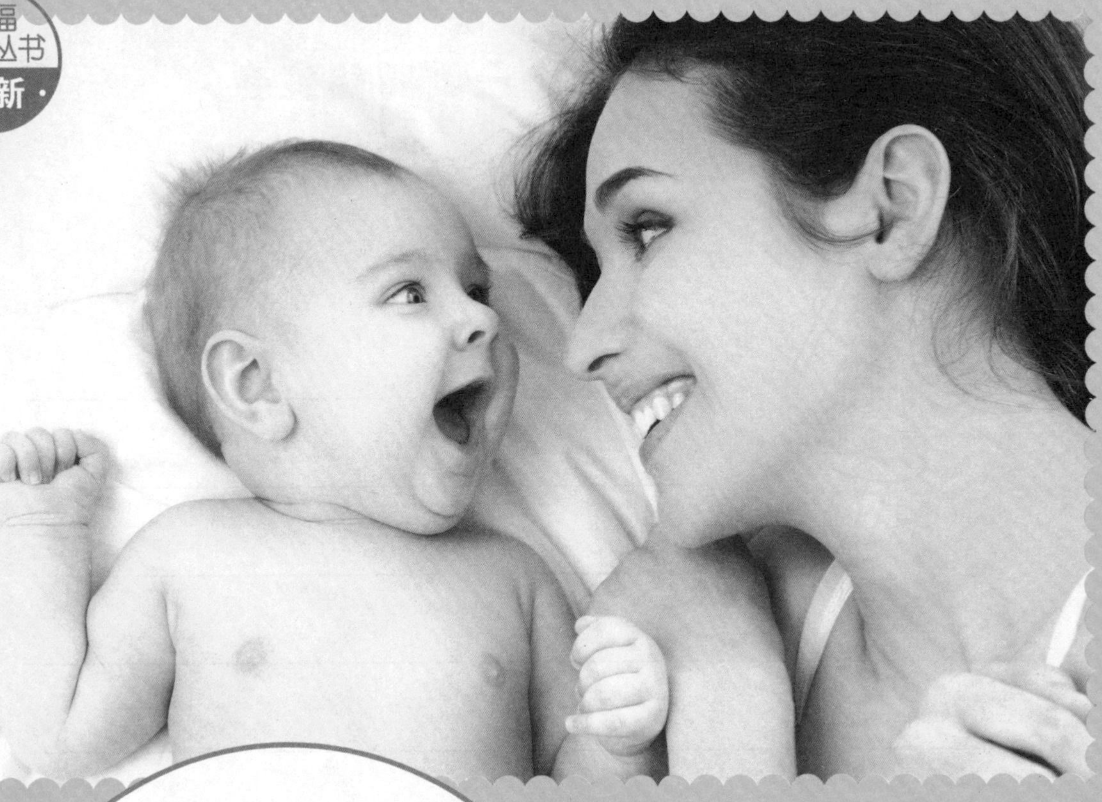

怀孕分娩坐月子每日指导

郑国权⊙主编

HuaiYun
FenMian
ZuoYueZi
MeiRi ZhiDao

中国纺织出版社

写给自己、写给宝宝

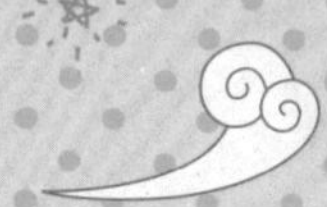

亲爱的宝宝，你可知道
从你扎根妈妈肚子里的那一刻开始
就聚焦了爸爸妈妈所有的目光
每一次胎动、每一次呼吸
都牵动着爸爸妈妈的心
从肉眼看不到的“小胚芽”
到慢慢地成长、壮大
直到幸福地降临人间
在你成长的每一个脚印里
都盛满了爸爸妈妈的爱和无微不至的关怀

父母的爱是无私的，父母的爱是博大的。在孕育一个小生命的过程中，蕴含了爸爸妈妈无尽的关爱与呵护。本书将怀孕、分娩、坐月子的最新知识，通过精心编排，融入孕育宝贝的每一天中，陪爸爸妈妈度过这幸福而又难忘的日子。

孕1月 胎儿发育与孕妇身体状况要点

胎宝宝第1周的发育状况

在第一周，由于尚未受精，成熟的卵子在输卵管中等待精子的到来。而精子，则正在准备着最后的冲刺。

胎宝宝第2周的发育状况

在这一周，精子与卵子结合，形成了受精卵。

胎宝宝第3周的发育状况

受精卵到达子宫腔，由一个细胞分裂成多个细胞，并成为一个实心细胞团。

胎宝宝第4周的发育状况

胚胎已经在子宫内“着床”，在受精卵底部形成一个神经管。随着时间的推移，最终形成完整的中枢神经。另外，心脏、血管、内脏和肌肉等重要器官和组织也在这一时期开始形成。

准妈妈第1周的身体状况

女性的身体基本不会发生变化。女性的子宫内膜逐渐变厚，准备排卵。

准妈妈第2周的身体状况

由于身体没什么变化，大多数准妈妈都察觉不到。

准妈妈第3周的身体状况

准妈妈并不会察觉到身体有什么太大的变化。这时，准妈妈虽然没来月经，但像患感冒一样，全身乏力，并持续发低烧。

准妈妈第4周的身体状况

平时细心的女性，会意识到自己已经怀孕。如果月经该来却没来、基础体温连续14天处于高温期，那就很可能已有身孕。

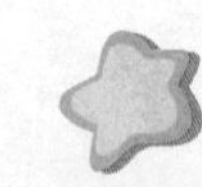

孕2月 胎儿发育与孕妇身体状况要点

胎宝宝第5周的发育状况

蜷曲在一起的手脚，像植物发芽一样伸展开来。神经管两侧出现突起的体节，体节将会发展成为脊椎、肋骨和肌肉。

胎宝宝第6周的发育状况

胚胎逐渐成形，手脚四肢已开始生长发育。

胎宝宝第7周的发育状况

原先只是雏形的脸部轮廓更为清晰。胚胎的心脏完全形成，其他器官也在快速生长。

胎宝宝第8周的发育状况

胚胎正快速地成长。这时候的胚胎形状像葡萄，胚胎的器官已经开始具备了明显的特征。

准妈妈第5周的身体状况

腹部表面无明显的变化。但准妈妈就像患了感冒一样全身无力，头疼，畏寒，即使不运动也常常感到疲劳。

准妈妈第6周的身体状况

准妈妈的晨吐、恶心等早孕反应会越来越明显。

准妈妈第7周的身体状况

准妈妈子宫颈部的黏膜变厚，以保护子宫。在整个妊娠期间，宫颈黏膜严严实实地包围着子宫。

准妈妈第8周的身体状况

准妈妈怀孕前就像鸡蛋大小的子宫，现在稍微增大了一些，并开始变软。由于妊娠期间阴部和阴道的供血量快速增加，因此颜色变深。同时，阴道里黏稠的分泌物增多。

孕3月 胎儿发育与孕妇身体状况要点

胎宝宝第9周的发育状况

胎宝宝的背部逐渐变直，胳膊渐渐变长，胳膊肘形成并能够弯曲，手指和指纹逐渐形成。可以区分大腿和小腿，脚趾也已形成。

胎宝宝第10周的发育状况

第10周胎宝宝各器官均已形成了，胎囊消失，可看见月牙形的胎盘。

胎宝宝第11周的发育状况

胎宝宝的骨骼细胞发育加快，肢体慢慢变长，逐渐出现钙盐的沉积，骨骼变硬。

胎宝宝第12周的发育状况

胎宝宝的身体增大了将近2倍，面部的模样基本形成。胎儿的手指和脚趾都已分开，并长出了手指甲。

准妈妈第9周的身体状况

准妈妈会感觉到整个身体都在发生变化，如下腹部和肋下疼痛，双腿麻木，同时又紧绷得发疼，腰部也酸痛，这些都是比较正常的现象。

准妈妈第10周的身体状况

准妈妈的早孕反应仍会持续，像疲劳、嗜睡、尿频、恶心呕吐、便秘、胃肠胀气时不时还会干扰一下准妈妈的生活。

准妈妈第11周的身体状况

准妈妈的基础代谢量迅速增加，比受孕前增加25%左右。

准妈妈第12周的身体状况

准妈妈的子宫增大如拳头大小，但下腹部外观隆起仍不明显。

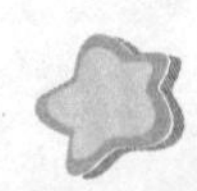

胎宝宝第13周的发育状况

胎宝宝的身体组织和各个器官以更快的速度成熟起来。脏器最初只是巨大的脐带形态，现在开始向胎宝宝腹部凹陷的部位移动。

胎宝宝第14周的发育状况

下颚骨、面颊骨、鼻梁骨等开始形成，耳廓伸出；脊柱、肝、肾都已更加成熟。

胎宝宝第15周的发育状况

羊水里的养分达到一定程度后，胎宝宝开始在羊水里自由自在地活动。

胎宝宝第16周的发育状况

胎宝宝现在的整个身体几乎为3等份，头部大概有鸡蛋般大小。皮肤上开始长出皮下脂肪。身体的肌肉骨骼更加结实，汗毛覆盖着全身。

准妈妈第13周的身体状况

在臀部、肋下和大腿内侧等部位脂肪开始堆积，平日的衣服准妈妈现在穿起来已经感到不舒服。

准妈妈第14周的身体状况

大部分准妈妈的恶心、呕吐现象都消失了，食欲开始旺盛起来。牙齿和牙龈变得脆弱，易引发牙龈炎或者牙周炎。

准妈妈第15周的身体状况

随着子宫的变大，支撑子宫的韧带增长，会使准妈妈感到腹股沟疼痛。

准妈妈第16周的身体状况

有些准妈妈的肚子明显变大，不仅腹部，臀部和全身其他部位都会堆积脂肪。

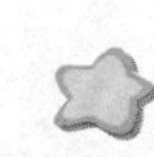

孕5月 胎儿发育与孕妇身体状况要点

胎宝宝第17周的发育状况

胎宝宝的听觉器官得到更好的发育，耳朵里面的小骨架更加结实，开始能听见声音。

准妈妈第17周的身体状况

准妈妈由于子宫增大，将胃和肠管推挤上升，这样进食之后容易引起胃胀滞食、胸口发闷，有时连呼吸也变得困难。

胎宝宝第18周的发育状况

这时胎宝宝的心脏运动变得活跃起来，从这个时期开始，可以通过超声波检查胎宝宝的心脏是否正常。

准妈妈第18周的身体状况

准妈妈的外形体征更为明显，腹部隆起，子宫继续增大，子宫底在肚脐下面两横指的位置上。

胎宝宝第19周的发育状况

胎宝宝最大的变化就是感觉器官开始按照区域迅速地发展起来。味觉、嗅觉、触觉、视觉、听觉从现在开始在大脑中专门的区域里发育。

准妈妈第19周的身体状况

乳头会分泌出乳汁；皮肤的色素增加；乳头颜色变深并伴有刺痛感；皮肤表面的静脉非常明显。

胎宝宝第20周的发育状况

胎宝宝长出细细的胎发，肾脏已能够制造尿液，一种深绿或黑色的黏物质组成了胎宝宝的第一块“脏尿布”。

准妈妈第20周的身体状况

随着子宫的日渐变大，对肺、胃、肾脏的压迫也逐渐增强，容易导致准妈妈呼吸急促、消化不良和小便频繁。

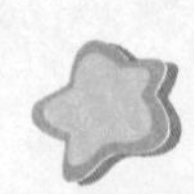

孕6月 胎儿发育与孕妇身体状况要点

胎宝宝第21周的发育状况

脑细胞数量开始迅速增加，内脏系统开始分化，开始形成循环功能及肝、肾功能。

准妈妈第21周的身体状况

体重比孕前增加了5～6千克，下半身容易疲劳，腰和背部会感到疼痛，晚上还会出现脚部水肿或小腿痉挛。

胎宝宝第22周的发育状况

胎宝宝的眼睑和眉毛几乎已经完全形成，指甲已变长并已覆盖了手指的末端，手上的掌纹也越来越明显。

准妈妈第22周的身体状况

妊娠激素的分泌会导致手指、脚趾和其他关节部位变得松弛。

胎宝宝第23周的发育状况

胎宝宝手足的活动逐渐增多，身体的位置常在羊水中变动，如果出现臀位准妈妈也不必害怕，因为胎位并没有固定。

准妈妈第23周的身体状况

准妈妈的腹部、腿、胸部、背部等部位可能会感觉非常瘙痒，还可能出现水泡和湿疹。

胎宝宝第24周的发育状况

身体的比例开始匀称。皮肤薄而且有很多的小皱纹，浑身覆盖了细小的绒毛。

准妈妈第24周的身体状况

有时准妈妈会感觉眼睛发干，畏光，可适量使用安全的眼药水。可以感觉到子宫已超过肚脐，达到肚脐往上5厘米的地方。

孕7月 胎儿发育与孕妇身体状况要点

胎宝宝第25周的发育状况

虽然现在皮肤还不能分泌脂肪质，褶皱较多，但已经开始发生质变。曾经透明得能够看到血管的皮肤开始泛出红光并逐渐变得不透明。

准妈妈第25周的身体状况

准妈妈的腹部、臀部以及胸部出现青紫色的条纹。这是由于皮下脂肪没有跟上皮肤的生长速度，导致毛细血管破裂而形成的。

胎宝宝第26周的发育状况

胎宝宝在这时候已经可以睁开眼睛了，如果这时候用手电筒照腹部，胎宝宝会自动把头转向光亮的地方。

准妈妈第26周的身体状况

随着子宫的增大而使准妈妈的横膈上升，心脏被推向上方，靠近胸部并略向左移；心脏的工作量增加。

胎宝宝第27周的发育状况

胎宝宝大脑活动在27周时非常活跃的。大脑皮层表面开始出现特有的沟回，脑组织正在快速地生长。

准妈妈第27周的身体状况

准妈妈这个时期的血压会有略有上升，不过不用过于担心。

胎宝宝第28周的发育状况

胎宝宝开始有规律地活动，有规律地睡觉和起床、开始吮吸手指，做出抓脐带等动作。

准妈妈第28周的身体状况

28周的时候准妈妈会偶尔觉得肚子一阵阵发硬发紧，这是假宫缩，不必紧张。

孕8月 胎儿发育与孕妇身体状况要点

胎宝宝第29周的发育状况

胎宝宝的体重在本周开始飞速增长，大脑、肺和肌肉也在继续发展。

胎宝宝第30周的发育状况

如果胎宝宝是男孩儿，则他的睾丸会顺着肌肉向阴囊移动；如果胎儿是女孩儿，她的阴蒂会变得比较明显。

胎宝宝第31周的发育状况

这时胎宝宝的消化系统几乎已完全形成，羊水量也增加了。

胎宝宝第32周的发育状况

胎宝宝现在的四肢和头部大小的比例适中，具备即将出生的婴儿的模样。

准妈妈第29周的身体状况

在这一时期，子宫每天会周期性地收缩4～5次，如果子宫收缩次数过于频繁，有可能导致早产，应到医院接受检查。

准妈妈第30周的身体状况

准妈妈子宫底的高度已上升到肚脐和胸口之间，压迫胃和心脏，可能出现胸口发闷、胃部难受等症状，有时感觉就像食物堵塞在胸口。

准妈妈第31周的身体状况

这时的准妈妈会出现尿失禁现象，打喷嚏或放声大笑时会不知不觉流出尿液，这是由于子宫压迫膀胱而导致的。

准妈妈第32周的身体状况

准妈妈腹中几乎没有多余的空间，这时准妈妈的胸部疼痛加剧，呼吸更加费力。

孕9月 胎儿发育与孕妇身体状况要点

胎宝宝第33周的发育状况

胎宝宝现在的头骨很软，每块头骨之间有空隙，这是为宝宝在生产时候头部能够顺利通过阴道做准备。

胎宝宝第34周的发育状况

胎宝宝的中枢神经系统继续发育，肺部已经发育得相当良好，即使离开准妈妈的子宫也可以生存。

胎宝宝第35周的发育状况

胎宝宝的两个肾脏已经发育完全，肝脏也可以自行代谢一些东西了。

胎宝宝第36周的发育状况

胎宝宝的胎毛几乎已全部消失，仅在肩膀、胳膊、腿或者身体的褶皱部分还残留一些。

准妈妈第33周的身体状况

准妈妈这时的腹部又鼓又硬，使得肚脐部凸露出来。排尿的次数增多，排尿之后会感到膀胱里还存有尿液。

准妈妈第34周的身体状况

准妈妈为了支撑硕大的腹部，腿部的负担非常重，常常出现痉挛和疼痛。有时还会感到腹部抽痛，一阵阵紧缩。

准妈妈第35周的身体状况

有些准妈妈可以在胎宝宝活动时看到宝宝手脚、肘部在腹部突显的样子，这是因为子宫壁和腹壁已经变得很薄的缘故。

准妈妈第36周的身体状况

此时准妈妈大腿部位和耻骨周围受到压迫，有疼痛感。这是由于胎宝宝进入产道对骨盆周遭产生压力所致。

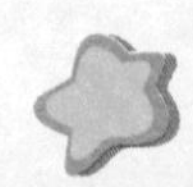

孕10月 胎儿发育与孕妇身体状况要点

胎宝宝第37周的发育状况

大部分的胎宝宝开始入盆，即胎头降入骨盆，这是在为分娩做准备。

胎宝宝第38周的发育状况

由于胎盘里分泌的激素的影响，胎宝宝不分男女，胸部都会鼓起来，这种现象出生后就会消失。

胎宝宝第39周的发育状况

胎宝宝此时身体各器官都发育完成，肺是最后一个发育成熟的器官，通常是在胎宝宝出生后几个小时内肺才建立起正常的呼吸方式的。

胎宝宝第40周的发育状况

通常胎宝宝会在本周出生，但是也会提前或错后两周，这都是正常的。

准妈妈第37周的身体状况

准妈妈的子宫逐渐变得潮湿柔软，且富有弹性，这是在为胎宝宝的出生做准备。

准妈妈第38周的身体状况

准妈妈会自觉轻微腰酸，有较频繁的假阵痛宫缩——其特点是收缩力弱、持续时间短。

准妈妈第39周的身体状况

子宫出现有规律地收缩，如果收缩有一定的时间间隔，且子宫变窄，最好立即去医院。

准妈妈第40周的身体状况

准妈妈这时感觉到了阵痛，腹部感到针扎似的疼痛，并且这种疼痛以30分钟或1小时为间隔持续发生。

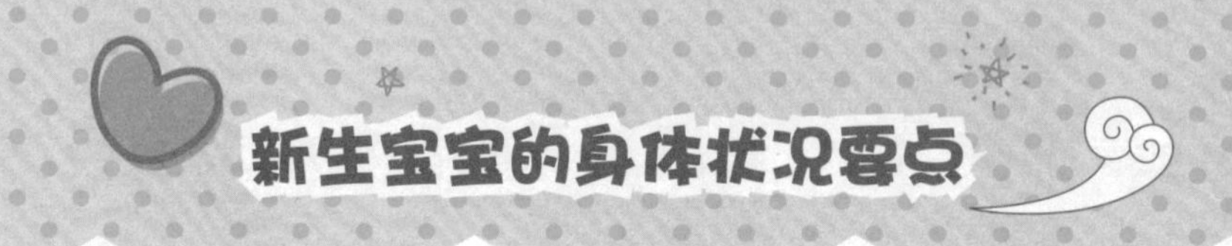

体重

足月出生的宝宝平均体重为3000克，正常范围为2500～4000克。

身长

出生时平均身长为48～52厘米，头长占身长的1/4。

头围和胸围

一般头围在31～35厘米，胸围比头围少1厘米左右。

头部

新生宝宝的头部较大，身长是头部长度的4倍。新生宝宝的头顶前中央的囟门呈长菱形，开放而平坦，有时可见搏动。父母注意保护囟门，不要让它受到碰撞。大约1岁以后它会慢慢闭合。

四肢

双手握拳，四肢短小，并向体内弯曲。

呼吸

刚出生的宝宝表现为呼吸浅快、不匀。

儿斑

新生宝宝骶骨部、臀部常见蓝绿色素斑，称为“儿斑”，随着年龄增长，也会逐渐消退。

体温

新生宝宝的正常体温在36～37℃之间，但新生宝宝的体温调节中枢功能尚不完善，体温不易稳定，受外界温度环境的影响体温变化较大。

排泄

新生宝宝一般在出生后12小时开始排胎便。胎便呈深黑绿色或黑色黏稠糊状，3～4天胎便可排尽。

睡眠

新生宝宝每天约需睡眠20小时以上。

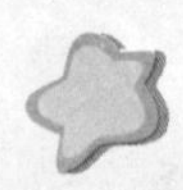

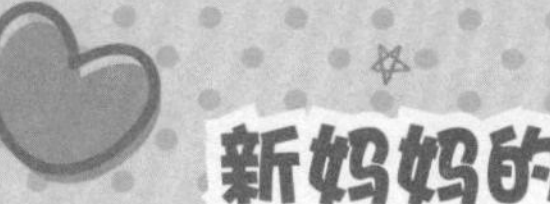

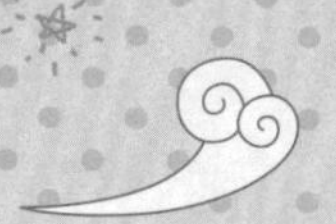

新妈妈的身体状况要点

产后子宫的变化

产褥期内子宫的变化最大，它将从胎盘刚娩出后的状态逐渐恢复至妊娠前子宫大小的水平。产褥第一天，子宫底平脐，以后每日下降1～2厘米。产后1周，子宫约妊娠12周大，在耻骨联合上可触摸到。产后10天，子宫下降至骨盆内，腹部检查摸不到子宫底。产后6周，子宫恢复正常非孕期大。其重量也相应由分娩结束时的1000克左右降至接近非孕期的50克左右。

子宫内膜的再生

产后3周子宫内膜除胎盘所在部位外均已修复完毕，而胎盘附着部位则需要6周的修复时间。

子宫颈的变化

产后1周子宫颈内口闭合恢复至未孕状态，产后4周时子宫颈完全恢复正常形态。

产后阴道的变化

产褥期内阴道壁肌张力逐渐恢复，但不能完全达到孕前水平。黏膜皱壁约在产后3周左右开始重新出现。

产后外阴轻度水肿，在2～3天内自行消失。会阴部的轻度裂伤或会阴切口在4～5天内愈合。

产后乳房的变化

产后最初2～3天，乳房极度膨胀，静脉充盈，压痛明显，此时仅有少量初乳分泌。产后4天乳房开始分泌乳汁。

产后排卵的变化

未哺乳的新妈妈均在产后10周左右恢复排卵，哺乳的新妈妈可于4～6个月恢复排卵。

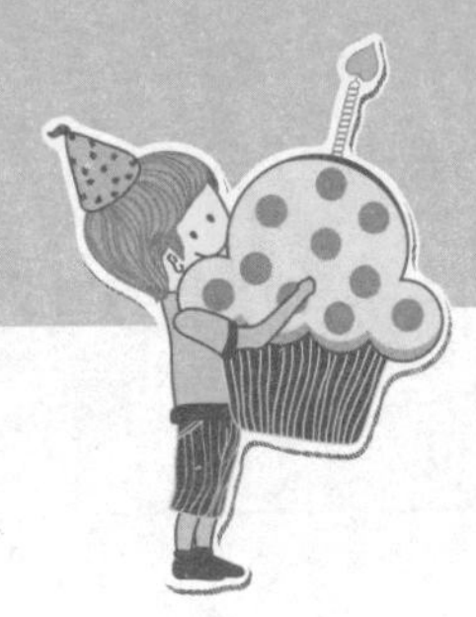

目录 Contents

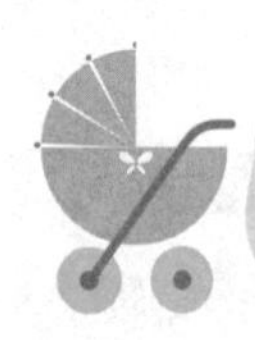

孕1月 放轻松，迎接孕育初体验

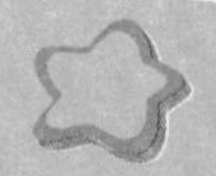

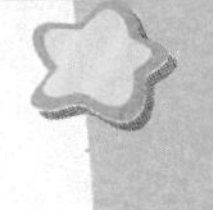

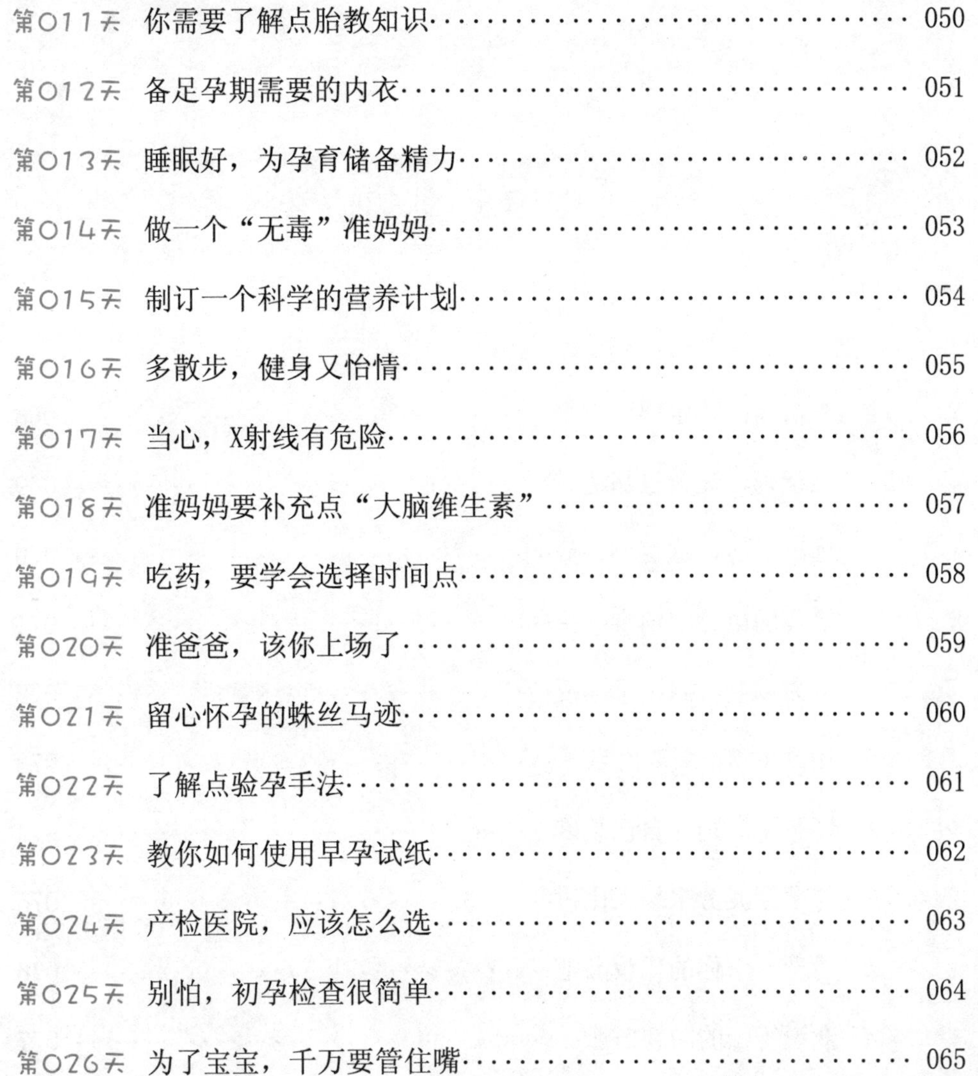

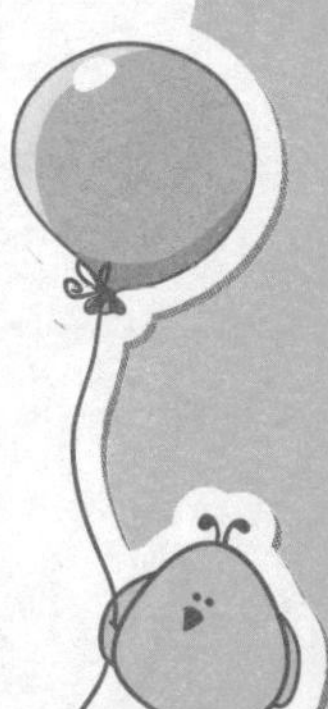

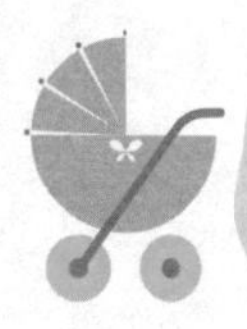

孕2月 从现在开始，做快乐准妈妈

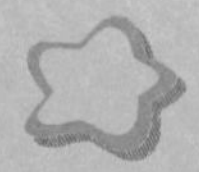

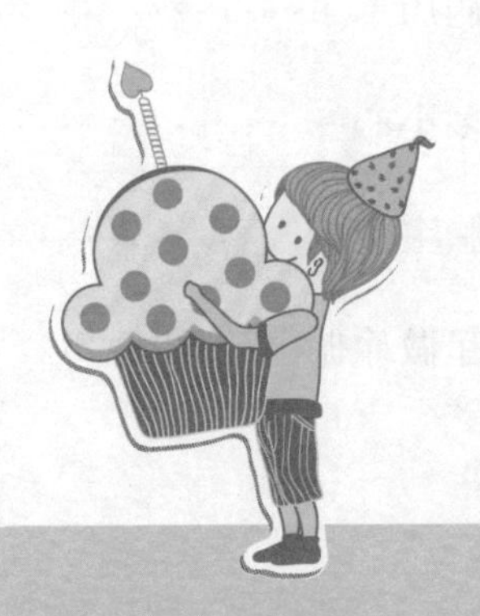

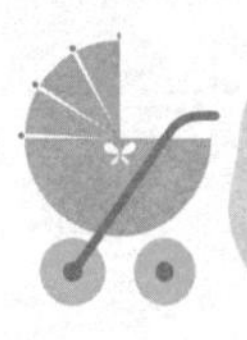

孕3月 用心体味，做准妈妈的苦与乐

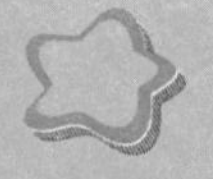

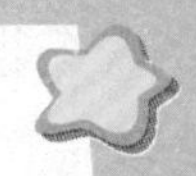

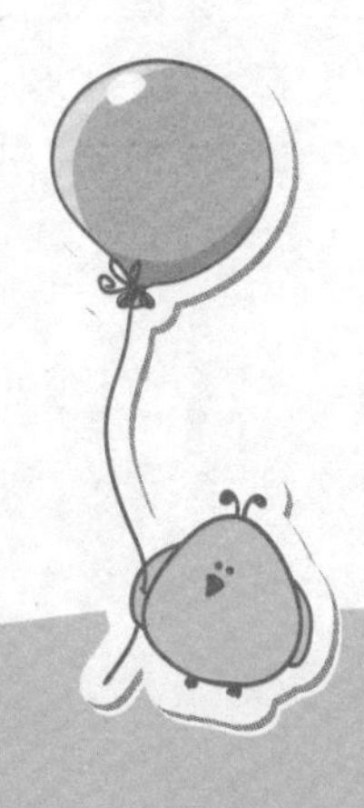

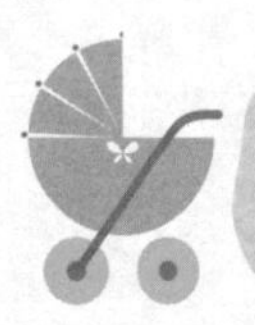

孕4月 尽情享受，孕育中的幸福与趣味

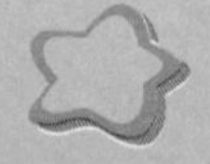

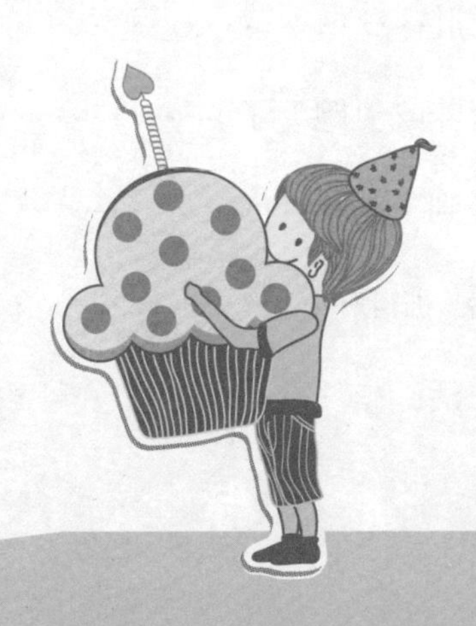

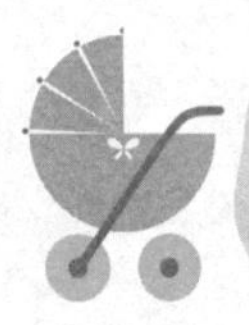

孕5月 细心感受，胎宝宝的每一次律动

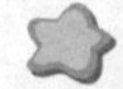

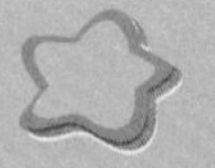

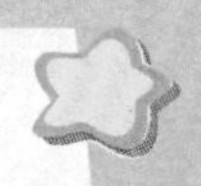

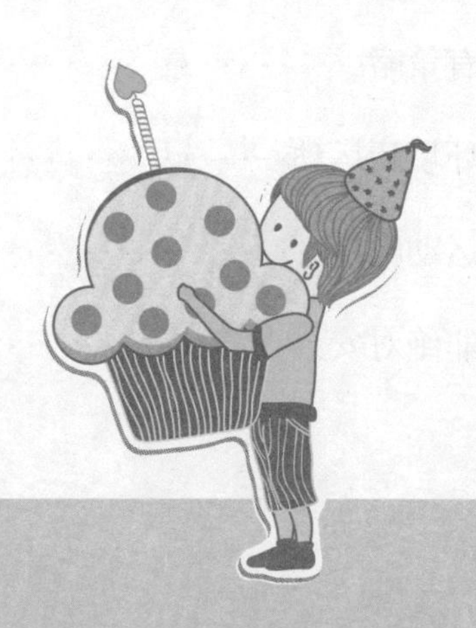

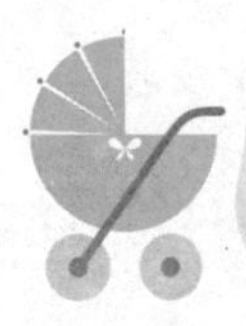

孕6月 坦然接受，孕期的每一个变化

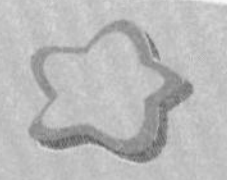

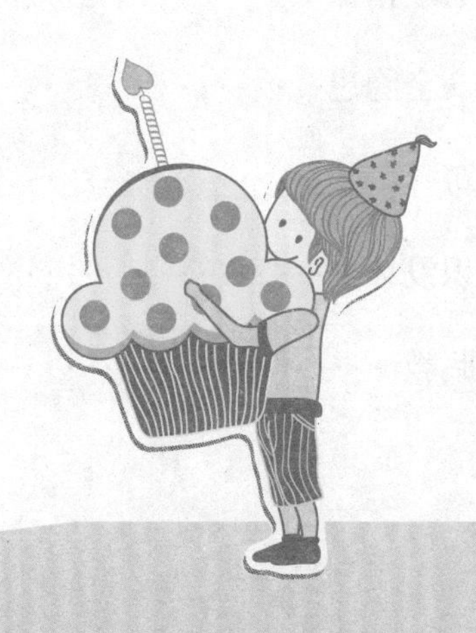

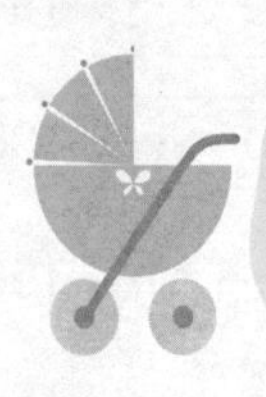

孕7月 精心呵护，胎宝宝需要准妈妈的关爱

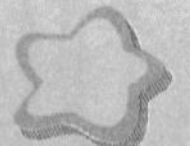

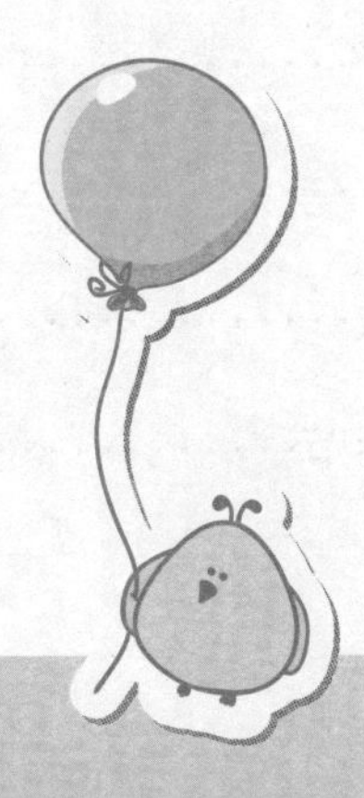

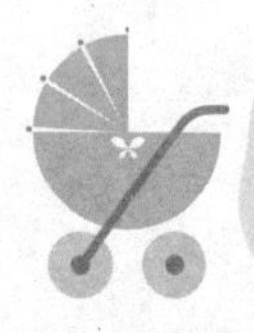

孕8月 换个心情，迎接孕育新阶段

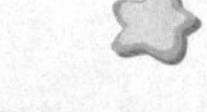

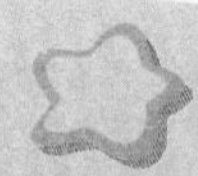

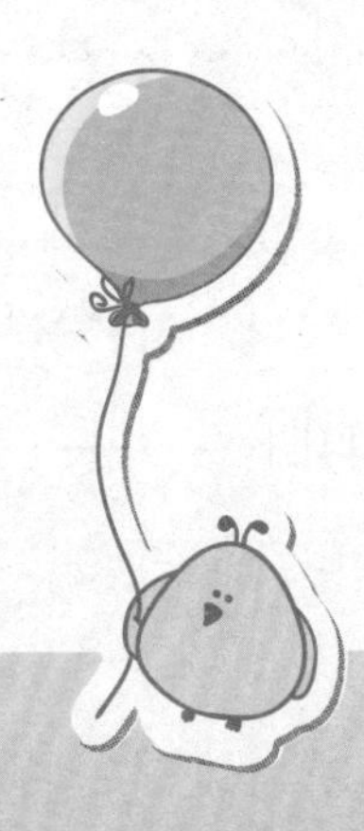

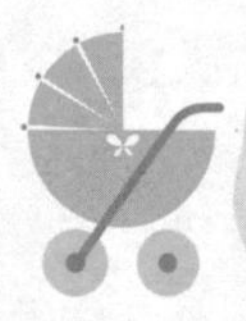

孕9月 多点耐心，看到胜利的曙光

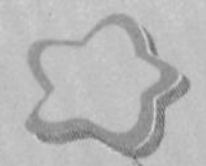

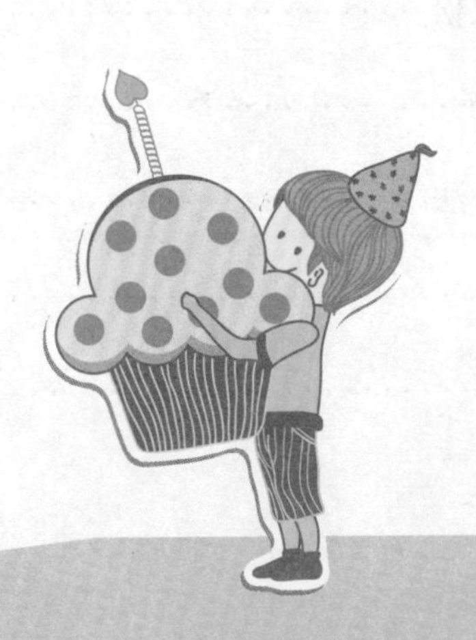

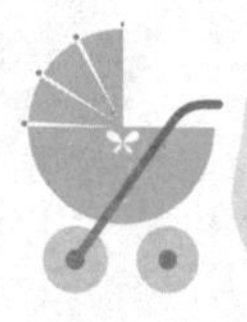

孕10月 苦尽甘来，迎接小天使的降临

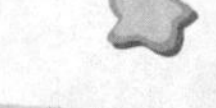

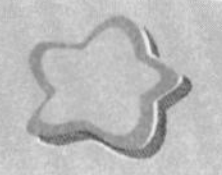

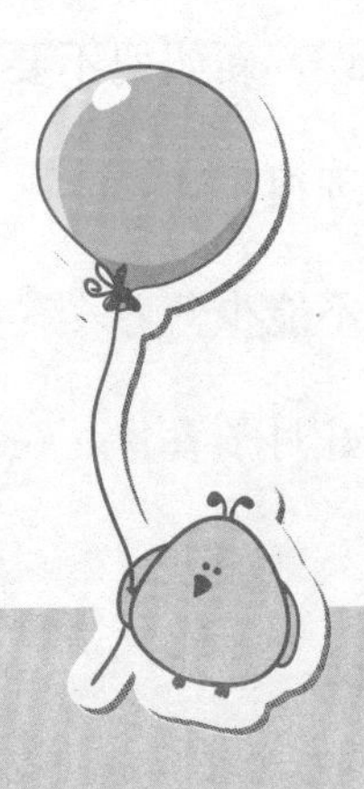

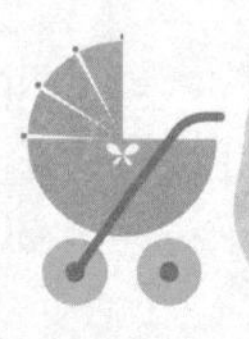

坐月子 全面调养，做健康美丽的新妈妈

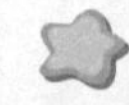

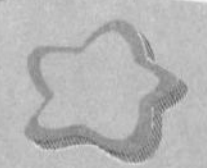

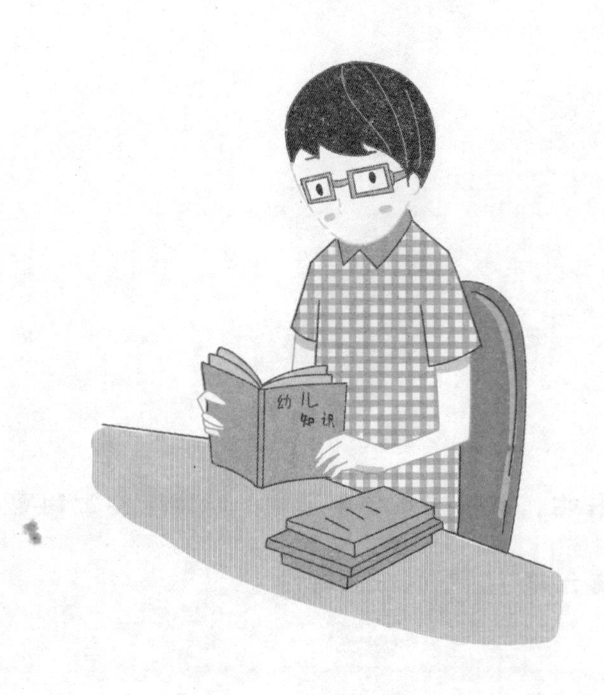
幼儿
知识

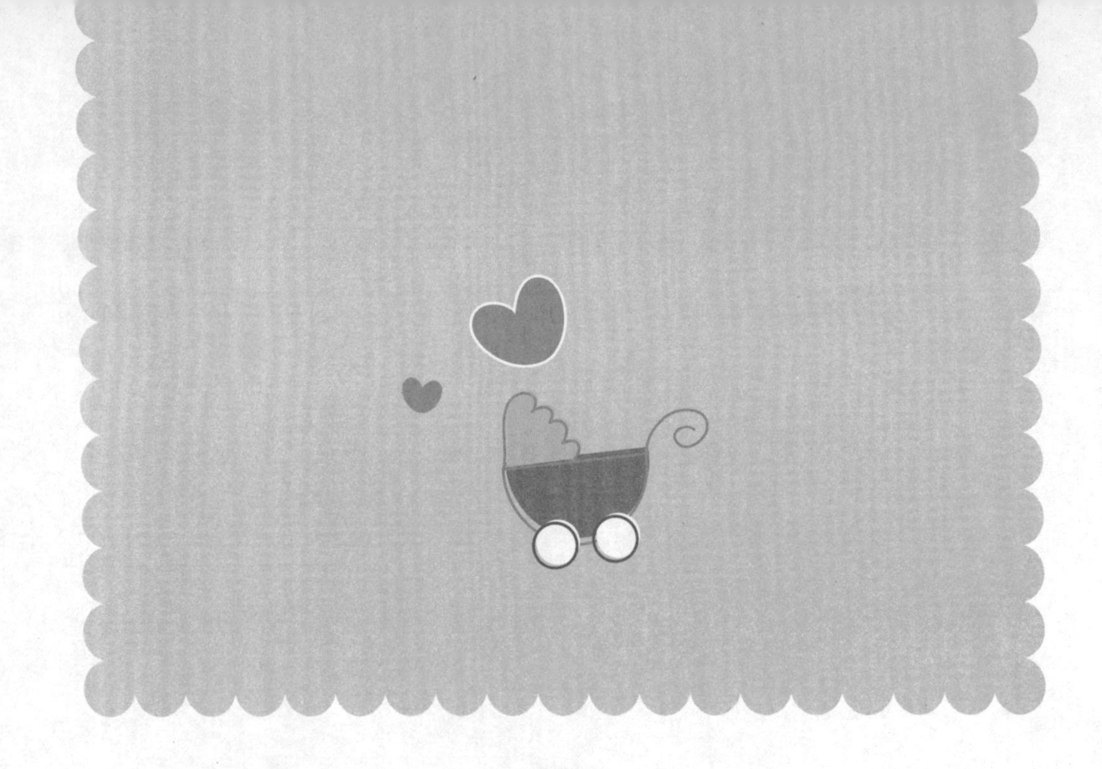

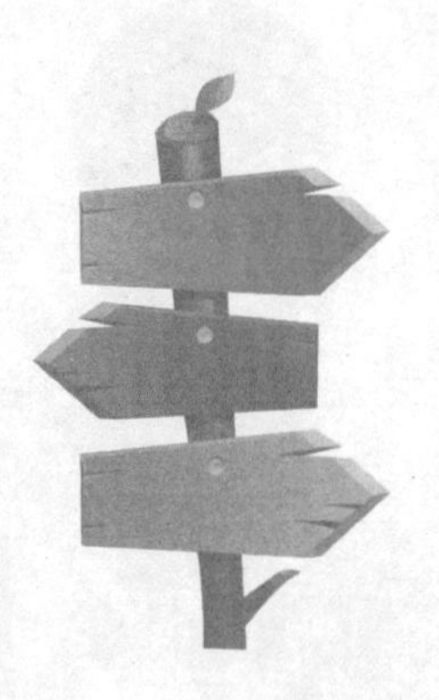

从这里开始，准妈妈将要和亲爱的胎宝宝踏上甜蜜与辛苦交织的孕育之路了，现在就起程吧！

孕1月

放轻松，迎接孕育初体验

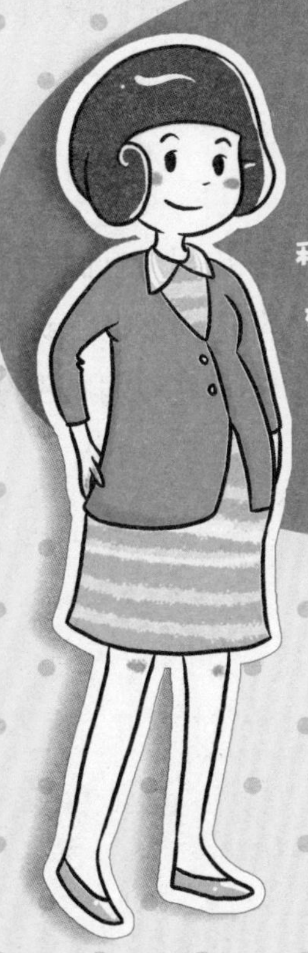

这个月是准妈妈面临孕育的第一个阶段，是孕育生命的起点，准妈妈将在这个月中，经历生命中最大的变化。在这个月中，新生命的种子即将落地生根。伴着新生命带来的惊喜，准妈妈就要开始一个奇妙的孕育之旅了。对于孕期中可能发生的种种问题，准妈妈是否也做好准备了呢？

第001天 说说怀孕那点事儿

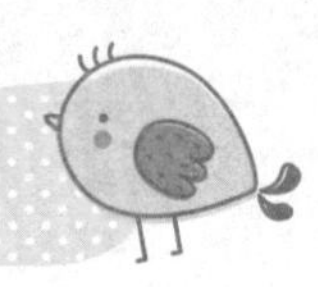

生儿育女历来是中国人一生中的头等大事，但你知道怀孕是怎么回事吗？你了解怀孕的过程吗？在怀孕之前，我们先来扫扫盲吧。

“守株待兔”的卵子

在精子和卵子的约会中，卵子一直就像是在守株待兔。它从卵巢的卵泡里破裂而出后，即被守候在旁的输卵管末端吸入输卵管，然后慢慢移到输卵管管腔最大的壶腹部，停留下来，等待精子的到来。

最强壮的那个精子

精子进入阴道后，就开始了它们漫长艰难的相约之旅。这一旅程对它们而言，相当于人类游过100个竞赛泳池的长度。途中数百万精子会陷入阴道沟壑中，或误入某个无成熟卵子的输卵管；数百万精子会中途不幸被推出子宫；还有些瘦弱病残的精子适应不了环境会死亡。

最终，能够到达受精地点的只有200多个精子。然而，精子的磨难并未至此结束，还需冲开卵子周围的重重包围，最后通过一个被称作透明带的结构才得以与卵子结合。受精后的卵子，称为受精卵。

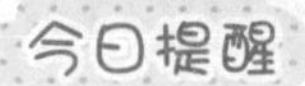

今日提醒

通常到了最后，只有一个精子可以通过这个透明带，它就是那个最强壮的能孕育未来宝宝的精子。由此可见，宝宝的人生，在它最初酝酿之时就已经历了激烈的竞争与优胜劣汰。

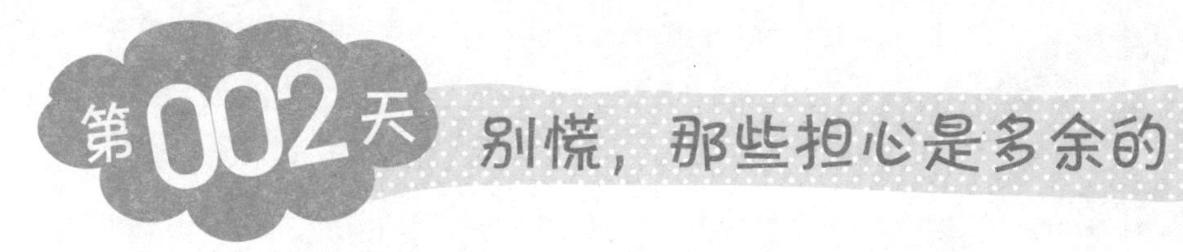

第002天 别慌，那些担心是多余的

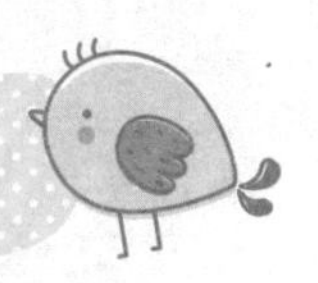

一些年轻女性对怀孕抱有担心心理，一是怕怀孕后影响自己优美的体形；二是怕难以忍受分娩时产生的疼痛。其实，这些顾虑都是没有必要的。

打消对分娩的恐惧

有些已婚女性对分娩抱有恐惧心理，怕自己难以忍受生孩子时的疼痛。其实，这些担心都是没有必要的。分娩产生的疼痛也只是很短暂的，只要能够掌握足够的分娩知识，并与医生密切配合，就能减少痛苦，顺利分娩。相反，如果精神越紧张，分娩时就会觉得越痛。

放心，生育不会毁掉身材

一些女性之所以拒绝生育，主要是担心产后发胖影响形体美。其实，随着妊娠日期的增加而体重也相应增加，这是内分泌激素和产后过补所致，是一种暂时的现象，只要注意正确搭配饮食、多吃蔬菜，并坚持适宜的运动，在产后大都可以恢复产前的体形。另外，一些中药和药膳也可帮助减肥。事实证明，凡是在产前做孕妇体操、产后认真做健美操锻炼的产妇，产后体形和身体素质都能很好地得以恢复。

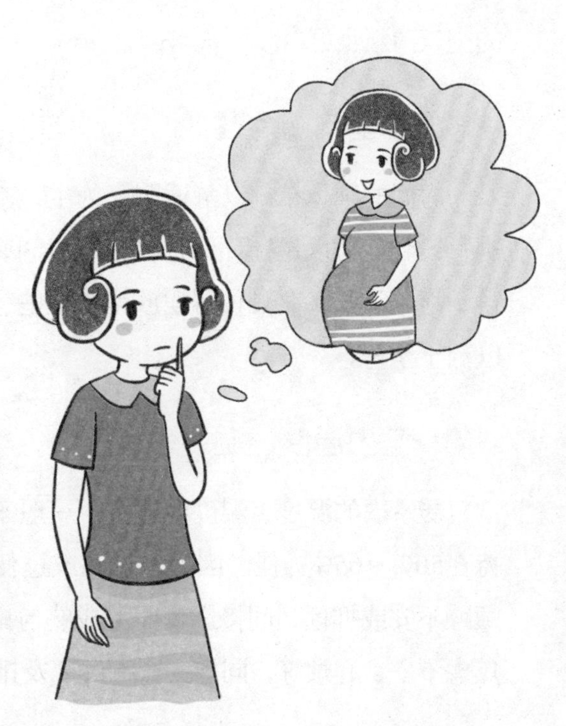

第003天 有了好环境，才有受孕好心情

居住环境的好坏不仅仅关系到女性个人的健康及生活的舒适度，还能让自己有一个怀孕的好心情，这对接下来漫长的孕育历程是非常有好处的。

居室空气清新

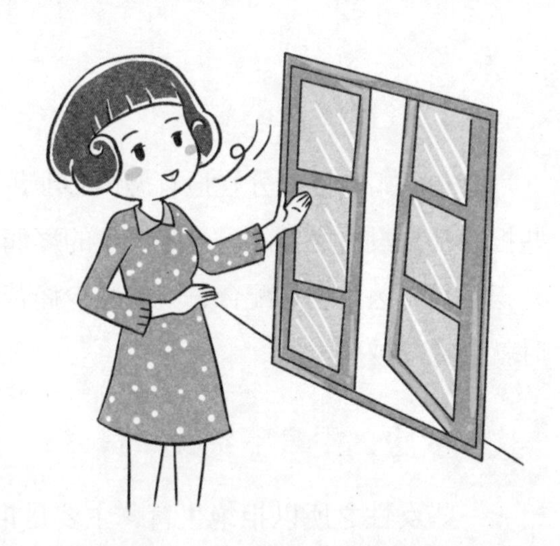

除了大气污染之外，家庭装修、新型家居用具中的挥发性有毒气味也会给女性及其家人的健康带来不利影响。因此，必须注意室内的通风，保持居室内的空气清新良好。

居室布局合理

房间的整体布局以舒适明亮为主，空间不一定要很大、很宽敞，但要科学合理地进行设计。可以选择环保材料，将房间装饰得温馨舒适些，色彩搭配得明亮些，收拾得干净整洁些，家具位置摆放得合理些。夫妻生活于其中应感到精神愉悦、心情好，以利于孕育。

室内温度、湿度适宜

居室内的温度、湿度要适宜。一般来说，室内的温度应保持在18～24℃，湿度保持在50%～65%为佳。因为，过高或过低的温度、湿度都会引起人的情绪波动，出现烦躁不安或抑郁，间接影响卵泡成熟与排卵；而室内过于干燥，又会导致口干舌燥、焦虑不安、心烦等，同样会影响健康及排卵，不利于受孕与妊娠。

第004天 黑色受孕时间，你避开了吗

黑色受孕时间是指在不良状态或不良环境下受孕，这些因素会影响人体的生殖细胞，直接影响受孕胚胎的质量。

身体疲劳

夫妻双方或一方身体疲惫或心情欠佳，都会影响精子或卵子的活力，不利于形成优良的受精卵，并影响受精卵的着床和生长，导致胎儿流产或影响胎儿脑神经的发育。

使用避孕药

无论正在使用的是口服避孕药还是外用的避孕药膜，一旦避孕失败都会对受精卵造成不利影响。使用避孕药失败所生的孩子发生先天畸形的概率也会增大，胎儿出生时的成熟度、体重、生长发育速度等情况，也都与正常受孕的孩子有明显差别。

天气恶劣

人体是一个充满电磁场的导体，自然环境的变化如太阳磁暴、雷电交加、山崩地震、日食月食等，都会影响人体的生殖细胞，如造成畸胎等，所以在这些时间都不宜受孕。

在外旅行

旅行途中生活起居没有规律，而且又处于一个完全陌生的环境，每日的三餐营养也不全面，不仅会影响受精卵的质量，还会反射性引起子宫收缩，使胚胎的着床和生长受到影响，导致流产或先兆流产的发生。

今日提醒

准备受孕前几天，夫妻双方一定都要充分注意休息，放松心情。

这些工作，暂时要远离

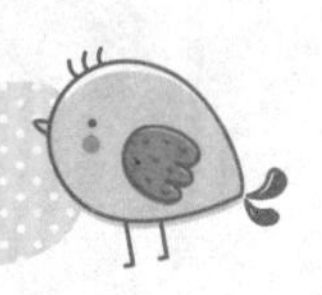

从事下列职业的女性，如果条件许可，应该在怀孕前及时调换工作。

从事某些化工生产的工作

从事化工生产的女性会经常接触某些化学毒物，而这些化学毒物对母婴健康均可造成严重危害。如女性经常接触铅、镉、汞等金属，会增加妊娠期流产和死胎的发生率。

接触电磁辐射的工作

电磁辐射可严重损害胎儿，甚至会造成畸胎、唐氏综合征和死胎。接触电磁辐射的工作主要有医疗或工业生产放射室、电磁辐射研究以及电视机生产等。

接触农药的工作

农业生产离不开农药，而许多农药已证实会危害女性及胎儿健康，可引起流产、早产、胎儿畸形、弱智等。

重体力劳动的工作

工作环境温度过高、噪声过大、运动过于剧烈，均可对胎儿生长发育造成不良影响。

与传染病患者密切接触的工作

传染病流行期间，医务人员容易因密切接触患者而被感染，而风疹病毒、流感病毒、麻疹病毒、水痘病毒对胎儿的发育影响较为严重。

第006天 小小叶酸别忘了补

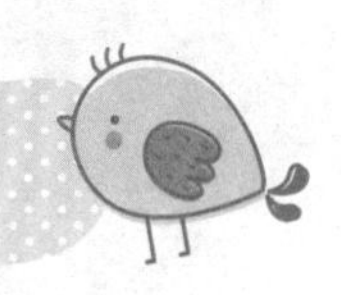

叶酸是女性在做母亲前必须补充的一种维生素。虽然身体对这种营养素的需求量并不大，但是它却对胎宝宝的发育起着至关重要的作用。

何时补充叶酸

怀孕最初的8周，是胚胎重要器官的快速发育阶段，但这段时期却显得格外安静，不易被准妈妈发现。如有可能，最好能在孕前半年或孕前3个月起就开始补充叶酸。

哪些食物含叶酸

我们日常生活所食用的绿叶蔬菜，如菠菜、生菜、芦笋、龙须菜、油菜、小白菜、甜菜等都含有丰富的叶酸。谷类食物中，如酵母、麸皮面包、麦芽等也富含叶酸。水果中，如香蕉、草莓、橙子、橘子等，以及动物的肝脏中都富含叶酸。

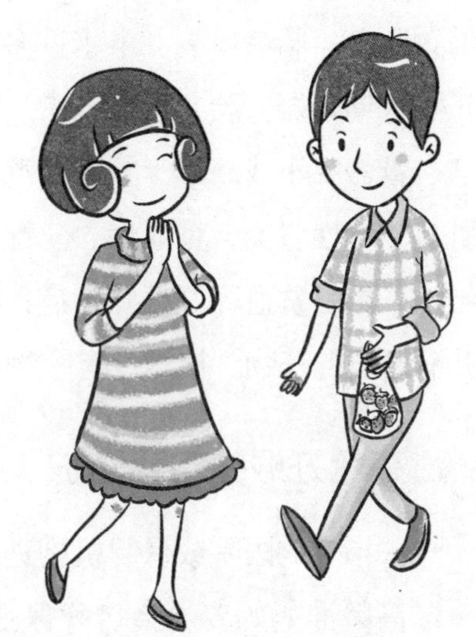

防止叶酸流失

叶酸具有不稳定性，遇光、遇热都易失去活性，蔬菜储藏两三天后，叶酸会损失50%～70%，不当的烹饪方法也会使食物中的叶酸损失50%～95%。所以要提高叶酸的获取率，最好吃新鲜的蔬菜。对于水果，柑橘中的叶酸含量较多，而且使用过程中损耗也少，是补充叶酸的首选水果。

你是高危妊娠准妈妈吗

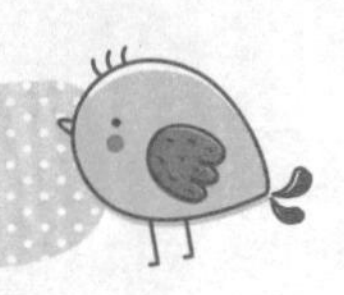

凡对母亲或胎儿有较高危险的妊娠，称为高危妊娠。它直接危害准妈妈及胎宝宝的健康和生命，有些女性因为属于高危妊娠而整日紧张不安。

哪些情况属于高危妊娠

以下几种情况属于高危妊娠：准妈妈年龄大于35岁或小于18岁；准妈妈有习惯性流产、早产、死胎、死产与胎儿畸形等异常生育史；孕期有前置胎盘、胎盘早剥、羊水过多或过少、胎位不正、过期妊娠、胎儿发育异常、妊娠高血压综合征、骨盆狭小或畸形等异常情况；准妈妈合并心脏病、慢性肾炎、糖尿病、急性传染性肝炎、肺结核、重度贫血等妊娠并发症；孕期曾服用对胎儿有影响的药物、接触过有害物质，有病毒感染等。

今日提醒

属于高危妊娠的准妈妈通过严密观察及适当处理，绝大部分会安全度过妊娠及分娩期。

高危妊娠的自我防护

- 去指定的医院或保健机构进行产前检查，按医嘱做好系统保健。
- 高龄准妈妈要学会自我保健，做好孕期自我监护，准爸爸也要学会家庭监护方法。
- 加强营养及休息，摄入富含蛋白质、维生素、铁、锌、钙等营养素的食品。
- 当继续妊娠将严重威胁准妈妈身体健康或胎宝宝生存时，应适时终止妊娠。
- 准妈妈应对可能引起早产的因素进行纠正。

第008天 夫妻和睦能使胎儿健康发育

感情融洽是幸福家庭的前提，也是优生和胎教的重要因素。在幸福和谐的家庭中，受精卵愉快地生长发育，出生后宝宝也会健康聪明。

夫妻感情不和的危害

感情不和的夫妻孕育的胎宝宝，身心缺陷的概率比美满夫妻所生的宝宝高出1.5倍，胎宝宝出生后因恐惧心理而出现神经质的机会也比后者高出4倍，而且这类宝宝往往发育缓慢，胆小怯弱，生活能力差。因为，在夫妻剧烈争吵时，母体受刺激后内分泌发生变化，随之分泌出一些有害激素，通过生理传递途径被胎宝宝接受。同时，母亲的盛怒可以导致血管收缩，血流加快、加强，其物理振动传到子宫也会殃及胎宝宝；而且争吵中夫妻的高声大气，无异于十分有害的噪声，直接危害胎儿宝宝。

处理好夫妻之间的矛盾

妊娠期间，丈夫应与妻子共同分担所承受的压力。夫妻双方应互相尊重，互相理解，耐心倾听对方的意见，理智地、心平气和地对待彼此间的分歧。以极大的爱心共同关注母腹中的小生命，注视着他的每一次蠕动，探寻他的每一点进步，讨论他的每一项教育。这样，随着怀孕，夫妻双方将越发相互理解，越发亲密无间，使孕期变成一个相依相伴，充满爱情的又一个“蜜月”时期。

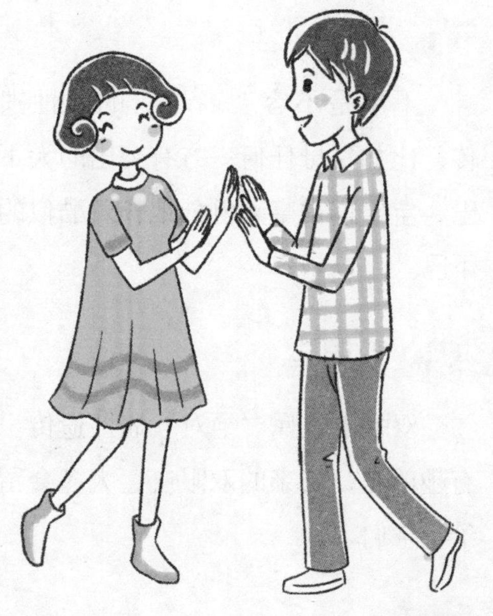

宝宝将来会更像谁

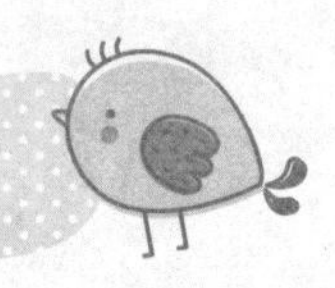

每一位小宝宝来到这个缤纷世界时，亲朋好友都会送上祝福的话语，并兴致勃勃地评判宝宝像爸爸或者像妈妈。那么从遗传学的角度来讲，父母外貌的哪些“精华”将留给孩子？

肤色

肤色遗传总是遵循父母“中和”色的自然法则。比如，父母皮肤较黑，绝不会有白嫩肌肤的宝宝；若一方白、一方黑，那么，大部分宝宝会有一个不白不黑的“中性”肤色。

下颌

下颌是不容“商量”的显性遗传，比如父母任何一方有突出的大下巴，宝宝们常毫无例外地长着酷似的下巴。

双眼皮

双眼皮也属“绝对”显性遗传。有趣的是，父亲的双眼皮，大多会留给宝宝们。

身高

决定身高的因素35%来自父亲，35%来自母亲。假若父母双方个头不高，那决定宝宝日后身高的便只剩30%的后天因素。

肥胖

父母均肥胖，会使宝宝们有53%的机会成为大胖子；若仅一方肥胖，概率便下降到40%。这说明，胖与不胖，大约有一半可以由人为因素决定。

今日提醒

有些宝宝出生时是单眼皮，成年后又“补”上像他父亲那样的双眼皮。

第010天 拟定孕育账单，不打无准备之仗

孕育宝宝的费用绝不是一笔小小的开支。因此，若想在稳定的环境中抚养婴儿，就需要一定程度的经济能力做后盾。

做好费用准备

怀孕期间，花费最大的是生活费用。从怀孕开始，要增加准妈妈的营养，并且在怀孕的不同时期，应适当调整准妈妈的饮食，以满足准妈妈对营养物质的需求。在计划怀孕时，应将这部分开支考虑在内。

在孕产期，为保证胎宝宝和准妈妈的安全，同时为生产做必要的准备，例行的产前检查是不能免的。怀孕期间，有可能会出现许多意想不到的事情，在计划时，应将有可能出现的意外考虑在内，做好适当的心理和费用准备，以免在事到临头时慌乱不堪。

为了保证母子的安全，准妈妈应在医院分娩，因此还应考虑分娩时的手术费用、住院费用以及新生儿出生后的费用等。

制订家庭预算表

一旦有了预算表，夫妻俩花钱的手脚就会被捆起来了，家庭的一切花销，都应该以预算为准。到每个月末，对照收支报表和预算实现表，好好分析自己的收支。当然，最愉快的感觉是清点自己的战果——剩余的钱。这样坚持下去，就能感到预算的好处了，因为能够在顺利养育一个孩子之余留有积蓄是一件非常有成就感的事情。

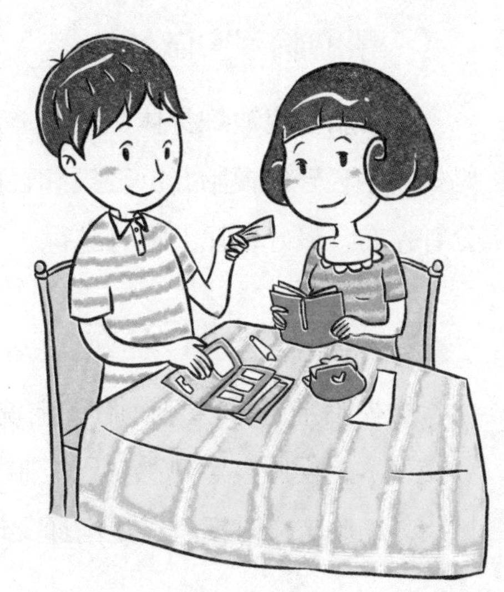

你需要了解点胎教知识

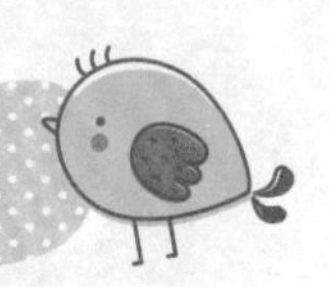

胎教是调节孕期母体的内外环境，促进胚胎发育，改善胎宝宝素质的科学方法。胎教好的孩子大多情绪稳定，接受能力强，学会语言早，成长顺利。一般说来，胎教的内容包括听音乐、做“体操”和与胎宝宝交流等方面。

让胎宝宝听音乐

胎宝宝对音乐十分敏感，胎宝宝喜欢轻松愉快的乐曲，这些音乐可以使胎宝宝心情稳定，心率正常；相反，摇滚乐和噪音则使胎宝宝焦虑不安，心跳加快。其具体做法是：在怀孕4个月后每天将录音机的耳机放在准妈妈的腹部，每天播放音乐数次，每次15～20分钟。

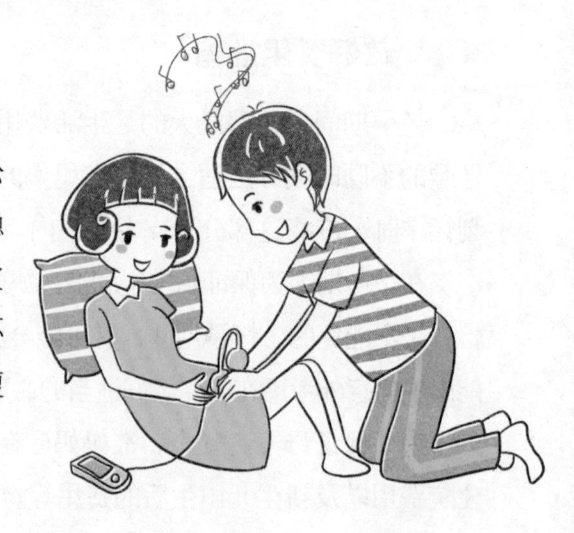

帮助胎宝宝做“体操”

帮助胎宝宝锻炼身体，做“体操”的具体做法是：等到有胎动后，由准爸爸和准妈妈用手轻轻触摸胎儿。轻摸和轻触胎宝宝，都是对胎宝宝的爱抚，每次可以触摸20分钟左右，最好在晚上睡前进行。

与胎宝宝进行交流

触摸胎宝宝可以与对胎宝宝说话同时进行。一边摸胎宝宝；一边轻声和胎宝宝“交谈”，使胎宝宝熟悉自己。胎宝宝在母亲体内对声音的音调、音频十分敏感，利用胎教与胎宝宝对话，正是沟通父母与胎宝宝之间感情的有力桥梁。

备足孕期需要的内衣

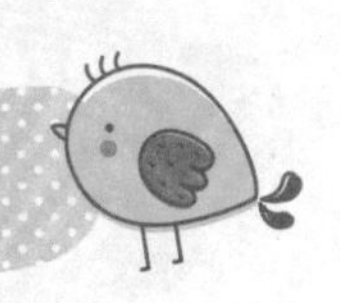

准妈妈要提前准备好透气性和伸缩性良好的内衣，最好使用纯棉制品，尽量不用化纤制品。同时，应选择容易穿脱的内衣，即内衣应宽松，避免束身。

胸　罩

准妈妈的乳房从孕早期开始就逐渐地鼓了起来，一步步地变大。这时，原来的胸罩已不再适用。尤其需要注意的是，这个时期是乳腺发育的重要阶段，因此必须选用不会挤压乳房的胸罩，这样才能在产后顺利地分泌母乳，并且保持优美的胸形。

内　裤

妊娠过程中，保持腹部的温暖非常重要。因此，最好选用能够包裹整个腹部的三角内裤。对于内裤的材料，应当选择吸湿性、弹性好的纯棉制品。

同时，妊娠过程中阴道分泌物增多，而且由于阴道的酸度下降，容易导致病菌侵害，因此一天最少要换1次内裤。

今日提醒

因为孕期的内衣要勤洗勤换，所以应选购易洗及柔软的衣料。

塑身裤

一般来说，虽然塑身裤具有收缩腰身、腹部和臀部，美化形体的功能，但是由于其在妊娠过程中会压迫腹部，因此最好不要穿，可代之以孕妇专用塑身裤。孕妇专用塑身裤可以使腹部保持温暖，其设计能使隆起的腹部感到舒适。

第013天 睡眠好，为孕育储备精力

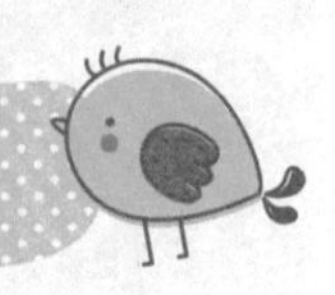

睡眠是人缓解疲劳、恢复体力的最主要途径，也是孕期重要的养生之道，睡眠质量差不仅能让女性朋友长出讨厌的黑眼圈，影响美观，而且对怀孕的危害也很大。

最佳睡眠时间

现代研究发现，0点至4点，机体各器官功能降至最低。因此，子时以前22点30分至23点之间上床，到子时进入最佳睡眠状态，睡眠效果最好。

正确的睡眠姿势

从医学的角度说，右侧卧最好。因为在仰卧时，身体是伸直的，全身肌肉不能得到放松，不能得到很好的休息。仰睡时，舌根容易压住咽部，引起打鼾，口水又容易流入气管，引起咳嗽。俯卧时，胸部和腹部受到压迫，会影响心肺的功能，而侧卧就避免了这样的情况，但要右侧卧，避免心脏受到压迫。

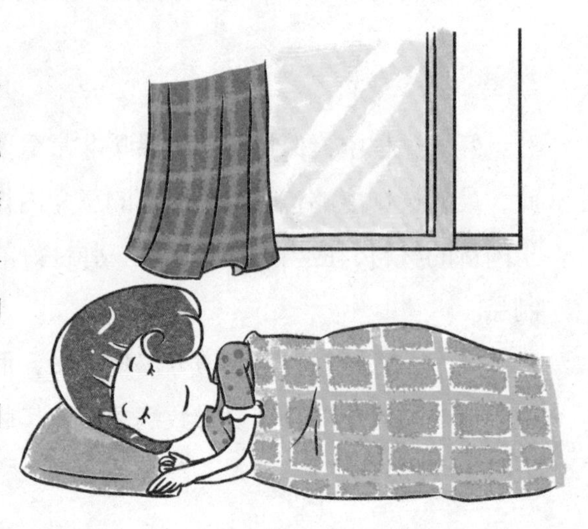

睡前应放松情绪

对思维杂乱无法入睡的失眠女性朋友，可采取逆向导眠法。就寝后，不是去准备入睡，而是舒服地躺着，回想一些曾经历过的愉快事情，并沉浸在幸福情境之中，从而促进自然入眠。

做一个“无毒”准妈妈

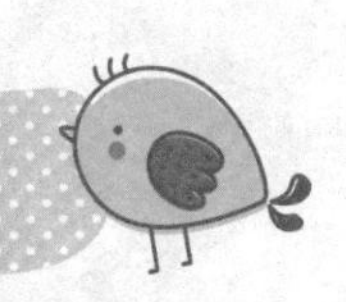

现代人提倡体内排毒，准妈妈当然不例外。医学专家认为，与其跟随潮流耗费金钱购买昂贵的排毒食品，不如在日常饮食中巧妙利用食物排毒。

动物血解毒又润肠

动物血有鸡、鸭、鹅、猪血等，以猪血为佳。现代医学证实，猪血中的血浆蛋白经过人体胃酸和消化液中的酶分解后，会产生一种能解毒和润肠的物质，可与入侵肠道的粉尘、有害金属发生化学反应，使其成为不易被人体吸收的废物而排泄掉，所以有除尘、清肠、通便的作用。

果蔬汁能溶解毒素

鲜果汁和不经煮炒的鲜菜汁是天然的“人体清洁剂”，能有效清除体内积存的毒素和废物。当一定量的鲜果汁或鲜菜汁进入人体消化系统后，便会使血液呈弱碱性，将积聚在细胞中的毒素溶解，再经过排泄系统排出体外。

菌类食物清洁血液

菌类食物特别是木耳，有清洁血液和解毒的功能。蘑菇也能帮助排泄体内毒素，促进机体的正常代谢。

绿豆清热又解毒

绿豆性寒凉，可清热解毒祛火，能帮助排泄体内的毒素，促进机体正常代谢。

今日提醒

准妈妈在日常饮食中应多吃些绿豆汤、绿豆粥、绿豆芽。

制订一个科学的营养计划

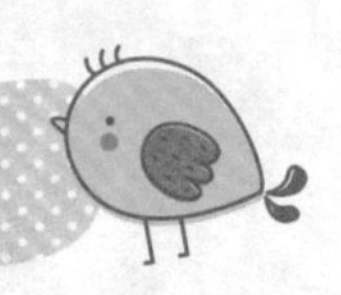

从妊娠开始，准妈妈就应该为自己制订一个合理而可行的营养计划了。这样将帮助准妈妈用充足的营养来抵御孕期的消耗。

合理安排饮食

因为生活节奏加快、工作压力大，很多准妈妈的营养状况是不均衡的。为此，要注意三大营养素比例及钙和铁的补充。

一般来说，三大营养素的热量比例应为：蛋白质10%～14%，油脂20%～30%，糖类58%～68%。由于准妈妈子宫扩大压迫肠道，比一般人更容易便秘，所以还需要能促进肠道正常蠕动的膳食纤维。此外，亚麻油酸和次亚麻油酸也非常重要，它们是胎宝宝脑部发育所必需的脂肪酸。准妈妈需要将大量的钙通过胎盘供给胎宝宝。同时，准妈妈对铁的需求量也比未怀孕女性增加了1倍左右。因此，准妈妈应注意对钙和铁的补充。

自我调整饮食习惯

准妈妈的营养一定要均衡合理，荤素搭配，粗细结合，饥饱适度，不偏食不挑食。可根据准妈妈的活动量及体质和孕前的体重决定摄入量和饮食重点。饮食宜清淡、少量多餐，避免食用甜食、高热量点心、肥肉、油炸食物等。

今日提醒

准妈妈最好食用纯天然、无污染的蔬菜、水果；避免食用农药污染及霉变的食物。

多散步，健身又怡情

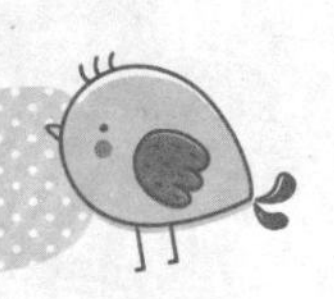

在孕早期，准妈妈最好选择做缓和的运动，如散步。

养成每天散步的习惯

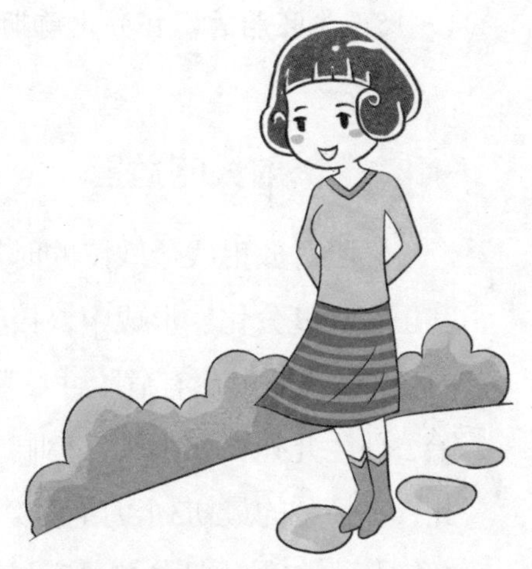

散步，是比较适合孕期的运动项目。散步有利于呼吸新鲜空气，能提高神经系统和心、肺等器官功能，促进全身血液循环，增强新陈代谢，加强肌肉活动力和功能。

在整个妊娠期间，准妈妈养成每天散步的习惯，对于自己和腹中的胎宝宝的好处是不言而喻的。在道路平坦、环境优美、空气清新的地方散步，可使准妈妈心情愉快，头脑清醒，有利于解除疲劳，并对胎宝宝的健康成长有益。

准妈妈散步的注意事项

散步之前，应该使全身放松，适当地活动肢体，并调匀呼吸，使之变得平静而和缓，然后再从容起步。

散步时宜从容和缓，不宜匆忙，更不宜使琐事充满头脑。“须得一种闲暇自如之态”，百事不思。这样可以使大脑解除疲劳，益智养神。悠闲的情绪，愉快的心情，不仅可以提高散步的兴致，也是进行散步运动的一个重要条件。

散步要根据体力，循序渐进，量力而行。做到形劳而不倦，勿令气乏喘吁。即使健壮之人，也不可过度劳累而耗气伤形，这样不仅达不到锻炼的目的，反而于身体有害。

当心，X射线有危险

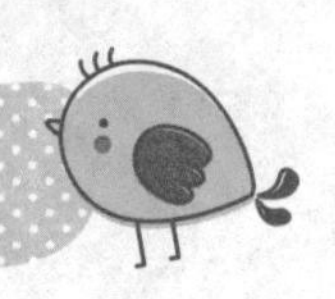

即使还未确定自己是否已怀孕，也不要照射X线、做CT检查，因为在受精后的1~15天为胚胎的器官分化前期，虽然不会使胚胎发生畸形，但可造成死胎。

照X射线的危害

胚胎对放射线最敏感的时期是在受精后6天之内，尤其是最初15~56天，胚胎器官正在高度分化、形成中，接受X射线照射极易发生畸形。一般认为准妈妈最初15周内受X射线照射都有危险性。胚胎细胞染色体的断裂、基因突变等，可引起流产、死胎、新生儿死亡和小头、小眼、脑积水等先天畸形，以及发育迟缓、智力障碍等，因此，在怀孕的最初3个月绝对禁止X射线照射，准妈妈常规的肺部透视也要推迟到妊娠4个月后，X射线骨盆测量应尽量不拍，即便是出于产科检查的需要，也要在妊娠36周以后施行。

预防X射线照射的措施

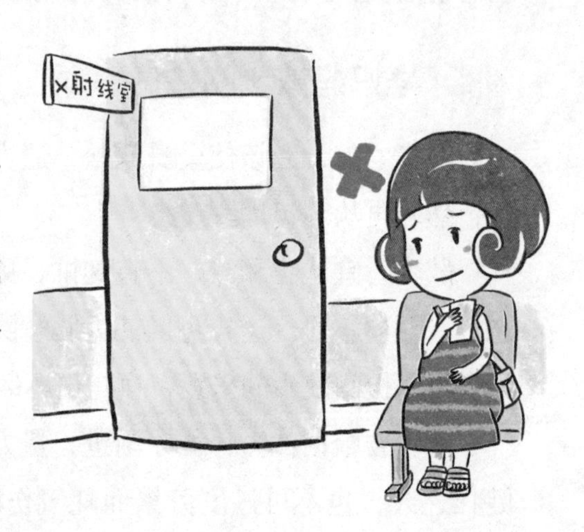

为了避免胎儿受到放射线影响，下面几点应该引起注意：

◆ 月经周期14天内经X射线照射过下腹或盆腔的育龄女性，为了避免放射线对卵巢的影响，最好避孕1~2个月。

◆ 有受孕可能的女性要避免X射线检查。

◆ 准妈妈必须接受放射检查或治疗时，如发生癌瘤等，则应把胎儿受照射的影响放在次要地位来考虑。

第018天 准妈妈要补充点“大脑维生素”

维生素B_1对神经组织和精神状态有良好的影响，有“大脑维生素”之称，为了胎宝宝的大脑发育，准妈妈可别忘了补充。

维生素B_1的益处

维生素B_1可促进消化，在能量代谢、特别是糖类代谢的过程中是必不可少的。它可以帮助准妈妈维持正常的肠道蠕动和良好的食欲。维生素B_1还可消除疲劳，改善精神状况，维持肌肉、神经组织、心脏活动的正常及改善记忆力。

缺乏维生素B_1的危害

准妈妈如果严重缺乏维生素B_1，可影响胎宝宝的能量代谢。准妈妈若长期缺乏维生素B_1，可导致新生儿出现致命性青紫症状、吮吸无力、嗜睡等，如果诊断及时，迅速补充，可缓解病情。

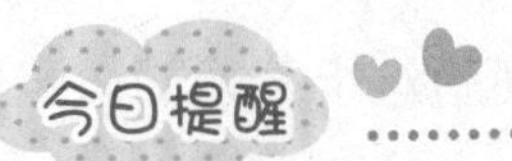

通常维生素B_1在蔬菜水果中含量较少，但在芹菜和南瓜中，维生素B_1的含量却很丰富。

维生素B_1的建议摄入量

由于维生素B_1在人体内仅停留3～6小时，所以必须每天补充。人体每天摄入1.2毫克就能满足需要。但准妈妈的需要稍微高一些，应保证每天摄入量在1.5～1.8毫克。

富含维生素B_1的食物

粮谷类、薯类、豆类、坚果类、动物的心、肝、肾、瘦肉、蛋类等都是维生素B_1的丰富来源，其中谷类和胚芽中含量最高。

第019天 吃药，要学会选择时间点

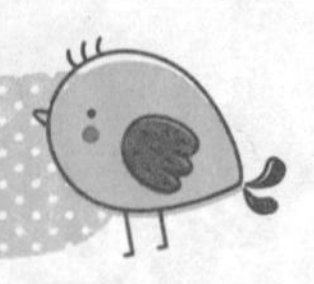

怀孕后，吃药是一件值得重视的“大事”。其实，怀孕期间的用药安全，除了考虑药物本身的安全性之外，也要注意服用药物的时间点。

危险期

孕3～8周内，胚胎对于药物的影响最为敏感，致畸药物可产生致畸作用，但不一定引起自然流产。此时，应根据药物毒副作用的大小及有关症状加以判断，若出现与此有关的阴道出血，不宜盲目保胎。

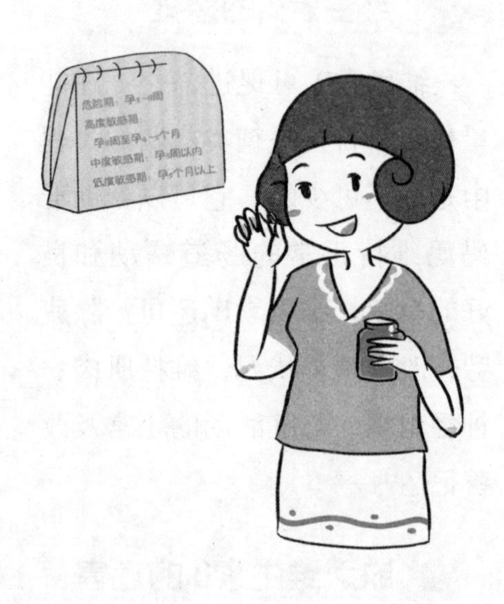

高度敏感期

孕8周至4～5个月，胎宝宝对于药物的毒副作用较为敏感，但多数不引起自然流产，致畸程度也难以预测。此时，是否终止妊娠应根据药物的毒副作用大小等因素全面考虑，权衡利弊后再作出决定。

中度敏感期

孕3周（停经3周）以内，若服用过安全性较高的药物，则不必为生畸形儿担忧。若无任何流产征象，一般表示药物未对胚胎造成影响，可以继续妊娠。

低度敏感期

孕5个月以上，胎宝宝的各脏器基本已发育，对药物敏感性降低，用药后一般不会出现明显畸形，但可出现程度不一的发育异常或局限性损害。

准爸爸，该你上场了

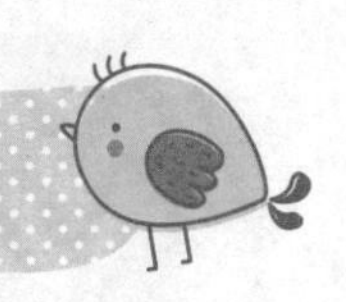

准妈妈怀孕了，准爸爸可不能躲起来，也要粉墨登场了。准爸爸不仅要了解胎儿的发育状况，还要照顾好妻子，这都是义不容辞的责任。

及时充电，了解孕育知识

妻子可能会从打算做妈妈开始，就会找来各种各样与怀孕和育儿有关的图书、杂志，没事就捧着看半天，并且把它们放得到处都是。那么丈夫是否想过在听新闻、看报纸的间隙随手拿过一本，粗略地翻几页。作为丈夫和准爸爸应该了解一些与怀孕有关的知识和胎儿的发育状况，并在妻子孕育宝宝的过程中担起应尽的责任。

陪妻子一起去医院确诊怀孕

许多女性在确定自己是否怀孕时，对去医院做检查感到很畏惧与害羞，其实做妈妈是一件值得骄傲的事，没必要感到羞怯。这时，丈夫要发挥顶梁柱的作用，可以陪妻子一起去医院，从而减轻妻子的羞怯感。

和妻子一起写怀孕日记

很多准妈妈都会写怀孕日记，准爸爸也不要落后！通过细心的观察，丈夫可以记录下妻子怀孕以来点点滴滴的改变；通过妻子的描述，可以记录下宝宝一天天成长的历程；隔一段时间就给未来的孩子妈拍一些照片，贴在日记里面，图文并茂。而这些，都将成为夫妻共有的美好回忆。

今日提醒

怀孕期间，准妈妈必须在专业医生的指导下用药，如果擅自滥用药物，很容易导致胎宝宝出现先天畸形。

第021天 留心怀孕的蛛丝马迹

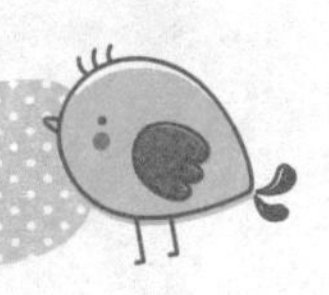

一般而言，在受孕的第1个月，准妈妈身体不会有什么异常情况。但平时细心的女性，在这个月末一般会从一些蛛丝马迹中意识到自己已经怀孕。

月经过期不至

正常健康女性的月经一向是按月来潮，如果过了期还不来，首先应想到是否有怀孕的可能。一般来说，如果月经过了1个星期，医生大致能查出怀孕征象，如果过了1个月，那么怀孕就比较容易确定了。

疲乏嗜睡

在怀孕初期，许多准妈妈会感到浑身疲乏，没有力气，只想睡觉。不过这个时期不会太长，很快就会过去。

尿　频

在怀孕初期，许多准妈妈有尿频的情形，有的甚至每小时一次，这是一种正常现象。

胃口改变

有些女性在月经过期不久（1～2个星期）就开始发生胃口的改变。平常喜欢吃的东西，突然变得不爱吃了；有些人是吃过一次的食物第二次就不爱吃了；有些人简直不想吃或甚至看到食物都想吐；还有些人很想吃些酸味的东西。

第022天 了解点验孕手法

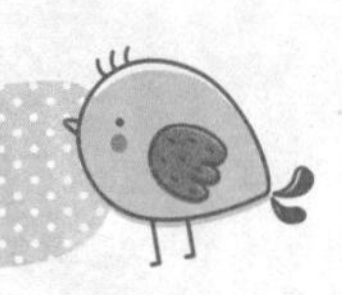

确定妊娠有时候的确并不那么简单，尤其是早孕，下面我们来简单介绍一些判断是否怀孕的方法，以供参考。

宫颈黏液判断法

女性在妊娠后，卵巢的“月经黄体”不但不会萎缩，反而会进一步发育为“妊娠黄体”，分泌大量孕激素。因此，宫颈黏液涂片有许多排列成行的椭圆体，医生根据这些椭圆体就可断定是妊娠现象。

妇科检查法

妊娠期间，女性的生殖系统，尤其是子宫的变化非常明显。月经刚过期几天时进行妇科检查，如果检查发现阴道壁和子宫颈充血、变软，呈紫蓝色；子宫颈和子宫体交界处软化明显，以致两者好像脱离开来一样；子宫变软、增大、前后颈增宽而变为球形，并且触摸子宫引起收缩，则可断定已经妊娠。

B型超声显像仪检查

若受孕5周时，用B型超声显像仪检查，显像屏可见妊娠囊，孕7～8周时会出现胎心搏动。

妊娠试验法

妊娠试验就是检测母体血或尿中有无绒毛膜促性腺激素，如果有，说明体内存在胚胎绒毛滋养层细胞，即可确定妊娠。

今日提醒

在妊娠6周以前，因为征兆还不明显，即使经验丰富的妇产科大夫也经常需要借助于一些客观指标才能下结论。

第023天 教你如何使用早孕试纸

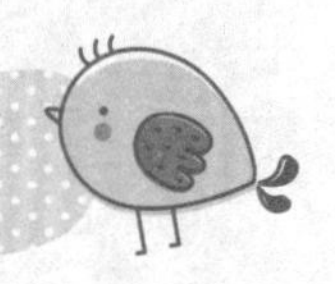

如今，妊娠检查越来越灵敏，早孕的诊断更为简便。一般是利用早孕试纸进行自我检测。

早孕试纸的优点

早孕快速检验试纸具有如下几个优点：

- 操作简单，只需一条试纸，无需其他辅助材料。
- 灵敏度高，结果准确，准确率近100%。
- 显示结果快，受孕后7～10日即可测出，1分钟内即可显示结果。
- 试纸质量稳定，室温下干燥保存，有效期为2～3年。

今日提醒

出现停经时，不要仅仅依靠一次早孕试纸自测来判断自己是否妊娠，最可靠的还是及时到医院进行全面检查。

如何使用早孕试纸

使用时，女性可将试纸带有Max标记线的一端插入自己的尿中，平放片刻。20～30秒后，若试纸条上出现一条紫红色带为阴性（未怀孕）；若试纸条上出现两条紫红色带则为阳性（怀孕）。但须注意无论尿呈阳性或阴性反应，试纸上端均应显示紫红色带，若无此带则表示试纸失效。紫红色带的有无及颜色深浅，表示被检测者尿中绒毛膜促性腺激素含量的多少，若色浅可延长至5分钟再观察，仍可作出结论。

虽然许多种早孕试纸上都标明，女性在错过正常经期一天之后，便可以做怀孕检测，但实际情况却因人而异。最好是在月经过期1周后再使用早孕试纸，准确率更高。

第024天 产检医院，应该怎么选

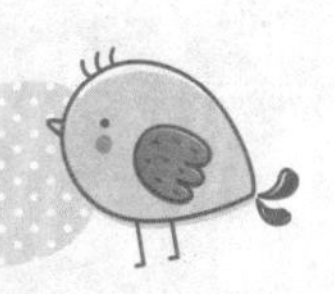

准妈妈在整个孕期的产检都十分重要，因此选择一家适合自己的产检医院是非常必要的。

妇幼保健医院

妇科和产科是大部分妇幼保健医院的专业特色，而来医院就诊的对象大部分是孕产妇，医生工作的内容，基本上也都是围绕着产前检查、分娩服务等进行。这里的医生大都具有较为丰富的临床经验，专业技术也比较熟练。

综合性医院

综合医院的科室齐全，整体实力雄厚，往往还设有妇幼保健医院没有设立的内科、外科等科室，辅助检查条件更加齐全。另外，综合医院的产科医生在处理并发症的临床经验较为丰富，能及时地找相应科室进行会诊和治疗。

民营性医院

如今，很多城市也涌现出了一些民营性质的妇产医院。这类医院注重营造温馨干净的就诊环境，为孕产妇提供的服务也非常人性化。医护人员与孕产妇都是“一对一”式的服务，而且环境温馨舒适，有很多单人病房可供选择，方便家人全程陪同。但一般性的设施和设备可能不像综合性医院那么齐全，收取的费用也比较贵。

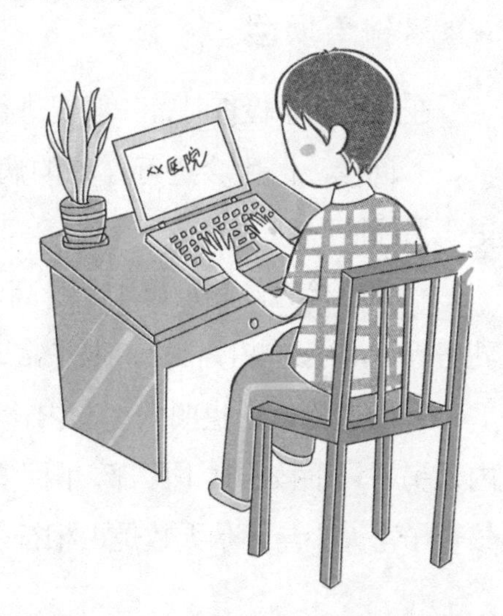

第025天 别怕，初孕检查很简单

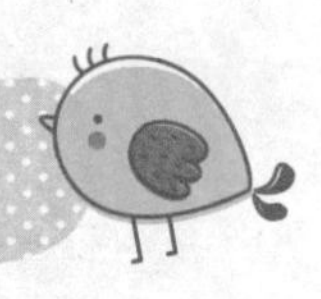

一旦证实自己怀孕了，准妈妈要立即到医院建立怀孕健康档案，并且定期到医院进行孕期检查。

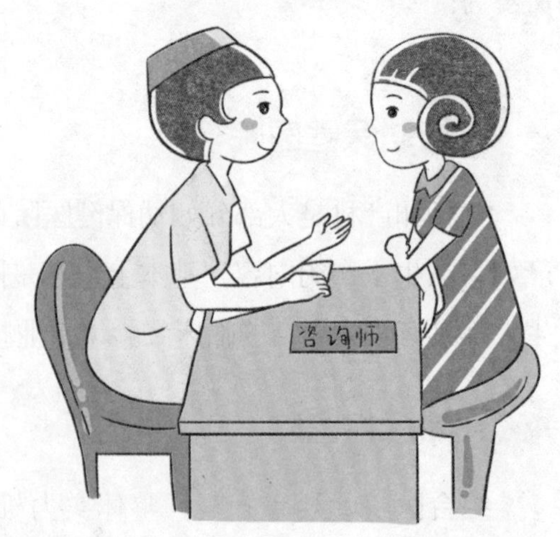

咨 询

如果有这些情况，如高龄（35岁以上）准妈妈，曾有过病毒感染、弓形体感染、接受过大剂量放射线照射、接触有毒有害农药或化学物质、长期服药等情况，或已生育过先天愚型儿或其他染色体异常儿的女性，有糖尿病、甲状腺机能低下、肝炎、肾炎等疾病的准妈妈，都应该进行相关的产前检查和咨询，以确保妊娠的健康、顺利进行。

检查项目

在进行初孕检查时，一般要进行如下项目的检查。

- 问诊。医生会进行详细的病史询问，会询问停经日期及怀孕后的反应、妊娠史、月经情况等。
- 体格检查。测量血压、身高、体重，检查甲状腺、心、肺、肝、脾、胰、肾、乳房等，虽然这些体格检查很平常，但是很有必要。
- 阴道检查，也叫内诊。内诊时，医生一只手的2个手指会放置在待检者的阴道内，另一只手按压其下腹部，两手配合，便可了解产道、子宫及附件有无异常情况，核查子宫大小与怀孕天数是否相符以及有无生殖器官畸形和肿瘤等。

第026天 为了宝宝，千万要管住嘴

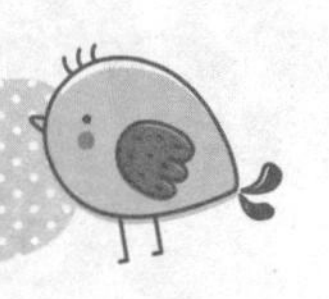

既然怀孕了，就不能像以前那样，想吃什么就吃什么了，一定要管住自己的嘴。尤其是下面这些食物，准妈妈一定要多加留意，避免食用。

可　乐

可乐类饮料中的咖啡因，在母体内很容易通过胎盘进入胎儿体内，危及胎儿的大脑、心脏等器官，会使胎儿致畸或患先天性痴呆。

辛辣食物

怀孕后，辛辣食物会加重准妈妈的消化不良、便秘或痔疮等症状，影响孕妇对胎儿的营养供给，增加分娩的困难。因此，怀孕后不应吃辛辣食物。

方便食品

方便食品，由于为了方便和利于保存，往往会含有一定的化学物质。作为临时充饥的食品尚可，但不可作为主食进行长期食用。

油炸食品

油炸食品是高热量食物，100克植物油的热量高达869千卡，16粒油炸花生米就含有45千卡的热量。因此，准妈妈应少吃油炸食品，避免摄入过多的热量。

腌制食品

在腌制鱼、肉、菜等食物时，容易产生亚硝酸盐，它在人体内酶的催化作用下，易与人体内的各类物质作用，生成亚硝酸胺这类致癌物质，并能促使人体早衰。

今日提醒

每当吃东西时，准妈妈一定要想一想：这些食物是否会给胎宝宝带来伤害。

第027天、第028天 怀孕了，怎样洗浴最安全

准妈妈要注意保持个人卫生，经常洗浴。但准妈妈与正常人又有所不同，所以要特别注意洗浴的方式。

水温不宜过高

现代医学研究表明，水温过高会损害胎宝宝的中枢神经系统。据临床研究测定，准妈妈正常体温上升2℃，就会使胎宝宝的脑细胞发育停滞，如果上升3℃，则有杀死脑细胞的可能。脑细胞一旦损害，多为永久性的伤害，会造成出生后的宝宝智力障碍。所以，洗澡水的温度越高，造成的损害越重。准妈妈沐浴时水的温度应控制在38～40℃。

不宜洗盆浴

怀孕后，准妈妈的内分泌功能会发生多方面的改变，阴道内具有灭菌作用的酸性分泌物减少，体内的自然防御功能降低。如果坐浴，水中的细菌、病毒极易进入阴道、子宫，影响母胎健康。因此，采用淋浴的方式更好。

浴室不宜密不透风

准妈妈在太过密实的环境内洗澡，很容易出现头昏、眼花、乏力等症状。这是因为洗浴空间相对封闭，水温较高，氧气供应量会越来越不充足。此外，由于热水刺激，全身的毛细血管扩张，会使准妈妈的脑部供血量降低，容易造成昏厥。

今日提醒

在怀孕后，由于机体内分泌的改变，新陈代谢逐步增强，汗腺及皮脂腺分泌也会随之旺盛，因此准妈妈要勤洗浴。

孕2月

从现在开始，做快乐准妈妈

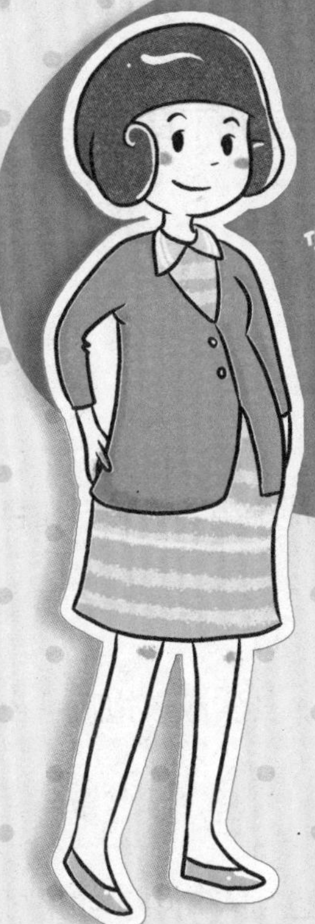

进入孕2月后，绝大多数的准妈妈已经通过检查知道了自己怀孕的消息，兴奋、激动的心情肯定无法避免，并开始沉浸在喜悦当中。但这个时候，很多准妈妈同样也遭受着妊娠反应的侵扰，烦恼也随之产生了。为了胎宝宝的健康成长，应该忘掉烦恼，做个快乐的准妈妈。

第029天 有情绪，一定要说出来

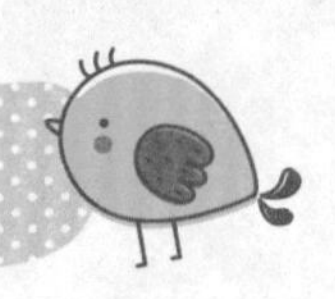

已经怀孕的准妈妈们，为了心爱的宝宝，在整个孕期应尽量保持心情愉快。要学会自我调适情绪，保持心态的放松。

准妈妈情绪不稳伤害胎宝宝

准妈妈受到强烈精神刺激、惊吓、忧伤、悲痛时，自主神经系统的活动就会加剧，内分泌也会发生变化，释放出来的乙酰胆碱等化学物质可以通过血液经胎盘进入胎宝宝体内，影响胎宝宝正常生长发育。

准妈妈情绪过于悲伤，过于低沉，也会影响食欲，导致消化不良，如果时间较长，胎宝宝的营养供给不丰富，也会影响胎宝宝的生长发育。

学会宣泄不良情绪

准妈妈可以运用下面的方法来宣泄不良情绪。

索性说个够

约个信得过的有过生育经验的女性朋友，把所有的想法都统统倒给她，在自己滔滔不绝地说完之后，一定会得到她有力的支持。

好好睡一觉

也许确定了怀孕之后的几个晚上准妈妈都没有睡好觉了，其实应该饱睡一夜，最好睡到自然醒。要抛开所有的不安与激动、焦虑与恐惧。

记日记

把这几天来的所有想法倾诉出来，把自己对未来的设想也写入其中。如果可能，让准爸爸也参与进来，写下他的激动与亢奋。

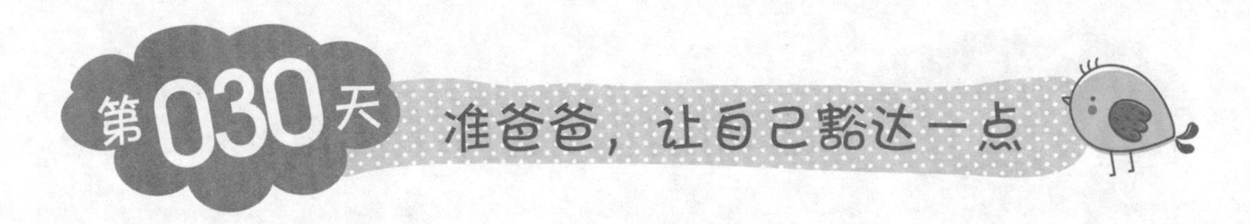

第030天 准爸爸，让自己豁达一点

从这个月开始，准妈妈能否安全顺利地度过孕期，准爸爸可有非常重要的责任。如果准爸爸能够豁达一点，就会在很大程度上缓解准妈妈的情绪波动。

理解准妈妈的情绪波动

准妈妈怀孕后，由于体内激素的变化，准妈妈的情绪也会时好时坏，可能刚才脸上还挂着笑容，转眼间却泪水涟涟了，准妈妈情绪的变化也会给准爸爸带来一定影响。在外需要承受工作的压力，在家还要担负起照顾怀孕妻子的重任，做准爸爸也是挺难的。不过还是要理解准妈妈，因为她正承受着身体变化和情绪变化这双重折磨，准爸爸的安慰和宽容是抚平准妈妈情绪波动和胎宝宝健康发育的有力保障。

做一个合格的倾听者

很多时候，准妈妈需要表达她的不满。不要忽视她诉说的种种不舒服——作为男人，很难想象怀孕的女人所要承受什么样的身体困扰。其实很多时候，她只要把怨气发泄出来就足够了。所以，温柔地问问准妈妈自己能替她做什么，但千万不要把自认为好的解决方法强加给她。

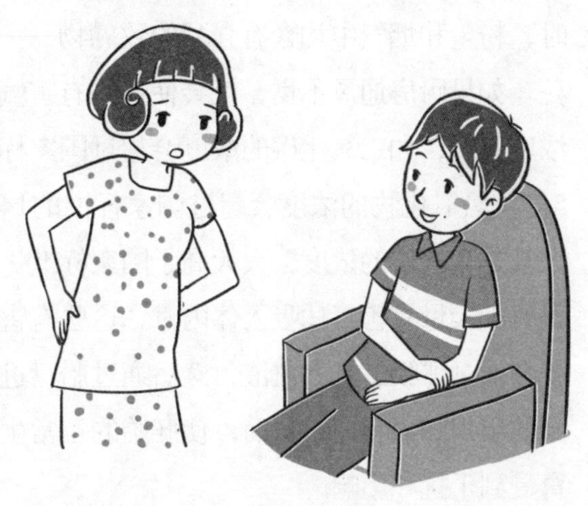

其实如果适时地递去一杯热牛奶或果汁，相信没有女人会拒绝。最好的效果是再加上几句贴心话：你受苦了，亲爱的！我爱你！

第031天 远离厨房，这可不是偷懒

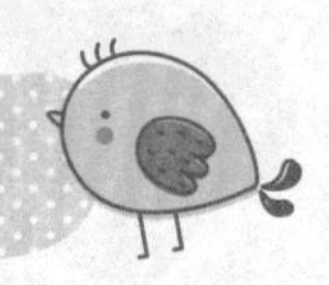

在孕早期，准妈妈要暂时远离厨房，这可不是偷懒，而是为了自己和胎宝宝的健康。

有害气体危害大

有关研究表明，粉尘和有毒气体密度最大的地方，不是在工厂、街道，而是在生活中天天都离不开的厨房里。因为煤气或液化气的成分均很复杂，燃烧后在空气中会产生多种对人体极为有害的气体，尤其是对准妈妈的危害更为突出。因为，煤气或液化气中的二氧化碳、二氧化硫、二氧化氮、一氧化碳等有害气体，要比室外空气中的高出好多倍，加上煎炒时产生的油烟，会使得厨房被污染得更加严重。

油烟影响胚胎发育

烟气中更为有害的是油烟，在油烟释放的同时，粉尘和烟气中均含有强烈的致癌物——苯并芘。如果厨房通风不良，就会使这些有害气体的浓度升高，如二氧化碳的浓度会超过国家标准的5倍，氢氧化物的浓度会超过国家标准的14倍，尤其是苯并芘的浓度，大大高于国家标准。当准妈妈把大量有害气体吸入体内时，这些有害气体就会通过呼吸道进入血液，然后通过胎盘进入胚胎的组织和器官内，从而，使胚胎的正常生长发育受到干扰和影响。

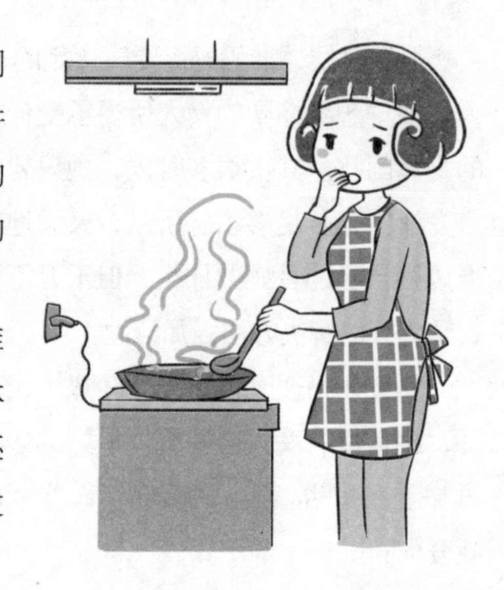

给你的电话消消毒

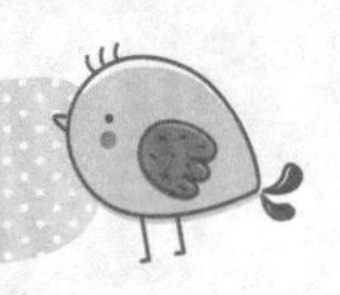

现代社会，几乎天天都要用到电话，但对准妈妈来说，电话上那些看不见的病菌都是危害自己和胎宝宝的杀手。

可怕的病菌

附着在电话机上的细菌和病毒有480种以上，尤其使用率高的公用电话，很多疾病最容易通过电话机来传播。有些女性打电话时总是离话筒很近，有时还一边打一边吃东西，电话机上也总是灰尘密布，很少擦拭清洁，有些话筒上甚至已有异味产生。

> **今日提醒**
>
> 如果不得已在外使用电话，讲话时尽量与话筒保持远一点的距离，并在使用后马上洗手。

准妈妈经常这样，就会使常年积累在电话机上的病毒顺畅地进入口腔和鼻孔中，并在此生长繁殖。一旦这些部位有创口，病菌就会进入身体内部，最终可能通过脐带进入胎宝宝体内，从而引起上呼吸道感染，甚至造成胎宝宝发育不良、流产、早产等。

给电话消毒的方法

消毒方法通常有两种，较为快捷省事的方法是采用电话消毒膜（片）来消毒，使用时只需要将消毒膜（片）粘贴在话筒两边即可。根据消毒剂类型的不同，通常可保持1～3个月。对电话机无腐蚀性，也不妨碍传话，具有良好的除臭作用和芳香气味。另一种方法是用75%的酒精棉球来擦拭电话机的外壳部分。但由于酒精容易挥发，消毒效果比较短暂，所以应当经常地进行擦拭。

第033天 全力以赴，阻击早孕反应

在这个时候，大部分准妈妈在早上空腹时恶心的感觉尤为强烈，这时，应该努力从饮食上找到减少恶心的方法。

空腹吃些易消化的食物

早晨醒来后，准妈妈可以在起床前先吃些易消化的食物，譬如一些涂有果酱的吐司和饼干等，或者躺在被窝里喝点牛奶，这些方法都能很有效地缓解恶心。

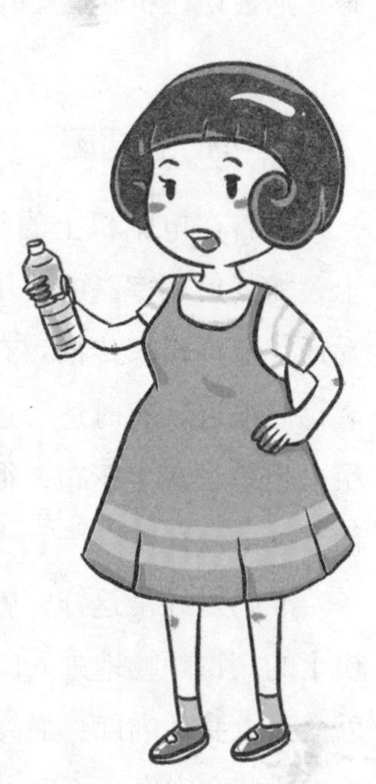

摄取大量的水分

准妈妈会因呕吐而损失水分，所以需要充分地补充水分，如多喝矿泉水、果汁、汤等。

避免食用脂肪含量高的食物

准妈妈通过米饭或面包等碳水化合物摄取必要的能量，是最合理的。蜂蜜和麦芽糖等甜食也都能缓解早孕症状，而且晚上准妈妈还可以将牛奶或饼干作为夜宵食用。而黄油、奶油的或油炸食物等含有大量脂肪的食物不适合准妈妈食用。

少吃多餐

准妈妈对所有的食物都应当少吃多餐。有食欲时，应少吃，并充分咀嚼。吃些自己喜欢的食物，准妈妈会感到胃部非常舒服，并容易对其他食物产生欲望。

让维生素B_6来帮忙

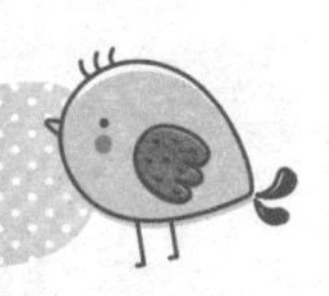

维生素B_6是一种水溶性维生素，主要作用于蛋白质的代谢，所有氨基酸的合成与分解都离不开维生素B_6，大脑形成神经递质也必须有维生素B_6的参与。

维生素B_6的益处

在整个怀孕期间，维生素B_6的作用都不可忽视。维生素B_6不但对胎宝宝的大脑和神经系统发育至关重要而且研究表明，维生素B_6能减缓一些准妈妈孕期出现的恶心或呕吐现象。

缺乏维生素B_6的危害

孕早期如果缺乏维生素B_6，会有食欲缺乏、恶心、口腔溃疡、精神萎靡和失眠等症状。另外，维生素B_6的缺乏还可能是导致准妈妈的糖耐量降低，从而引发妊娠糖尿病的原因之一。

维生素B_6的建议摄入量

一般来说，成人每天的摄入量是1.6～2.0毫克，而妊娠期的准妈妈则需要2.2毫克，哺乳期间需要2.1毫克。

富含维生素B_6的食物

维生素B_6的食物来源非常广泛，在动植物中均含有，但是一般都含量不高，动物性食物如鸡肉、鱼、动物肝脏、蛋黄等，以及糙米、麦芽、小麦麸、燕麦、豆类、绿叶蔬菜、核桃、花生中含量较多。

今日提醒

由于肠内的细菌具有合成维生素B_6的能力，所以，通过摄取食物就能满足人体对维生素B_6的需要。

怀孕了，别让自己缺碘

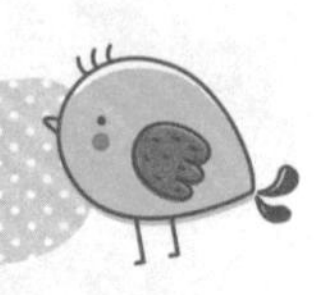

对于成人，缺碘会引发甲状腺肿大。但如果准妈妈缺碘，不仅会对自己身体健康无益，还会影响胎宝宝的生长发育。

孕期补碘要趁早

准妈妈如果在孕期时缺碘，可能会使宝宝出生后生长缓慢，身材矮小，甚至反应迟钝、智力低下等。孕期补碘非常讲究时间，如果确实缺碘严重，那么在怀孕5个月后再补碘，就已经不能预防宝宝智力缺陷的发生了。含碘多的食物有海带、紫菜、菠菜、芹菜、海鱼、山药、鸡蛋等。准妈妈多吃一点这些食物，将会对碘缺乏症起到很好的预防作用。

紫菜补碘效果好

紫菜营养丰富，含碘量很高，可用于治疗因缺碘引起的“甲状腺肿大”等症状。紫菜有软坚散结功能，对其他郁结积块也有用途；紫菜富含胆碱和钙、铁、能增强记忆，治疗准妈妈贫血，促进骨骼，牙齿的生长和保健；紫菜含有一定量的甘露醇，可作为治疗水肿的辅助食品；紫菜所含的多糖具有明显增强细胞免疫和体液免疫功能，可促进淋巴细胞转化，提高机体的免疫力；紫菜可显著降低血清胆固醇的总含量；紫菜的有效成分对艾氏癌的抑制率达53.2%，还有助于脑肿瘤、乳腺癌、甲状腺癌、恶性淋巴瘤等肿瘤的防治。

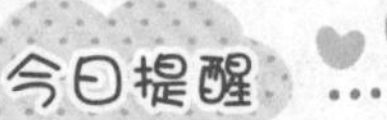

在孕早期多补充碘元素，将会给胎宝宝智力发展带来好处。

与孕期疲劳来场大比拼

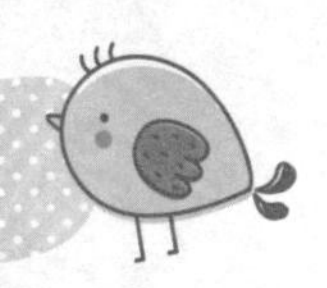

怀孕以后，准妈妈的身体变得特别容易疲劳、头晕、乏力，这种疲倦感在孕早期和孕后期尤其明显，下面，就让准妈妈与孕期疲劳来场大比拼吧！

适当运动

准妈妈可通过适当运动赶走疲劳，如做做孕妇体操，可促进新陈代谢和心肺功能，加快血液循环，有利于保持和恢复充沛的精力；适当运动还可使大脑运动中枢兴奋，有效地抑制思维中枢，从而减轻大脑的疲劳感。

按　摩

闭目养神片刻，然后用手指尖按摩前额、双侧太阳穴以及后脖颈，每处16拍，不仅有利于缓解疲劳，还可以健脑养颜。

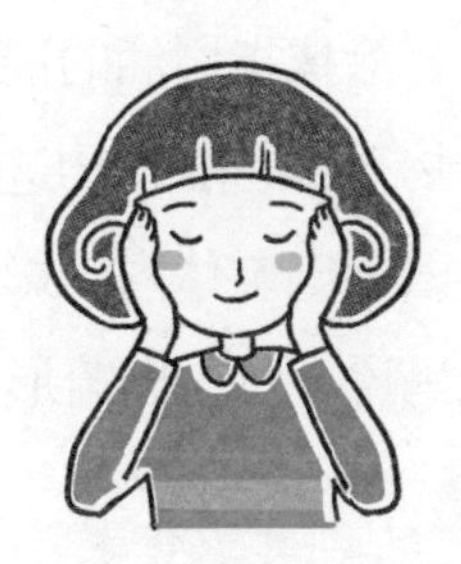

按摩前额：用双手捂住脸部，指尖置于前额，掌根部置于下颌。按摩数秒后，双手挪向耳部。

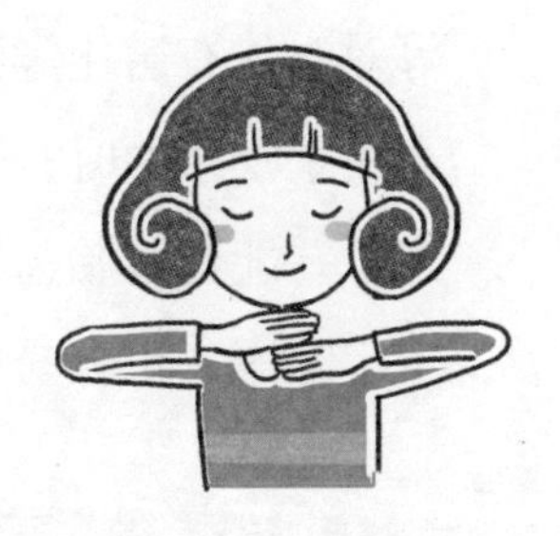

改善下巴血液循环：用双手手背，轻轻地交替向上拍打下巴，刺激该部位的血液循环。

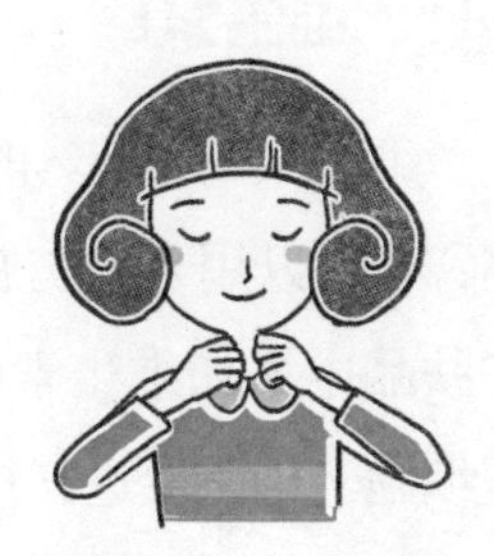

按摩颈部：用手轻捏下颌骨周围皮肤，用拇指和食指的指节轻柔地挤捏颈部皮肤，切记不可拉拽。

第037天 清理一下你的化妆品吧

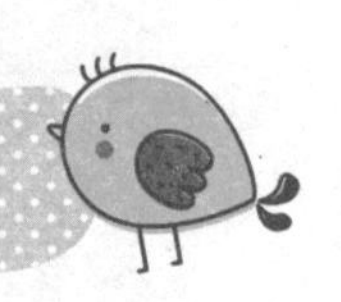

爱美是女人的天性，准妈妈也不例外，但怀孕后，最好清理一下自己的化妆品，把对妊娠有害的化妆品都暂时收起来。

松香油

准妈妈在使用抗衰老的保湿类产品和晚霜时，一定要检查是否含有松香油这种物质。它是维生素A的一种衍生物，用在护肤品中是为了支持胶原蛋白的生长，但孕期大量使用会影响胎宝宝的发育。

维生素E

维生素E是天然的美白产品，也可以用来做防腐剂。在护肤品中添加维生素E可以减缓细胞老化，促进其再生，使皮肤富有弹性。但准妈妈在使用含有维生素E的产品之后，会产生刺激性的反应，对胎宝宝不利。

有毒化学物质

许多厂家针对爱美女士的要求，研制出了美白的产品。殊不知，许多美白产品中都添加了汞、铅和对苯二酚等有毒的化学物质。那些用起来美白效果越好的化妆品，可能其中含有的成分就越有问题。

指甲油

指甲油大多是以丙酮、乙酯、丁酯、苯二甲酸等对人体有害化学物质制成，涂抹指甲油的准妈妈在用手吃东西时，这些有害物很容易随食物进入体内，并能通过胎盘和血液进入胎宝宝体内，影响胎宝宝健康，也容易引起准妈妈流产及生出畸形儿。

今日提醒

在使用化妆品前，一定要看看是否含有对妊娠有害的成分。

众说纷纭的防辐射服

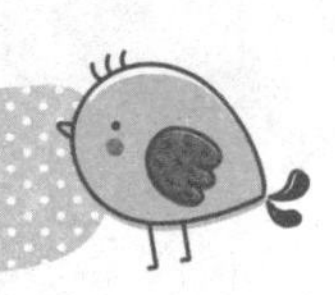

防辐射孕妇装是许多准妈妈怀孕后首先会考虑买的东西，所以有必要了解一些关于防辐射孕妇装的知识。

防辐射孕妇装真防得了辐射吗

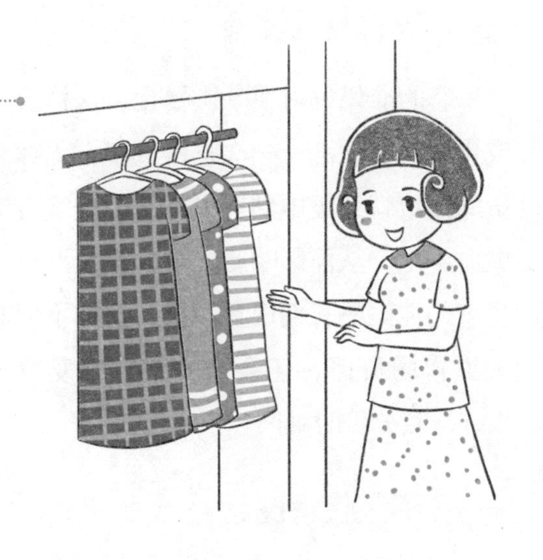

防辐射孕妇装中的金属纤维确实能对日常生活中遇到的电脑、手机等发出的电磁波辐射起到一定阻挡作用，但若遇上红外线、超声波、核辐射、X射线等，金属纤维也还是无能为力的，因此，准妈妈不能完全依赖身上这件防护服。特别是在怀孕的最初3个月还是应该尽量远离那些高辐射的电器。

防辐射服的dB值并非越高越安全

面对一般家用电器，如电脑、微波炉等的辐射，防辐射服选用15dB即可。大于60dB，尽管99％的织物表面上可以包住手机的辐射，但防辐射服大多是电镀金属的织物，洗涤几次就不行了。再说，手机的辐射分为手机本身的辐射（近场辐射）和发射台的辐射（远场辐射）。包住手机是阻挡了发射台对手机的远场辐射，而远场辐射对人的危害极小，所以不必追求能包住手机辐射，而应在满足防辐射性能的条件下（一般15dB左右），追求服装的可洗涤性、耐久性和透气舒适性，以免适得其反。

第039天 不良饮食习惯，你改正了吗

准妈妈就应该认真检查自己的饮食习惯，改正陋习，培养健康的饮食模式。

不宜暴饮暴食

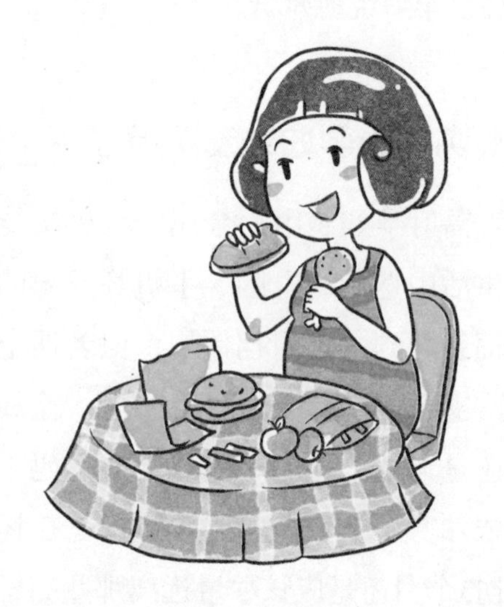

有的准妈妈习惯暴饮暴食，这样会造成胃肠功能紊乱。一次吃得过多，人体大量的血液就会集中到胃里，造成胎宝宝的供血不足，从而影响胎宝宝的生长发育。也有的准妈妈长期饮食过量，这样不但会加重胃肠负担，还会造成胎宝宝发育过大，导致分娩时难产。

不宜狼吞虎咽

准妈妈进食时切忌狼吞虎咽。因为当我们进食后，身体会将食物的大分子结构变成小分子结构，从而有利于消化吸收。而这种变化过程，是靠消化液中的各种消化酶来完成的。人在进食时，慢慢咀嚼食物可以使消化液的分泌增多，这对人体充分摄取食物的营养非常有利。如果吃得过快、食物咀嚼得不精细，进入胃肠道后，食物与消化液接触的面积会大大缩小，从而影响食物与消化液的混合，使很大一部分食物中的营养成分不能被人体吸收。此外，食物咀嚼不细，还会加大胃的消化负担或损伤消化道黏膜，使消化液分泌减少，容易引发胃肠疾病。

宫外孕，早发现，早安全

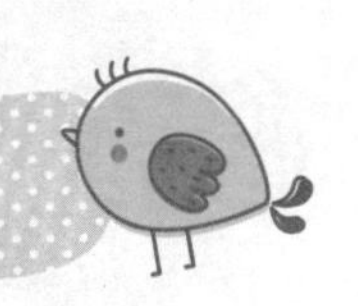

宫外孕是最常见的妇科急腹症之一，常常被漏诊和误诊，严重时会威胁准妈妈的生命，所以，宫外孕要尽早诊断并及时作出相应处理。

如何辨识宫外孕

宫外孕的征兆通常在受孕的第一周就会产生，它的样子很像是准妈妈经历的一次流产，但一般来说，流产的疼痛没有宫外孕来得严重；而论及出血情况，流产则要比宫外孕严重得多，同时会伴有血块。

以下任何一项症状发生都有可能是宫外孕，如果全部症状都有，那么就可以确定是宫外孕。

- 几乎百分之百的宫外孕都会产生疼痛，一般发生在下腹部。
- 在宫外孕引发大出血之前通常只有一点出血，但出血并不是宫外孕的特征，有时甚至没有出血。
- 恶心、呕吐伴随眩晕。
- 盆腔部位时有剧烈疼痛。
- 输卵管部位感觉疼痛。

宫外孕的处治

自从发现怀孕起，要及早去医院进行检查，以确定是正常怀孕还是宫外孕。如果是宫外孕，要按照医生的建议接受治疗。宫外孕治疗方法很多，手术治疗是常见的一种，一般是将外孕之处切除。也可使用中西医结合非手术方法治疗，可使部分患者免除手术痛苦，并可保留患侧输卵管，增加再次妊娠的机会。

今日提醒

凡受精卵在子宫以外的任何部位着床者，都称为宫外孕。

第041天 多休息，少操劳

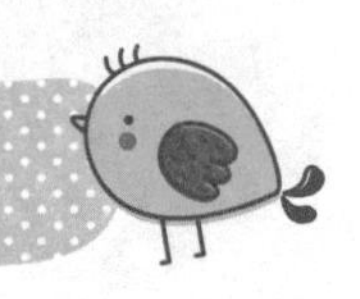

怀孕带来的疲倦是身体激素对准妈妈的保护，是母体正在为胎宝宝发育创造有利条件。这时候，准妈妈一定要依从身体的意愿，多休息，少操劳，还要特别注意心情舒畅。

不要等疲乏了再休息

在怀孕第一个月时，准妈妈会出现间歇性的倦怠感，到了第二个月会变成完全的精疲力竭。上个月准妈妈只是想要休息一下，现在则非休息不可。

准妈妈比正常人容易产生疲乏感，干活容易累，因此要比正常人多休息。每晚要睡足8～9个小时，午睡要保证1个小时。此外，准妈妈的休息频率要比一般人高一些，即工作持续时间要短，休息次数要多，不要等到自己觉得疲乏了才休息，尽量不要值夜班或熬夜。

每天坚持午睡

准妈妈应该养成午睡的习惯，即使春、秋、冬季也应午睡一会儿。午睡可使准妈妈精神放松、消除疲劳、恢复体力。但午睡时间最长不要超过2小时，一般是半小时到1小时或者再长一点。午睡要有规律，不要不管什么时候想睡就睡，或者时间太长，应安排在午后固定的时间。午睡时最好平躺，脱下鞋子，抬高双腿，全身放松。更不提倡为了工作就不顾睡眠，准妈妈休息不好，睡眠不足，也会影响胎宝宝的生长发育。

纠正不良的饮食习惯

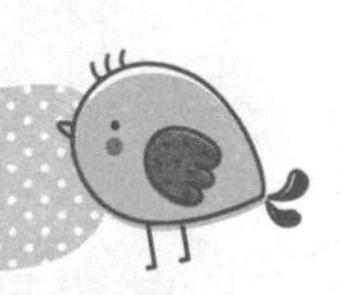

进食是为了充分吸收营养，保证自身和胎宝宝的营养需要。应矫正一些不良的饮食习惯，注重饮食种类的调剂和营养素摄入的均衡，提倡细嚼慢咽，增加对食物的咀嚼次数，会更加有益于准妈妈和胎宝宝。

千万不可偏食

准妈妈如果偏食，营养摄入单调，使体内长期缺乏某些营养物质或微量元素，造成准妈妈营养不良，使妊娠合并症增加。同时母体不能为胎宝宝生长发育提供所需要的营养物质，以至于造成流产、早产、死胎或胎宝宝宫内发育不良等。所以准妈妈饮食应该多样丰富，保证营养全面均衡，以保证妊娠期间母体与胎宝宝充足的营养供应，能使胎宝宝发育良好。

饮食不宜饥饱不一

有的准妈妈由于妊娠反应的干扰，不愿吃饭，可能准妈妈本人并不觉得饥饿，但实际上因身体得不到营养的及时供应，对胎宝宝生长发育不利。同样，有的准妈妈大吃特吃，一次吃得过多，人体大量的血液就会集中到胃里，造成胎宝宝供血不足，影响胎宝宝生长发育。

进食不宜狼吞虎咽

在进食时，慢慢咀嚼食物，可以使消化液的分泌增多，这对人体摄取食物营养有利。而吃得过快、食物咀嚼得不精细，不能使食物与消化液充分接触，食物未经充分咀嚼就进入胃肠道，会影响食物与消化液的混合，还会加大胃的消化负担或损伤消化道黏膜，使消化液分泌较少，易患胃病。

适当多吃玉米，没坏处

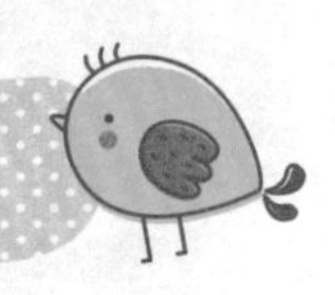

粗粮中常见的玉米是保健佳品，经常食用玉米对人体健康极为有益。准妈妈在怀孕期间多吃玉米，可以有效缓解妊娠期高血压、腹胀、痔疮等疾病，还可以修复受损伤的毛细血管，滋养肌肤，抑制妊娠斑。

对怀孕的好处

玉米对准妈妈来说可谓好处多多。

◆ 养血安胎：鲜玉米的胚乳中，含有丰富的维生素E，而维生素E有助于安胎，可用来防治习惯性流产、胎宝宝发育不良等。

◆ 预防孕吐：嫩玉米还含有丰富的B族维生素，对预防孕吐十分有帮助，能增进食欲，促进发育，提高神经系统的功能，使胎宝宝的大脑发育得更加完善。

◆ 预防便秘：玉米中的膳食纤维含量很高，能够刺激胃肠蠕动，加速排泄，防治便秘。

◆ 提高免疫力：玉米中含有丰富的维生素C，具有延缓衰老、美容养颜的功效，经常食用可增强母体的免疫能力，使胎宝宝的身体发育更健康。

最佳食用方法

准妈妈吃玉米时应把玉米粒的胚尖全部吃掉，因为玉米的许多营养都集中在这里。烹调使玉米损失了部分维生素C，却获得了更有营养价值的活性抗氧化剂，所以玉米熟吃更佳。食用量以每餐100克为宜。新鲜玉米上市的时候，准妈妈可以每天吃1根。

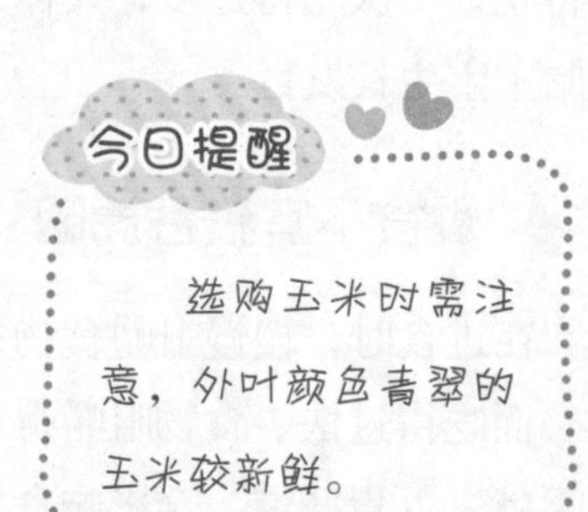

第044天 做做健身操，放松身心

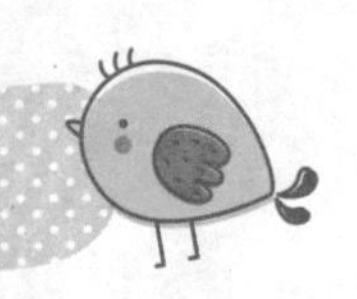

孕期适合做一些低强度、运动量稍小的运动。像下面介绍的这两个简便易做的健身操就很合适。

足部保健操

准妈妈为了消除足部疲劳，改善其血液循环，使步态自然、雅观、轻盈，经常做做锻炼足部肌肉和关节的体操大有好处，这对长时间站立和走动工作的人来说尤其有益。

双腿直立，脚尖并拢，双手扶椅背。徐徐提身用脚尖站立，保持1分钟；然后下放，身体重量先由脚掌外侧承受再过渡到全脚掌。

取坐姿，用脚趾夹住某一物品（如手帕），然后用力将该物体向两脚中间拨动，直至两脚相触。

双膝微屈，两脚掌前部夹住放在地上的一本书，然后徐徐抬高身体，用脚尖站立，再徐徐复原。

取坐姿，两脚掌紧紧相触，尽力分开脚趾。

放松身心的椅子操

首先准妈妈可以选择一把有靠背的椅子坐好，因为靠住椅背可以减轻上半身对盆腔的压力。先把两脚并拢，左脚向后挪一点，然后轻轻地坐在椅垫的中部。坐稳后，再向后挪动臀部把后背靠在椅子上。

做深呼吸，然后慢慢吐气，使脊背伸展放松，连续做10次。

虽然这套孕期体操非常简单，却具有调节身心的双重功效。

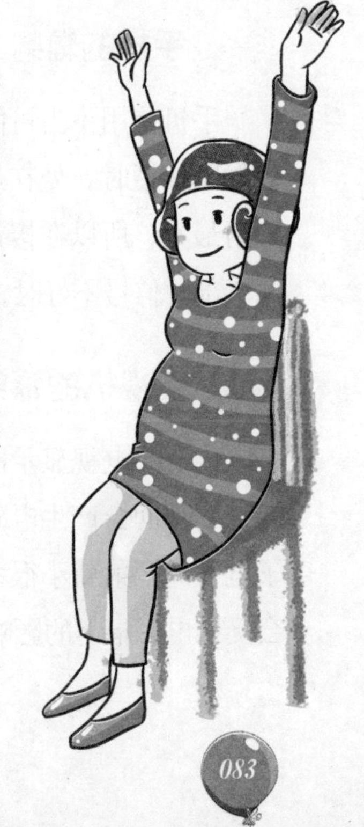

第045天 孕期远离辐射隐患

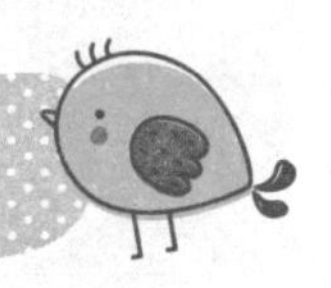

辐射是一种能量，在我们的生活环境中无所不在。准妈妈接触到太多的辐射，会危及胎宝宝的健康，因此，孕期妈妈不管是在工作，还是在家里安心休息，都要警惕身边的隐形杀手——辐射。

电脑的辐射

电脑辐射对胎宝宝到底有多大的影响还没有定论，但能尽量少接触毕竟放心一点。保持安全的距离、穿防辐射服、控制使用时间都是防辐射的方法。

手机的辐射

手机使用不当可能会产生不良后果。手机信号刚接通时，处在最大输出功率状态，手机辐射最大，所以在接通瞬间准妈妈应将手机远离头部。信号不好时，辐射也会增加。

电视机的辐射

传统的电视显示器电子束在打到荧光粉上的一刹那间会产生电磁辐射，液晶电视和等离子电视的辐射就小很多。准妈妈沉溺于电视就会受到电磁辐射的影响。

微波炉的辐射

微波炉对准妈妈影响比较大。使用时要注意：微波炉不要放在卧室里，开启微波炉时，人不要站在旁边，等停止运行时再过去处理食品，微波炉不用时要拔掉电源。

电吹风的辐射

电吹风在开启和关闭时辐射最大，且功率越大辐射也越大。由于使用时离头部较近，主要引起中枢神经和精神系统的功能障碍，频次少、持续时间也短，对准妈妈影响不大。

第046天 准妈妈的奶粉，应该怎样选

目前，市场上孕妇奶粉的品牌和种类非常多，选择一款适合准妈妈的奶粉，不仅要看价格和品牌，还要考虑奶粉中的营养物质是否全面，质量如何。

了解自己的营养状况

准妈妈可以去医院让医生对自身的营养状况做一个全面的检查。根据自身缺乏的某种或某一些矿物质，请医生提出营养建议，再据此选用适宜的孕妇奶粉。

鉴别奶粉的质量

就质量来说，要从奶粉的气味和滋味、色泽、洁度等感官指标，去检查奶粉是否正常，是否为伪劣产品，是否有杂质和异物，是否变质等不正常情况。此外，如果购买进口的奶粉，还要检查是否有进出口检疫标志。

选择奶粉的类型

就奶粉类型来说，不同品牌所偏重的营养也有所不同，准妈妈要根据自己的需要来确定。譬如脂肪的含量，喜食大鱼大肉的准妈妈最好选择低脂配方奶粉，防止脂肪摄入过多而造成体重过重。对于胃口不好，营养不够的准妈妈，则建议选择高脂奶粉，以保证充足的热能以及胎宝宝发育所必需的营养。各种矿物质的含量也是各品牌差异较大的部分。

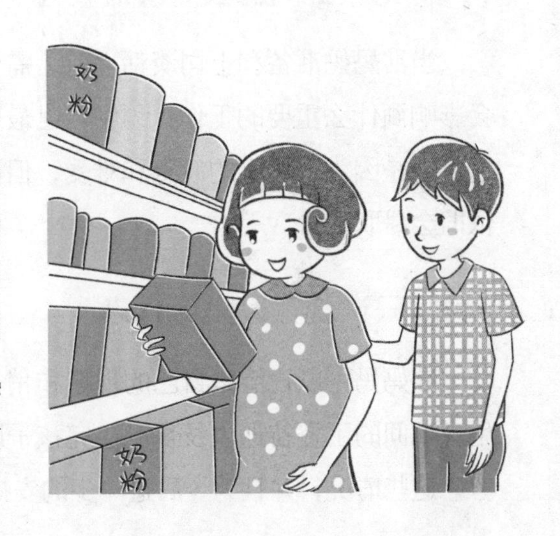

别让怀孕的消息影响工作

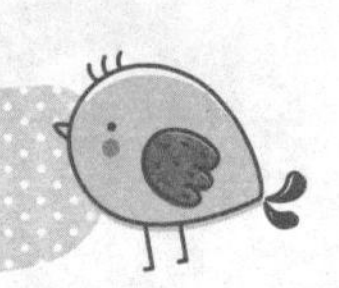

刚怀孕不久的准妈妈，并不想从此终止工作，那么怎样才能安全度过职业生涯的这个“危险期”呢？

告诉老板的时机

如何将这一“好”消息告诉老板是一件很需要技巧的事，不要拿着自己的医院检查报告径直走进他的办公室，或者是在一起吃饭的时候装作漫不经心地“透露”出来。实际上，这应该成为准妈妈和老板之间的一次重要的谈话，因为它将影响到准妈妈目前工作的方方面面。

最好的时机是在一项工作圆满完成之后，因为这样做本身就传达了一个很有说服力的信息：“我虽然怀孕了，但是我的工作表现丝毫没有受到影响。”

站在上司的立场多想一想

当准妈妈准备和上司谈话之前，需要先站在他的立场多想一想：自己的怀孕是否会影响到什么重要的工作计划？自己最近是否在工作中有不专心或者是失误？当然，这可能是因为身体上的疲惫和难受，但准妈妈需要在谈话中向上司说明，告诉他自己依旧会尽职尽责。

只说现在，少提将来

准妈妈可以说清楚自己的现在和稍长一段时间以后的身体状况，但不要急于讨论生育期间的工资待遇以及自己生完孩子以后的工作计划。要给上司一些时间来接受和考虑这些情况，并且为今后进一步的安排作好铺垫。

为胎宝宝做一个好榜样

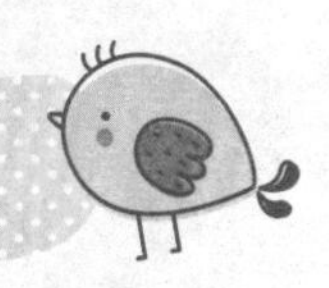

母亲的习惯将直接影响到胎儿的习惯，如果母亲本身生活无规律、习惯不良，那么胎儿在母体内也接受了种种不良的习惯，出生后可能难以改掉。所以，从准妈妈怀孕起就要为胎宝宝做一个好榜样。

准妈妈的行为可以传递给胎宝宝

如果我们说早在胎儿时期一个人的某些习惯就已经基本成型恐怕大家不会相信，其实胎宝宝的生活习惯在准妈妈腹内就受到准妈妈本身习惯的影响，而潜移默化地继承下来，这不是哪个人的凭空想象，而是经过科学家实践证明的事实。

数千年总结出来的经验

我国古人在这方面就早有论述，古人认为，胎儿在母体内就应该接受母亲言行的感化，因此要求妇女在怀胎时就应该清心养性，恪守礼仪、循规蹈矩、品行端正，给胎儿以良好的影响。由此可见，早在古代人们就已经懂得了母亲的良好行为对后代的影响。时至今日，虽然我们已经进入了信息科技时代，但我国的古代胎教学说却一直被中外学者重视。经过长期的研究，他们证明了我国古代的胎教理论是相当科学的。

今日提醒

父母是孩子的第一任老师，从胎儿时期就要担起教养的责任。

第049天 “促生长因子”为宝宝加油

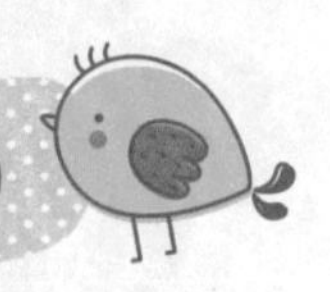

维生素B_2又名核黄素，是一种促生长因子。维生素B_2是机体中许多酶系统中重要辅基的组成成分，对能量代谢与机体物质的构成有十分重要的意义。

维生素B_2的益处

维生素B_2参与蛋白质、糖类、脂肪和核酸的代谢，可提高准妈妈机体对蛋白质的利用率，参与细胞的生长代谢，促进生长发育，是机体组织修复和代谢的必需营养素，并可以预防动脉硬化，也是增进脑记忆功能所不可缺少的物质。维生素B_2还可促进胎宝宝视觉器官的发育，并营养胎宝宝的皮肤，使其细腻柔嫩，防止皮肤疾患。

缺乏维生素B_2的危害

准妈妈在孕初期如果缺乏维生素B_2，会通过影响烟酸的代谢，进而影响胎宝宝神经系统的发育，造成神经系统畸形。同时还会影响蛋白质代谢及胎宝宝发育，可使胎宝宝软骨形成受阻，发生骨骼畸形，如长骨缩短、肋骨融合等症状。如果在孕末期缺乏维生素B_2，可引起口角炎、舌炎、唇炎，会使早产儿发生率增高，未成熟儿和死产儿增多。

维生素B_2的建议摄入量

妊娠期每天需摄入维生素B_2约为1.8毫克。哺乳期间，前6个月每日应摄取2.1毫克，之后的6个月可略少一些。

今日提醒

含维生素B_2的食物有鳝鱼、黄豆、花生、杏仁、榛子、葵花子、菠菜、牛奶、鸡蛋等。

第050天 准爸爸，挑起家务的重担吧

也许在准妈妈怀孕之前，准爸爸从未做过家务活。但准妈妈现在处于特殊时期，不能让她过于劳累。那么此时，就需要准爸爸大显身手了。

洗 衣

孕期，由于体内激素分泌的变化，准妈妈特别爱出汗，准爸爸在清洗准妈妈的衣服，尤其是内衣裤时，最好能通过衣物消毒液处理一下。

做 饭

为了保证母婴的营养需求，准爸爸要在食物的选择、加工及烹调过程中，注意食物的色、香、味，同时根据个人的经济能力、地理环境、季节变化来选择、加工、烹调食物，使准妈妈摄入最佳的营养素。

起 居

怀孕后，嗜睡是早孕反应之一，准爸爸要为准妈妈准备适合的卧具。枕头以9厘米高为宜，因为过高会迫使颈部前屈而压迫颈动脉。颈动脉是大脑供血的通路，受阻时会使大脑血流量降低而引起脑缺氧。最理想的被子应是全棉布包裹的棉絮。准妈妈不宜用化纤织物做被套或是床单，因为化纤织物会刺激皮肤，引发瘙痒等症状。

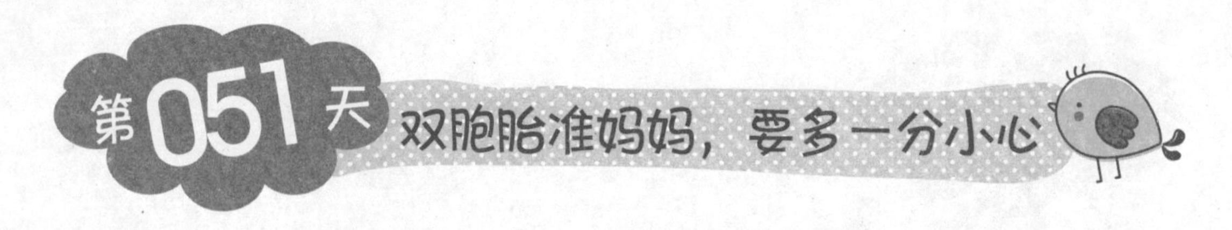

怀双胎的准妈妈此时处于超负荷状态，如果不加注意，就会发生许多并发症，导致准妈妈、胎宝宝死亡。

双胎妊娠对母儿的影响

在孕期，双胎妊娠的准妈妈易出现贫血、妊娠高血压疾病、早产、流产、胎宝宝宫内生长受限、羊水过多、前置胎盘、胎宝宝畸形、胎死宫内、胎位异常等。双胎在分娩期易出现宫缩乏力、产后出血、胎膜早破、脐带脱垂、胎位异常和分娩困难。

双胞胎准妈妈的饮食调节

双胎的准妈妈需要更多的热量、蛋白质、矿物质、维生素等营养素，以保证两个胎宝宝的生长发育。双胎妊娠准妈妈的血容量比单胎妊娠的准妈妈明显增大，对铁的需求量也增大，往往在早期易出现贫血。为防止贫血，除加强营养，食用新鲜的瘦肉、蛋、奶、鱼、动物肝脏及蔬菜水果外，还应每日适当补充铁剂、叶酸等。

双胎妊娠的准妈妈注意事项

- 双胎属高危妊娠，应定期产检，加强对母亲和胎宝宝的监测。
- 加强营养，监测胎宝宝的生长情况，如发现胎宝宝生长迟缓，应及时予以治疗。
- 孕晚期时准妈妈要注意休息，防止早产及胎膜早破；出现先兆早产的，要及时保胎。

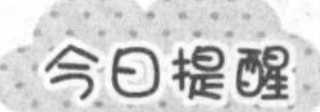

今日提醒

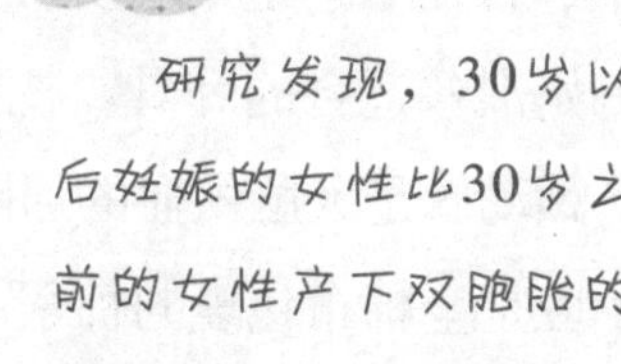

研究发现，30岁以后妊娠的女性比30岁之前的女性产下双胞胎的概率更高。

孕期护齿，这不是件小事

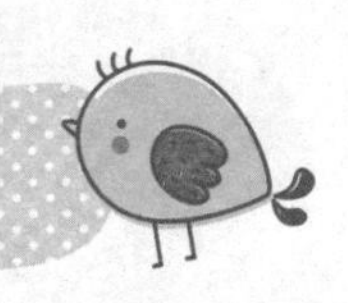

做好孕期的口腔保健，既有利于准妈妈自身的健康，又关系到胎宝宝的健康发育和成长。

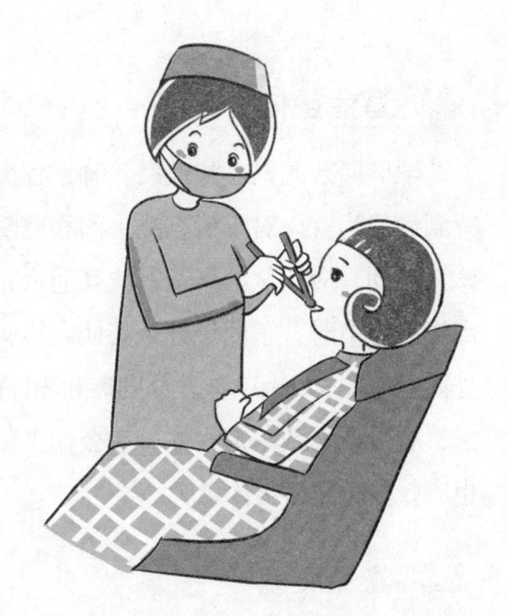

治疗牙疾应咨询

妊娠开始后，虫牙会导致牙疼和牙龈出血等各种牙齿疾病，如果想要接受牙科治疗，那么一定要慎重。

准妈妈在接受治疗之前必须告诉医生自己已经怀孕。如果需要长时间的神经治疗或者拔牙，最好和医生商量，先暂时做止痛治疗，等到分娩后再做实质性的治疗。

保持良好的口腔卫生

有的准妈妈由于之前的早孕反应，厌恶牙膏的气味，有的准妈妈由于身体笨拙或者不断吃零食而懈怠了对口腔的清洁工作。但是，准妈妈一定要养成良好的清洁口腔的习惯，加强口腔卫生。要做到“早晚刷牙，饭后漱口”，保持口腔清洁。通常，刷牙时间不要少于3分钟，并且按照正确的刷牙方法进行牙齿的清洁。另外，因为齿缝和牙龈线下是藏污纳垢之地，也是细菌大量滋生的场所，而这偏偏是牙刷不易刷到的地方。因此，可以使用漱口水、牙线作为辅助洁牙的工具进行口腔清洁。

日常行动要保护胎宝宝

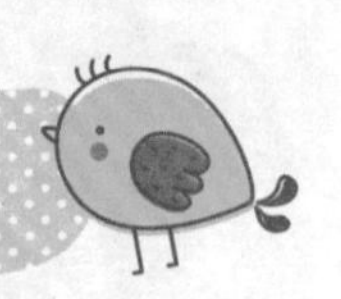

准妈妈在日常行动中，要注意保护胎宝宝，不要因为自己的大意行为，而造成流产的悲剧。

避免重体力劳动

孕早期准妈妈在整理家务时，程度以不感到疲劳为宜。对于清扫洗手间和庭院等重体力劳动，应托付给准爸爸或其他人；在逛商场或超市时，东西最好让其他人拎；不要长时间站着从事劳动，否则腰部和背部过累，有可能导致子宫收缩；在公司上班时，也应找些时间适当休息。

避免刺激

对于有可能受到惊吓和打击的事情，准妈妈应避开，如跳劲舞等刺激性的活动。外出时，准妈妈应穿舒适、便利的服装，选择平跟鞋，以免突然滑倒。

避免过于激烈的运动，同时还应避免对腹部产生强烈冲击的动作。

避免强烈的精神刺激（如大惊、大悲、大怒等），保持情绪稳定。

怀孕期间应注意休息

准妈妈怀孕期间应防止过度劳累，不要持重远行，不要登山爬树，防止闪挫跌倒。如有阴道出血症状，一定要卧床静心疗养。

忌食辛辣刺激性食物

准妈妈应多吃新鲜蔬菜和水果，保持大便通畅。因大便干结而用力排便时，准妈妈的腹压会升高，从而引起阴道出血。

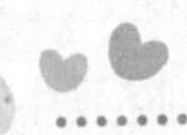

今日提醒

大约50%～60%的早期流产是受精卵的染色体异常所致。另外，药物、放射性光线、病毒等因素也有可能导致流产。

第054天 隐形眼镜，该摘掉了

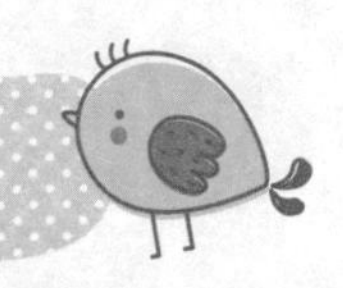

怀孕本身对戴隐形眼镜者会有很大的影响，甚至是潜在的危险性，如果疏于注意及防范，可能会使眼睛受到不可弥补的伤害。

隐形眼镜与角膜厚度

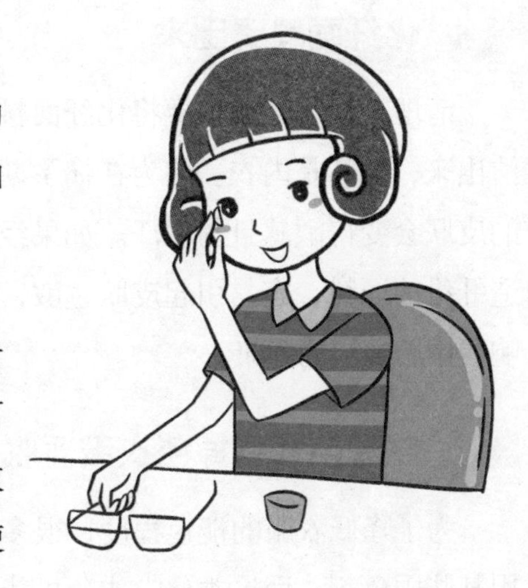

怀孕期间，准妈妈角膜的厚度平均增加约3%，尤其是怀孕末期，角膜透气性差，此时如果戴隐形眼镜，容易因为缺氧而造成角膜水肿。

另外，角膜的敏感度在怀孕期间是降低的，这与角膜厚度的增加无关，但却会影响角膜反射及保护眼球的功能。这种现象在生产后6~8周可以恢复正常。角膜的弧度在怀孕期间也会有些改变，且在怀孕末期更明显，角膜弧度的改变会使原先的隐形眼镜变得不合适。

影响泪液膜的质与量

怀孕期间，眼睑的水肿层导致眼睑易发炎，破坏油脂层的分泌，使得泪液膜中的水液层更易蒸发。所以，泪液膜量的减少及质的不稳定，容易造成干眼症状，戴隐形眼镜者会感到不舒服。

对眼结膜产生影响

怀孕会使结膜的小血管痉挛及收缩，导致血流减少。而晶体对水分的渗透性增加，会使晶体弧度变陡，眼睛的近视度数会增加，使原先合适的隐形眼镜变得度数不够，导致看东西模糊不清。

第055天、第056天 抽时间整理一下衣柜吧

准妈妈在购买孕妇装之前，不妨抽出一到两天的时间，整理一下衣柜，这也是放松心情、适量运动的好方法。

化纤面料清出来

清理衣柜时，首先要将化纤面料的服装都清出来，尤其是内衣。因为在怀孕期间，女性的皮肤会变得敏感且易出汗。如果经常接触人造纤维的面料，容易引起皮肤过敏，可能会影响腹中胎宝宝的健康。

将深色及易掉色衣服暂收起

为了降低衣服的褪色程度，很多服装会使用某些固色剂，而这类化学成分可能通过皮肤接触进入血液循环，对胎宝宝产生不良影响。所以，准妈妈可以暂时将贴身穿的深色和易掉色的衣服收起来。

今日提醒

准妈妈如果要拿高处的衣服，最好让准爸爸帮忙。

留下纯绵和真丝

纯棉和真丝材质的服装，透气性、吸湿性和保温性都比较强，很适合准妈妈。纯棉织物不论是作为贴身的内衣，还是作为外衣穿，都会感到凉爽舒适，在炎热的夏天，其吸汗功能更是能够时刻保证身体的干爽；真丝衣服的保温性较好，且又轻又软，也是准妈妈不错的选择。

新衣选择天然材料

在购置新衣物时，选择天然面料是基本的原则。新衣服要洗过再穿，因为衣服在加工过程中，会使用各种染料及其他化学剂，直接穿可能引起皮肤过敏，严重者还可导致皮肤炎症。

孕3月

用心体味，做准妈妈的苦与乐

在准妈妈的子宫里，胚胎正在迅速地成长，准妈妈也在忍受着这些身体上的痛苦，但想到胎宝宝一天天在长大，准妈妈的心里，还是很快乐的。孕育小生命，本身就是痛苦与欢乐的交织，这也是生命中最幸福的体验，准妈妈，好好体味吧。

为胎宝宝的发育添营养

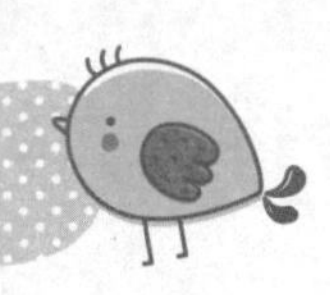

准妈妈的身体虽然在此时变化很大，但为了胎宝宝的发育，饮食的营养问题可不能忽视。为胎宝宝的发育添营养，是准妈妈的头等大事。这时是胎宝宝发育和成活的关键时期，准妈妈在饮食方面要特别注意。准妈妈的日常饮食应包括以下几类。

选择蛋白质含量丰富的食物

蛋白质含量丰富食物有瘦肉、肝、鸡、鱼、虾、奶、蛋、大豆及豆制品等，蛋白质的摄入量宜保持在每日80～100克。

保证充足的碳水化合物

碳水化合物包括米、面、土豆、甘薯、玉米等，搭配食用，营养更全面。

保证适量的脂肪

植物性脂肪更适合准妈妈食用，如菜籽油、花生油和橄榄油。

适量增加矿物质的摄取

准妈妈应注意对矿物质如钙、铁、锌、铜、锰、镁等的摄取，其中钙和铁非常重要。食物中含钙多的是牛奶、蛋黄、大豆、面食和蔬菜。

补充维生素

准妈妈应多吃蔬菜和水果。注意，蔬菜一定要食用新鲜的，干菜、腌菜和煮得过烂的蔬菜中的维生素大多已被破坏。

少食多餐

少食多餐可以避免胃太空或太饱。准妈妈不必拘泥于一日三餐的固定模式，有胃口时就可以吃。

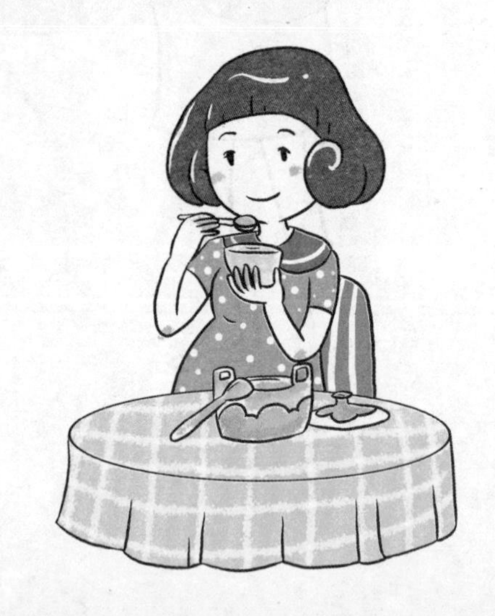

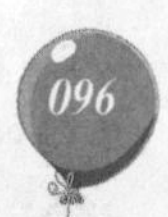

小米：滋补安胎两相宜

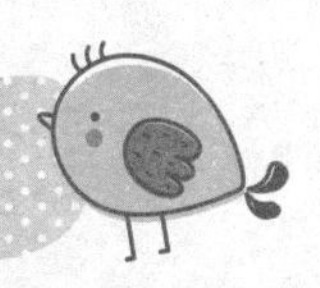

小米营养价值极高，小米粥有“代参汤”之美称。其富含维生素和矿物质，维生素B_1的含量是大米的数倍，矿物质含量也高于大米，是准妈妈的滋补佳品。

对怀孕的好处

◆ 止呕健胃：小米富含B族维生素，具有消烦清热、健胃益脾的功效，适宜妊娠期出现孕吐、脾胃失调、厌食、易烦躁者经常食用，能够较好地缓解其症状。

◆ 固肾安胎：小米具有安胎、养血、固肾的功效。不仅可以促进胎宝宝的发育，还是一种能够有效治疗习惯性流产的优质食材。

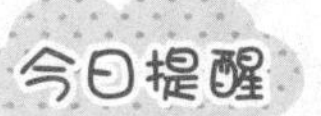

在怀孕期间，不能完全以小米为主食，应注意与其他谷物搭配，以免缺乏营养。

◆ 滋阴养血：小米富含糖类和粗脂肪，所含营养容易被人体吸收，不仅补养气血，而且为人体提供充足的能量和营养，可使体质虚寒的准妈妈得到调养。

◆ 美白肌肤：小米还具有减轻皱纹、色斑、色素沉着的功效。

最佳食用方法

◆ 小米宜与大豆或其他谷物混合食用，大豆中富含赖氨酸，可以补充小米赖氨酸的不足。

◆ 小米可熬粥或与大米煮成二米饭。但淘米时不要用手反复搓洗，忌长时间浸泡或用热水淘洗，以免营养素大量流失。

◆ 小米与桂圆煮粥食用，有益丹田、补虚损、开肠胃之功效。

准爸爸的厨艺要升级

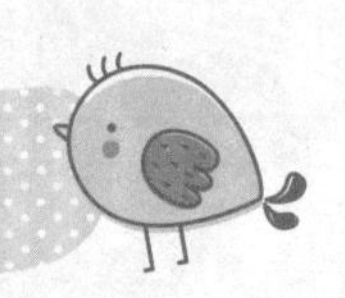

准妈妈现在食欲不佳，对饭菜也很挑剔，准爸爸要想办法提升自己的厨艺了，要从食物的色、香、味等方面多下功夫。

好吃还要好看

食物形态要能吸引人的视觉感官，同时还要清淡爽口、富有营养。如番茄、黄瓜、辣椒、鲜香菇、新鲜平菇、苹果等，它们色彩鲜艳，营养丰富，易诱发人的食欲。

食物选择有技巧

选择的食物要易消化、易吸收，同时能减轻呕吐，如烤面包、饼干、大米或小米粥等。干制食品能减轻恶心、呕吐症状，大米或小米粥能补充因恶心、呕吐失去的水分。

烹调要有灵活性

食品要对味，烹调要多样化，并应尽量减少营养素的损失。准爸爸可根据准妈妈的不同情况和嗜好，选择不同的原料和烹调方法来加工食物。如准妈妈嗜酸、嗜辣或其他味道，烹调食物时就可用柠檬汁、醋拌凉菜，也可用少量香辛料，如姜、辣椒等，让食物具有一定的刺激性，以增加准妈妈的食欲。

心情好才有食欲

准爸爸要尽可能多地抽时间和准妈妈在一起，和她一起憧憬美好的未来，想想宝宝的模样，或是陪她一起散散步，这样会使准妈妈感到自己受到了准爸爸更多的关注，使怀孕期间的一些不良心理得到平衡，她会逐渐放松起来，从而有益于增加食欲。

第060天 当心看不见的电磁辐射

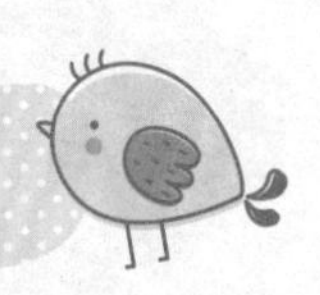

准妈妈就算穿了防护服，也要谨防电磁辐射的危害，保证胎宝宝的安全和自己的健康。

防护距离

使用电器时，一定要拉开距离，这可以起到有效的防护作用。注意不要把家用电器摆放得过于集中，要注意摆放的距离。特别是电视机、电脑、冰箱等更不宜集中摆放在准妈妈的卧室里。例如，使用电视机和微波炉时，保持距离在3米外就可减少伤害，使用吹风机时，应与头皮尽量保持15厘米的安全距离。

防护时间

电磁辐射对人体的损害与时间有关，作用时间越长，受到的损害也就越大。怀孕最初的3个月要尽量避免使用电脑，如果不可能离开电脑，准妈妈要注意操作电脑的时间，每周不应超过20小时。准妈妈看电视的时间也应控制在每天2小时以内。

防护装备

准妈妈可以在电脑屏幕上加一个安全防护网或防护屏，进一步屏敝掉可能泄漏的电磁波；在微波炉上要加上专用的防护罩，身边的电器也都要谨慎使用，做好防护的措施。

防护食物

许多食物中包含着防辐射的天然营养成分，因此，准妈妈平时可以多吃一些抗辐射的食品，如胡萝卜、番茄、圆白菜、豆芽菜、橘子、海带、蜂蜜、枸杞子、瘦肉、动物肝脏等。

今日提醒

准妈妈不要以为有了防辐射服就高枕无忧了，它起到的作用还是有限的。

与口中怪味说再见

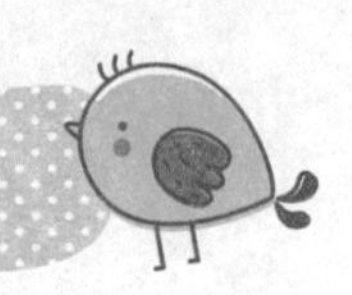

怀孕期间，很多准妈妈会感觉嘴里有怪味，既尴尬又影响食欲，怎么办呢？

为什么口中有怪味

怪味可能是由下列原因造成的。

◆ 唾液减少：有些准妈妈因为唾液的分泌量减少，会引起口中细菌的过度生长而发生口臭，造成口气不佳。

◆ 牙齿问题：如果准妈妈合并有口腔或牙齿的病变，也可能造成味觉的改变。

◆ 孕吐：因为时常作呕，准妈妈口气可能因此而不佳。传统医学认为，准妈妈一般会有肝火上升或脾胃湿热等热象，从而导致准妈妈感到嘴苦、干而涩。

◆ 嗜重口味：怀孕后，准妈妈的味觉发生了变化，有些准妈妈会偏好气味较为强烈的食物，如大蒜、洋葱、咖啡、辣椒等，使味觉持续停留在所用的食物上，从而也可能因此造成严重的口臭。

如何清除怪味

准妈妈不妨采用下列方法来赶走恼人的怪味。

◆ 清洁舌苔：当嘴巴出现怪味时，准妈妈在刷牙后可以顺便清洁一下舌苔，并彻底清除残留在舌头上的食物，这有助于消除口腔内的异味，并可恢复舌头上的味蕾对于味道的正确感觉，而不至于将口味越吃越重。

今日提醒

准妈妈应注意饮食前后的口腔卫生，让难闻的口气远离自己。

◆ 时常漱口、喝水：准妈妈可以时常漱口，将口中的坏气味去除，也可以准备一些降火的饮料，如茶水、果汁等，以除去口腔中的异味。

第062天 面对难题巧解决

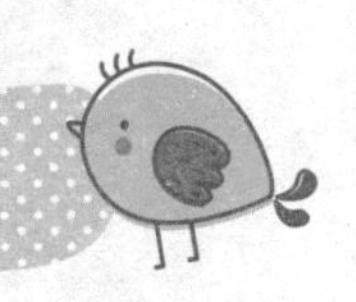

怀孕以后，准妈妈需要面对的难题有很多，胃部不适、头痛、双腿发软等。为了肚子里的胎宝宝，准妈妈一定要坚强面对，积极寻找能够解决这些难题的方法和技巧。

积极预防胃部不适

有些准妈妈从怀孕第二个月开始直至分娩，经常会感到胃部不适，有烧灼感，出现“心口窝”痛，并从胸骨后向上放射，有时烧灼感加重，变成烧灼样痛，痛点在剑突下方，医学上称这种情况为妊娠期胃灼热症。如果胃烧灼加重，可在医生指导下用药。为预防胃灼热症，准妈妈在生活中应注意少吃多餐，营养适度，谨慎服药。

双腿发软莫惊慌

在怀孕早期，很多准妈妈都会有双腿发软的现象，应首先考虑是否贫血或者缺钙，如果不放心，应去医院进行检查，然后进行针对性的治疗，这种情况有望缓解。

头痛难忍巧应对

妊娠时，有些准妈妈会头痛，这是因为这一时期激素分泌产生了变化，导致自律神经变得不稳定，而使血压降低。也有可能是因为精神压力引起的。头痛症状严重时，可以服用适合妊娠期服用的镇痛剂，但是必须遵照医嘱。如果能够忍受，最好通过聆听舒缓的音乐或卧床休息来缓解疼痛。

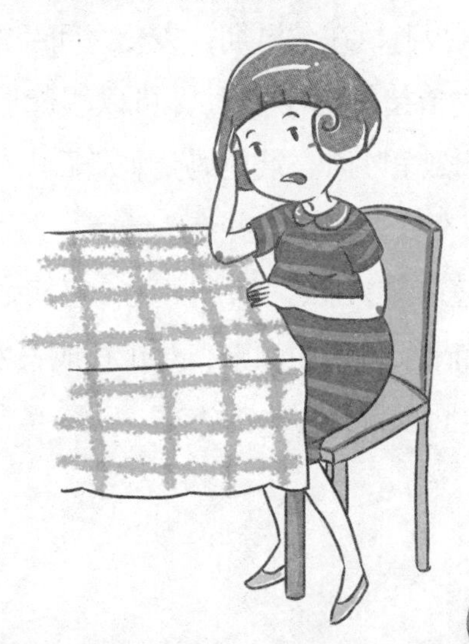

情感胎教，真的很神奇

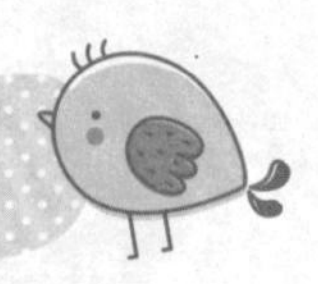

情感胎教是通过对准妈妈的情绪进行调节，使之忘掉烦恼和忧虑，创造清新的氛围及和谐的心境，再通过准妈妈的神经递质作用，使胎宝宝在子宫内感受到温暖、和谐、慈爱的气氛。

准妈妈的情感影响胎宝宝的性格

从怀孕开始，准妈妈与胎宝宝就已经建立起亲密的信息了，胎宝宝能感受到母亲情感上或思想上的变化，而给予回应，这种能力我们称之为心电感应。如果准妈妈的心中充满和谐、温暖和慈爱，那么胎宝宝的心灵也会受到同化，进而“意识”到等待自己的那个世界是美好的，就会打下活泼外向等优良性格的基础；反之，如果准妈妈的心中充满了烦躁、低落甚至不欢迎这个宝宝的情感，那么肚子里的胎宝宝也会感受到周围的冷漠氛围，打下孤寂、自卑、懦弱等性格的基础。

准妈妈感情融洽是胎教的重要因素

据报道，在孕早期，夫妻之间经常争吵，准妈妈情绪极度不安时，可以引起胎宝宝畸形。剧烈争吵时，准妈妈受刺激后内分泌发生变化，随之分泌出一些有害激素，通过生理信息传递途径为胎宝宝所接受，直接危害胎宝宝。如果父母口角频繁，对正在成长发育中的胎宝宝可以说是巨大的灾难。

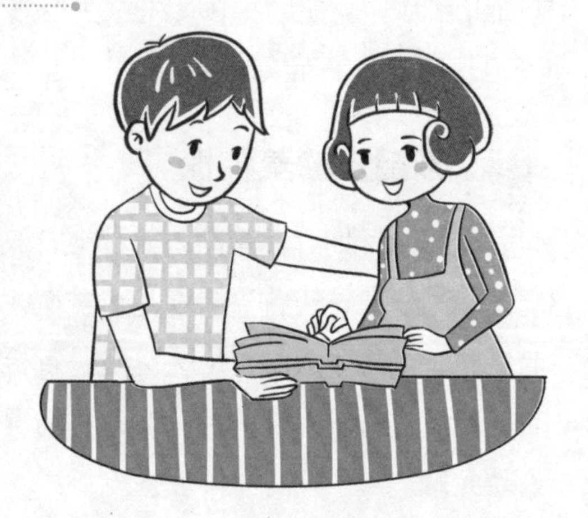

第064天 芝麻是准妈妈的好选择

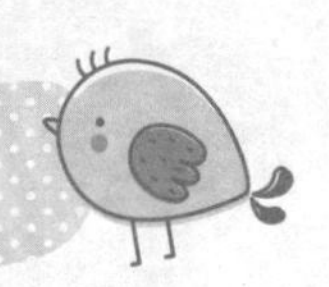

芝麻有黑、白二种，食用以白芝麻为好，药用以黑芝麻为良。芝麻含有大量的脂肪和蛋白质，还有糖类、维生素A、维生素E、卵磷脂、钙、磷、铁等矿物质和各种丰富的营养成分。

对怀孕的好处

健美肌肤

芝麻中含有丰富的维生素E，能防止过氧化脂质对皮肤的伤害，抵消或中和细胞内有害物质游离基的积聚，可使皮肤白皙润泽，并能防治各种皮肤炎症。

强身健脑

芝麻含有大量的脂肪、蛋白质以及糖类、维生素A、维生素E、卵磷脂、钙、铁等营养成分，能够补充身体所需，提高大脑的活力。

养血乌发

芝麻补肝益肾，具有养血的功效，可以改善皮肤干枯、粗糙的现象，还能令头发变得黑亮有光泽。

滑肠通便

芝麻能润滑肠道，补肺益气，对孕期便秘有良好的辅助疗效。

最佳食用方法

- 芝麻用来做粥效果好，还可以用于制作糕点。另外，芝麻酱、香油、芝麻糊、用炒熟的整粒芝麻拌菜都是常见的食用方式。但准妈妈每天的食用量最好不要超过50克。
- 芝麻与山药同食具有补钙作用。
- 芝麻与菠菜搭配，可防止胆固醇沉淀。
- 芝麻与糯米搭配，有补脾胃，益肝肾的功效。

今日提醒

芝麻炒熟后，最好碾碎了再吃,其中的营养素才容易被吸收。

不用化妆也美丽

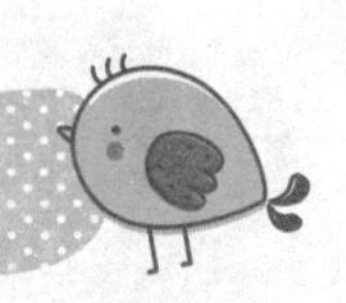

在怀孕的最初3个月，准妈妈最好不要使用化妆品。对爱美的准妈妈而言，这可是一个不小的打击。现在，我们就告诉准妈妈一个不用化妆，还能保持面部美丽的好方法——洗脸。

这里所说的洗脸可不是平常随意糊弄两下子的洗法，如果准妈妈想保持美丽健康的皮肤，不妨按照下面所说的方法，一步步认真去做。

洗脸水的最佳温度

洗脸水的温度过高或过低都对保护皮肤无益。洗脸水温度过低无法起到滋养皮肤的作用，过高又会引起血管和毛孔张开，使皮肤松弛无力，容易出现皱纹，使血管的弹性减弱，导致皮肤淤血、脱脂而干燥。最佳的温度是34℃左右。这个温度水的性质与生物细胞内的水十分接近，不仅容易透过细胞膜，溶解皮脂，开放汗腺管口使废物排出，而且有利于皮肤摄入水分，使面部柔软细腻富有弹性。

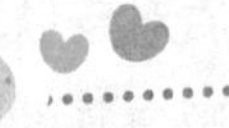

今日提醒

准妈妈在孕期虽然应以胎宝宝为重，但也应注意清洁，别让自己太邋遢。

洗脸水的硬度

洗脸要用软水，而不能用硬水。软水是指河水、溪水、雨水、雪水、自来水。硬水是指井水、池塘水。因为地下的硬水富含钙、镁、铁，直接用硬水洗脸，可以使皮肤脱脂、变粗糙、毛孔外露、皱纹增多而加速皮肤衰老。硬水可以通过煮沸使之软化后再用。

第066天 该建立准妈妈病历卡了

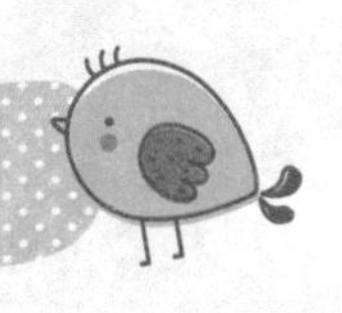

目前大多数医院都要求准妈妈提前确定产前检查和分娩是否在同一家医院进行，方便准妈妈在医院建病历卡。各家医院都有一个最后期限，比如28周之前必须确定。正常情况下，只要第一次检查的结果符合要求，医院就会允许建病历卡。

准妈妈病历卡的用处

医院为准妈妈建个人病历卡，主要是为了能够更全面地了解准妈妈的身体状况以及胎宝宝的发育情况，以便更好地应对孕期发生的状况，并且为以后的分娩做好准备。因此准妈妈最好能够提前确定自己的分娩医院，并且在同一家医院进行产检。

建立病历卡后，准妈妈每次去医院不用自己带着一大沓检查结果跑来跑去，只用带着自己的病历卡，挂号后护士会把相关的病历直接送到大夫手中。

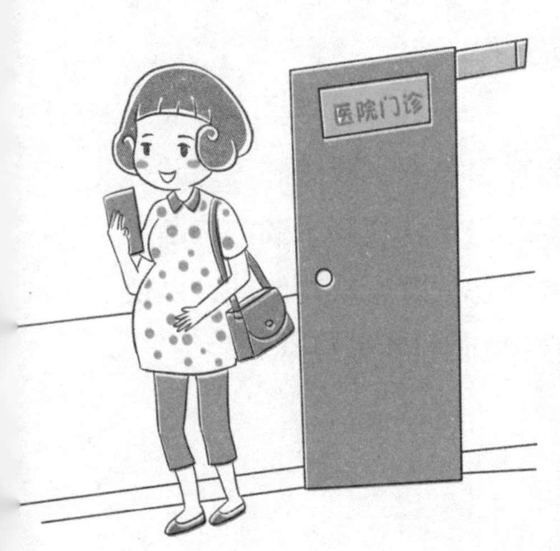

手续办理省不得

准妈妈千万不要忽略建病历卡的手续办理，因为如果万一不小心在医院的期限之内还没有办理，孕晚期出现意外的时候，医院未必能预留病床不说，也无法根据以往检查状况及时地进行抢救。

固定看一位大夫

特别建议准妈妈在孕期的检查中，最好能够固定看一位专家或者大夫，这样大夫对准妈妈个人的情况会比较了解，能根据这些情况给出个体化的建议，即便孕期中出现突发情况，也会比较容易应对。

第067天 准妈妈开车要多小心

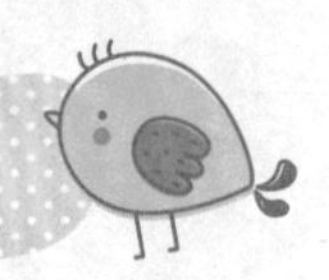

如果准妈妈只是上下班时开车，并没有太多问题。如果准妈妈是以开车为职业的，那最好在孕期先放弃这样的岗位。因为长时间固定在车座上，准妈妈的盆腔和子宫的血液循环都会比较差。开车还容易引起紧张、焦虑等不良情绪，不利于胎宝宝的生长发育。

孕期开车安全守则

如果准妈妈是自驾车上下班，那就要遵循以下的“孕期开车安全守则”。

- 每天连续驾车不要超过1小时。
- 不要在高速公路上行驶。
- 时速不要超过60公里。
- 系好安全带。
- 怀孕32周以上的准妈妈不要开车。
- 只在熟悉的路线上行驶。

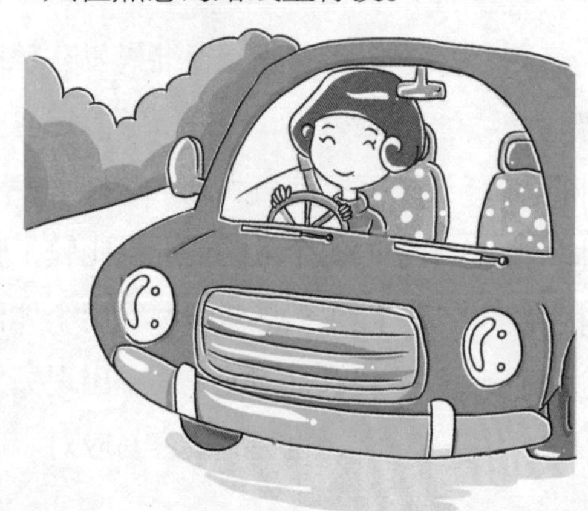

开车出行的注意事项

如果准妈妈一定要开车出行时，就要注意以下几点。

- 绝对禁止他人在车内吸烟。
- 尽可能避开交通堵塞。
- 安装防晒窗帘以缓和阳光照射。
- 长时间保持坐姿时准妈妈很容易双下肢水肿。这时，准妈妈可以在脚下铺一块踏垫或准备一双柔软些的鞋，以便在脚胀时能将鞋脱掉。

吃红枣，促进胎宝宝脑发育

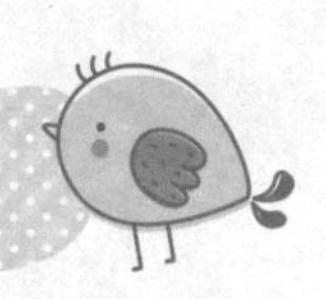

红枣具有丰富的营养，其本身富含维生素C、维生素P、叶酸、胡萝卜素以及多种微量元素，准妈妈适量食用，还能促进胎宝宝的脑发育。

对怀孕的好处

补中益气

红枣可以和中益气、补益脾胃，多食红枣可以使肠胃功能得到显著改善，使食欲增强，使准妈妈及胎儿的营养状况得到改善。

养血安神

红枣富含钙和铁，能够舒肝解郁、养血安神，可以使准妈妈经常出现的精神不安、血虚脏躁等得到明显的改善。

益智健脑

红枣富含的微量元素锌、叶酸能够参与红细胞的生成，能够促进胎宝宝神经系统的发育，这些都有利于胎宝宝的大脑发育和智力发展。

降低血压

红枣中含有一种治疗高血压的药物成分——芦丁，能软化血管，降低血压，准妈妈常吃红枣可预防妊娠高血压。

如何选购红枣

选购红枣时要注意：好的红枣皮色紫红，颗粒大而均匀，短壮圆整，皱纹少，痕迹浅；如果皱纹多，痕迹深，果肉凹瘪，则属于肉质差和未成熟的鲜枣制成的干品；如果红枣蒂端有穿孔或粘有咖啡色或深褐色粉末，说明已被虫蛀。

今日提醒

红枣不但能生吃，还可以煮、蒸，制成粥、甜羹和各类汤药及补膏。

带着胎宝宝一起做瑜伽

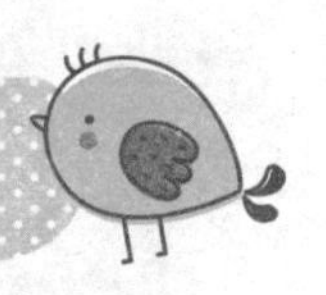

瑜伽是近些年新兴的运动，也有适合准妈妈做的孕妇瑜伽。在练习瑜伽时，准妈妈可以根据自身情况来决定练习时间的长短和强度的大小，主要是以舒服为主，循序渐进，切不可强求。

冥想式瑜伽

准妈妈双脚交叉盘坐，脊柱挺直收腹，双手手掌向下放在双膝上，肩、肘放松，排出脑中的杂念，闭上眼睛进行正常呼吸。

在动作进行中，准妈妈要根据自己的身体情况来决定运动时间，由短至长，以舒服为主，慢慢感到身体和思想的完全放松和平静。从怀孕初期到整个孕期结束，冥想式都非常适合准妈妈做。这个动作有助于髋关节的伸展，能增强这个部位的柔韧性。但是，如果准妈妈有严重的关节炎，这个瑜伽动作就不适合了。

今日提醒

冥想时，周围比较安静，准妈妈的感觉也会变得比较敏锐，因此应该避免干扰，如突然响起的电话声、门铃声等。

冥想时的注意事项

冥想时，准妈妈尽可能解开身上所有的束缚，轻松舒坦地练习，最好穿着舒适透气的衣服，不要穿紧身衣等。还要注意环境，一般选择安静、空气流通的地方，房间灯光必须柔和，不宜太亮。留意不要让冷气或风直接吹到身上，同时特别注意身体的保暖。

第070天 别太懒，适当活动有好处

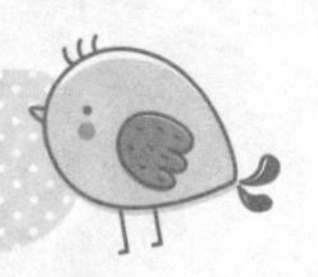

有些女性怀孕后活动大大减少，不参加文体活动，甚至从怀孕起就停止做一切工作和家务，体力劳动更不敢参加。其实，这样做是没有必要的，对母婴健康并不利。

进行力所能及的家务劳动

准妈妈应避免参加过重的体力劳动、过多的活动和剧烈的体育运动，但是如果活动太少，会使准妈妈的胃肠蠕动减少，从而引起食欲下降、消化不良、便秘等，对准妈妈的健康也不利，甚至会使胎宝宝发育受阻。因此，准妈妈在怀孕期间应注意做到适量活动、运动和劳动，注意劳逸结合，将活动量掌握在与平常差不多的程度就可以了。

家务劳动应适度

孕期家务劳动要适度，要有选择，并且准妈妈要感觉愉快才好。

在孕早期，妊娠反应使准妈妈对油烟味极其敏感，这个时期不要做饭，也不要下厨房劳动，以免加重孕吐。

冬天不要过多地使用凉水，以免着凉诱发流产。

注意保护腹部，防止任何重物、硬物顶着腹部或撞击腹部。

不要端盛水的盆。洗衣宜用肥皂，不宜用洗衣粉。不要用力拧衣服，最好不洗大件。晒衣服可低矮些，不要用力高举。

不要登高、抬重物，不要干弯腰下蹲的劳动。

不要站立过久，过劳过累。

心情不愉快，不愿干家务时不要勉强。

第071天 怀孕了，也要维持职业形象

有些职场准妈妈不免觉得，怀孕即将带来的身体外形的巨大变化会让自己的职业形象有所损害，但请想想自己正在经历的孕育生命的奇迹，便会有一种油然而生的喜悦和自豪，而这将是准妈妈在这段短暂的时间里可以展示给所有同事的最好的职业形象。

职场孕吐如何应对

对于职场准妈妈来说，孕吐也许会影响一整天的工作。如果可能发生孕吐，准妈妈可以在上班路上准备好毛巾和漱口液，考虑好去洗手间最快的路线。如果还没有告诉老板和同事们怀孕的消息，那么别忘了准备好借口诸如“肠胃着凉”或是“胃不太好”等，万一碰巧孕吐时在卫生间被人看见，也就可以从容应对。

职业水准不能降低

有不少职场准妈妈，因为怀孕，记忆力不如从前。这虽然是孕期正常的表现，但职场妈妈的职业水准不能因此而受到影响。所以要想些办法，将健忘的毛病降至最低。

可以利用一切办公用具，比如N次贴、小笔记簿来做备忘。另外，有些特别重要的事情，除写在纸上备忘外，还可以关照左右的同事提醒自己，双保险就不会误事了。

今日提醒

想继续保持工作中严肃的职业人形象，职场准妈妈就要尽可能少地在同事面前抱怨或是谈论怀孕的事。

面对出差，你该怎么办

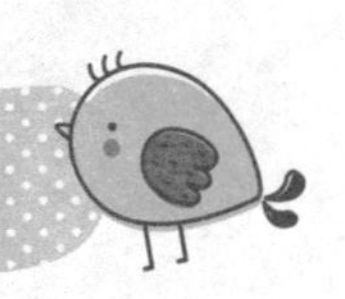

准妈妈由于工作或者其他的原因，可能在孕期还要出差，为了保证准妈妈的安全和健康，以下是给出差的准妈妈列出的几个合理的小建议，希望可以伴随准妈妈一路好“孕”。

及时沟通

准妈妈在出差前要和上司和同事们沟通好，尤其是要和上司说明自己的特殊情况。也许上司不知道自己怀有身孕，而所指派的出差时间过长或者路途过于遥远。因此，及时有效地和上司沟通好，可以使自己的工作更加轻松愉快。

携带必备物品

准妈妈要切记随身携带自己需要的物品，可能在孕早期会出现孕吐的反应，所以要携带一些纸巾或者手绢以备不时之需，还可以随身携带一些小零食、酸味食物来缓解孕吐的不适感。

咨询医生的意见

在乘坐飞机前要注意提前咨询医生的意见，确定自己的身体状况是否适合乘坐飞机。乘坐前，要告知乘务员自己是准妈妈，以便得到更好的照顾。随身携带产检手册、医生和家人的联系方式，万一发生情况以便机组人员展开急救。

坐飞机如何更舒服

飞机安全带不要系在腹部，请准妈妈系在腹部以下，可在背后放一个小枕头，这样坐起来会更加舒服。

第073天 准妈妈，注意你的情绪

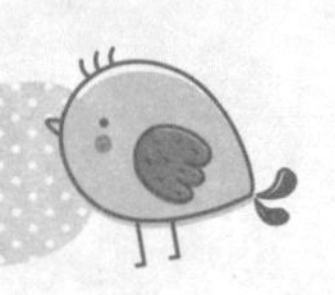

准妈妈的心理是复杂的，心态、眼光与孕前不同，她们变得更敏感脆弱，易激动和任性，因而一些小事、小矛盾，在她们眼里则放大了数倍。

过于敏感对胎宝宝的伤害

专家认为，新生宝宝爱哭爱闹，与母亲妊娠期焦虑时间过长有关；胎宝宝神经质与暴躁，可追溯到准妈妈怀孕时经常发怒或感到恐惧。准妈妈的情绪是通过改变血液成分来影响胎宝宝的。准妈妈的内分泌腺在不同情绪下，分泌出多种多样的激素，这些激素为化学性物质，在向胎宝宝输送养分时，经由脐带进入胎盘，使胎盘的血液化学成分发生变化，从而间接性地与胎宝宝建立起神经介质传递关系，对正处在形体和神经发育关键时刻的胎宝宝进行刺激。

如何让自己不再敏感

对于在孕期休假，或那些将全部时间用于在家待产的准妈妈来说，更容易出现过于敏感的现象。因为人的精神压力必须要寻找一个发泄出口，当准妈妈没有别的事情可做的时候，常常会出现情绪的波动来引起家人的重视，因此建议准妈妈找些自己喜欢做的事情，如散步、看书、听舒缓的音乐等，来缓解种种不适。

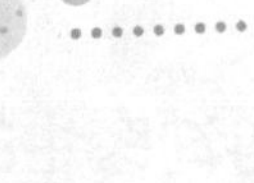

今日提醒

准妈妈在整个妊娠期情绪都应该稳定，大怒大喜都不利于胎宝宝的健康。

向胎宝宝传递美的意识

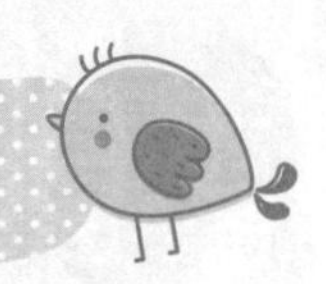

人们通过看与听，享受着世界上各种各样的美，而胎宝宝无法看到、听到、体会到这一切，所以准妈妈要通过自己的感受，将美的事物经神经传导输送给胎宝宝。

感受大自然的美景

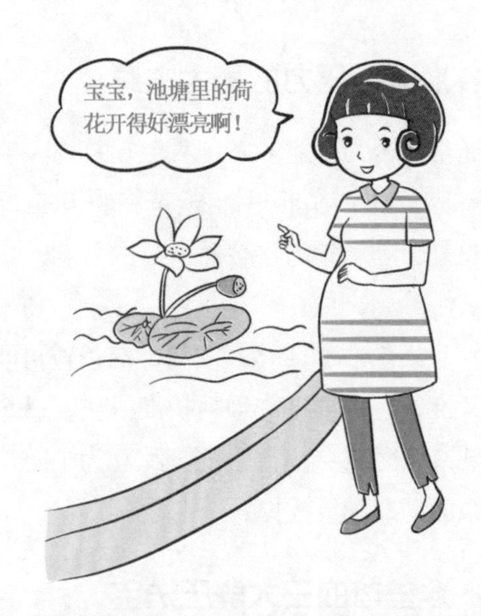

准妈妈经常到大自然中去欣赏美丽的景色，然后将对大自然的热爱之情经过提炼传递给胎宝宝，就能促进胎宝宝神经系统的发育，使胎宝宝也能得到大自然的陶冶。同时，准妈妈经常走入大自然，呼吸新鲜空气，也有利于胎宝宝的大脑发育。

培养自身气质

准妈妈如果有优雅的气质、饱满的情绪和文明的举止，就能感受到来源于自身的一种美。这种美好的气质也能使胎宝宝在母体内得到熏陶。专家建议，怀孕期的女性必须注意提高自身修养，注意个人言行举止，不仅要精神焕发，穿着整洁，举止得体，还要适当丰富自己的精神生活，例如，多听音乐、看书、欣赏美术作品等，以丰富个人内涵、陶冶情操。胎宝宝在准妈妈得体的举止中，也会受到熏陶，这对出生乃至长大后的行为作风都有着正面影响。

准爸爸别让自己“压力山大”

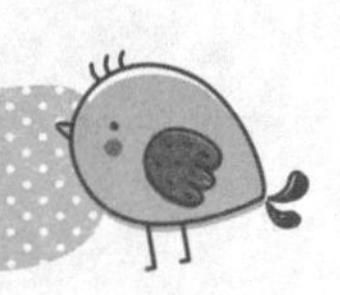

要当爸爸了，除了骄傲自豪以外，随之而来的烦恼也会让准爸爸们倍感压力，学习一些减压攻略吧。

准爸爸压力的两大来源

通常，压力可能多来自两个方面。

◆ 家庭生活负担：准爸爸在得知自己升格后起初是兴奋过头的，冷静下来之后，总是会理智地考虑今后家庭的各项花费，这一大重担往往会将准爸爸压得喘不过气来。

◆ 生活重心的转移：以前，准爸爸可能把所有的重心都放在了工作或事业上；而现在，准爸爸需要细心地呵护准妈妈，一个人扛起大部分的家务事，加上对家务事操作不熟练，时常会搞得手忙脚乱。为了陪伴准妈妈，准爸爸甚至会把不少自己的爱好和业余活动取消或戒掉。

准爸爸的三大解压法宝

准爸爸可以试试下面的解压方案。

◆ 向经验丰富的人取经：准爸爸可以与已经“荣升”为爸爸的朋友多聊聊天，学习一下经验。也许眼下自己正经历的苦恼和困惑，他们也都有过。

◆ 放松自己：准爸爸在照顾准妈妈的同时，也要给自己一些空间，忙里偷闲做些自己喜欢做的事情，让紧张的心情在这些活动中得以放松。

◆ 多储备一些积蓄：如果感觉财力吃紧，就要在生活上稍微节俭一点以减少开支。比如，减少不必要的应酬，不必要的东西就不买，只要能够遵守少花钱多办事的原则，就能够储备足够的积蓄。

对皮肤问题“零容忍”

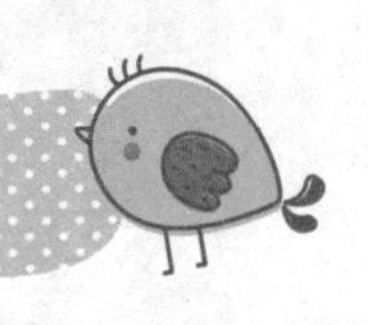

在照镜子时，准妈妈可能会大吃一惊。从这个月开始，妊娠斑就爬上面部了，而且皮肤出油的状况也明显了。对这些皮肤症状，如何解决呢？

湿　疹

当准妈妈的皮肤出现湿疹时，应首先注意彻底清洁，每次洗脸时候要仔细一些，洗面乳要选择清爽的、不含油脂的、无刺激性的。如果湿疹的症状没有好转反而越发严重，准妈妈最好去求助医生。

妊娠纹

妊娠纹一旦出现，消失就比较困难了。而最好的方法就是预防，所以，准妈妈在补充足够营养的同时，也要注意控制体重，使皮下的脂肪不要过多增加。或在每次洗完澡后，在大腿及腹部等处涂上润肤霜或妊娠霜，做轻柔的按摩，这样可以预防妊娠纹的产生。

妊娠斑和色素沉着

皮肤下产生黑色素的黑色体细胞因受到雌性激素和孕激素的影响，活化的细胞个数大量增加，从而产生了妊娠斑。妊娠斑大多集中在眼睛下面。此外，肚子中心的白线会变成茶色，乳头和乳晕、腋下周围也会出现黑色。

为了防止妊娠斑肆虐，准妈妈摄入足量的维生素C非常重要。同时，在外出时，要注意防晒，戴上遮阳帽或穿上长袖的衣服。

今日提醒

准妈妈的皮肤问题大多是由孕期体内激素分泌失调而造成的，分娩后都会好转，不必对此耿耿于怀。

第077天 如何与头晕目眩作斗争

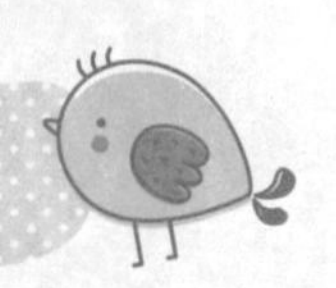

在这段时间，由于准妈妈体内对血液的需求量增加，可能会导致大脑供血不足，经常感到头晕目眩。准妈妈可以通过采取下列办法来缓解不适。

减少外出，动作放缓

如果出现晕眩的话，准妈妈宜留在家中休息。如果必须要外出，也应尽量避免独自一人外出，宜找个人相伴，遇有突发事故，或者突然间感到晕眩也好有个照顾。此外，动作也应放慢、放轻一点，例如从床上或椅子上站起来时，要放慢一点，以免一不留神跌倒。

此外，准妈妈也不要突然一下子站立，或躺着时突然一下子爬起来，这样才不致因血液循环不良而造成体位性低血压，引起头晕目眩的现象。

不要过分担心

准妈妈如感到眩晕，不要过分担忧，也不要将所有的注意力全集中在不适的感觉上，因为终日忧心忡忡对减轻不适不仅毫无帮助，还会加重自己的困扰。

准妈妈可以约朋友、家人等自己喜欢的人相聚，聊聊家常，令自己放松一下。

准妈妈可以邀请准爸爸或朋友一起到公园散步，舒展一下筋骨，同时也可以呼吸一下新鲜的空气，以助于舒缓情绪。

准妈妈也可以做点自己平时爱做的事情，但要记住不应进行太过激烈以及影响健康的活动。

今日提醒

头晕目眩这种不适现象，只会在怀孕期间出现，产后便会随之消失。

第078天 抚摸胎宝宝，这是最好的沟通

现在，胎宝宝体内绝大部分的细胞已经具有接受信息的能力了，准爸爸和准妈妈可以通过抚摸的动作配合声音与胎宝宝进行信息沟通。

爱抚你的宝宝

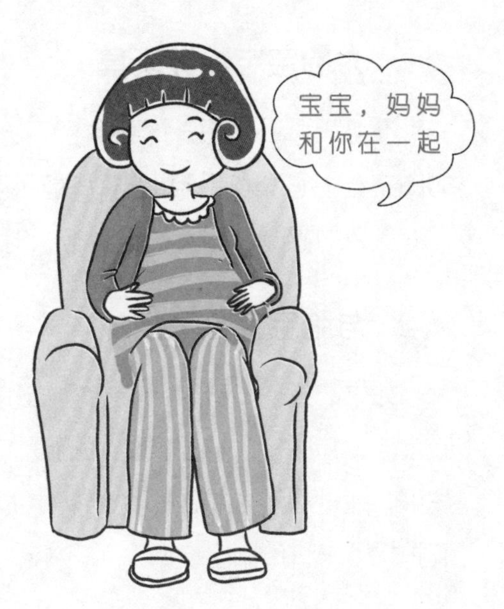

一般到了孕早期快结束的时候，抚摩胎教就可以开始进行了。具体操作方法是：准妈妈全身放松，呼吸匀称，心平气和，面部呈微笑状，双手轻轻放在腹部胎宝宝的位置上，双手从上至下，从左至右，轻柔缓慢地抚摸胎宝宝，感觉好像真的是在爱抚可爱的小宝宝，并感到喜悦和幸福，默想或轻轻地说："宝宝，妈妈跟你在一起""宝宝好舒服，好幸福""宝宝好聪明好可爱"，等等。每次2～5分钟。

抚摸时的注意事项

准妈妈在进行抚摩胎教的时候，还是有些事情需要特别注意的。

◆ 抚摩及按压时，动作要轻柔，以免用力过度引起意外。

◆ 如果准妈妈有不良产史，如流产、早产、产前出血等，则不宜使用抚摩胎教，可用其他胎教方法替代。

◆ 进行抚摩胎教时，如能配合对话胎教等方法，效果会更佳。

◆ 抚摩胎宝宝时，准妈妈要避免情绪不佳，应保持轻松、愉快、平和的心态。

第079天 准妈妈与胎宝宝的小游戏

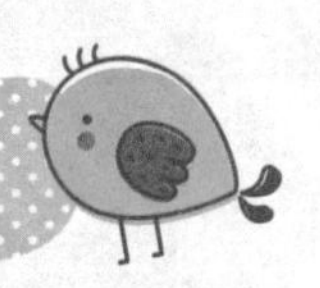

虽然准妈妈现在与胎宝宝还见不到面，但是也可以利用一些小游戏来加强母子之间的沟通，通过这些小游戏，还可以激发胎宝宝的大脑发育。

为胎宝宝设计玩具

准妈妈可以把用过的信封留下，横剪成一个一个的环，然后在环上画上不同颜色的图案，把它套在手腕上当手镯。这个活动是多种感官配合的活动，既有手的动作，又有颜色的感觉、图案的设计等，对激发胎宝宝大脑的协调能力非常有好处。

与胎宝宝分享照片

如果准妈妈能经常给胎宝宝描述照片中的美好情节，会将这种美好的情感传递给胎宝宝，让胎宝宝感受到妈妈的爱。准妈妈可以一边整理相册，一边回想那些美好的往事，通过看照片将故事说给腹中的胎宝宝听。准妈妈甚至还可以把怀孕后的点点滴滴拍摄下来讲给胎宝宝听。

教胎宝宝识别图片

有关专家研究发现，胎宝宝是有记忆力的，能记住准妈妈反复重复的动作或语言，所以在孕期不断地激发胎宝宝的记忆潜能是十分重要的。在本月里，准妈妈可以经常教胎宝宝识别图片，千万不要认为这种做法是毫无意义的，这对胎宝宝的记忆潜能的开发非常有益。

准妈妈的开胃营养餐

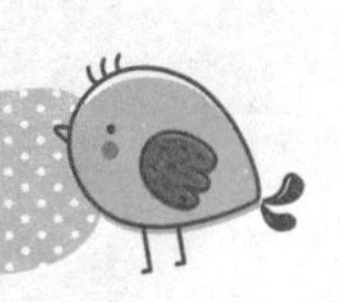

孕早期时，准妈妈的妊娠反应较大，常常不思饮食。但此时又是胎宝宝补充营养的关键期，下面推荐一些既能帮助准妈妈开胃，又能保证营养摄入的汤羹食谱。

银耳肉茸羹

原料： 银耳25克，瘦肉150克，冬菇3个，鸡蛋1个，上汤4杯，芫荽1棵，姜1片，盐1/4茶匙，生抽、糖各半茶匙，粟粉2汤匙，油1汤匙。

做法：

• 将银耳水浸1小时，剪去根部，再剪成小朵，放入开水中煮2分钟，盛起冲凉；瘦肉剁碎；鸡蛋打散；冬菇浸软去脚，切粒。

• 烧热锅，下油1汤匙爆姜片，加入上汤煮至开，下银耳、冬菇煮10分钟，放入瘦肉、调料拌匀，加入鸡蛋再拌匀，盛起倒入碗中，撒上芫荽叶即成。

推荐理由： 此菜品滋味鲜美，还能开胃生津和滋润肌肤。

紫菜萝卜汤

原料： 白萝卜300克，虾米、紫菜、料酒、葱末、姜末、盐、味精、香油、食用油各适量。

做法：

• 将白萝卜洗净切丝；虾米用温水发好；紫菜撕碎。

• 锅内放油烧热，下入虾米、葱末、姜末爆香，加料酒和适量水，煮开后，倒入萝卜丝，继续煮至熟，加入紫菜，用盐、味精调味，淋上香油即成。

推荐理由： 汤鲜美，味清淡。准妈妈食用可增进食欲、帮助消化、促进胎宝宝骨骼生长。

抓住时机补充钙

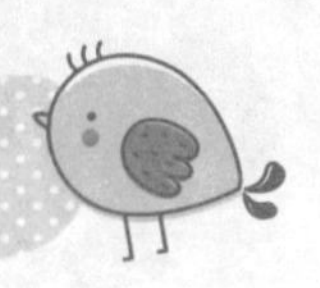

钙是人体不可或缺的重要的营养元素。准妈妈为了自身与胎宝宝的健康，应该根据机体的需要及时补充适量的钙。

钙的益处

钙可以被人体各个部分利用，它能够维持神经肌肉的正常张力，维持心脏跳动，并维持免疫系统功能；能调节细胞和毛细血管的通透性；还能维持酸碱平衡，参与血液的凝固过程。钙是人体骨骼以及牙齿的重要组成元素，是保证母体新陈代谢以及胎儿骨骼、牙齿形成与发育的重要元素，所以，准妈妈在妊娠过程中需补充适量的钙。

缺钙的危害

如果准妈妈缺钙将直接影响胎宝宝的身高、体重、头颅、脊椎及四肢的发育。若准妈妈持续严重缺钙，孕期会造成腿抽筋、流产、难产、骨盆畸形，甚至出现严重的产科并发症，如：妊娠高血压、癫痫、蛋白尿、水肿等，严重危及胎宝宝和准妈妈的生命。

富含钙的食物

富含钙的食物包括牛奶及各类奶制品、大豆及其他豆类、花生、西蓝花、甘蓝类蔬菜、绿叶蔬菜、葵花子、核桃等。鲜奶、酸奶及各种奶制品是补钙的最佳食品，既含钙丰富，又有较高的吸收率。虾米、小鱼、脆骨、虾皮、豆制品和蛋黄也是钙的良好来源。

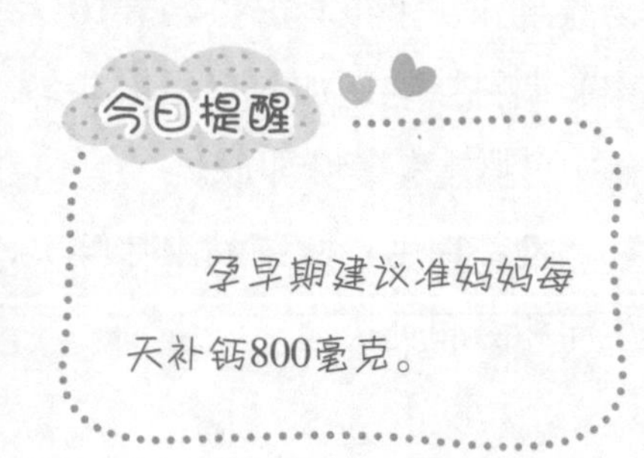

第082天 腹部疼痛，应该怎么办

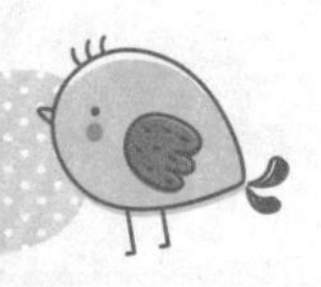

在孕早期，准妈妈有些腹痛是因为怀孕所引起的正常反应，即生理性的，不会给胎宝宝和自己带来危害。但是有些腹痛却是病理性的，可能预示着流产等危机的发生，这就需要准妈妈提高警惕，对自己的症状有清晰的了解。

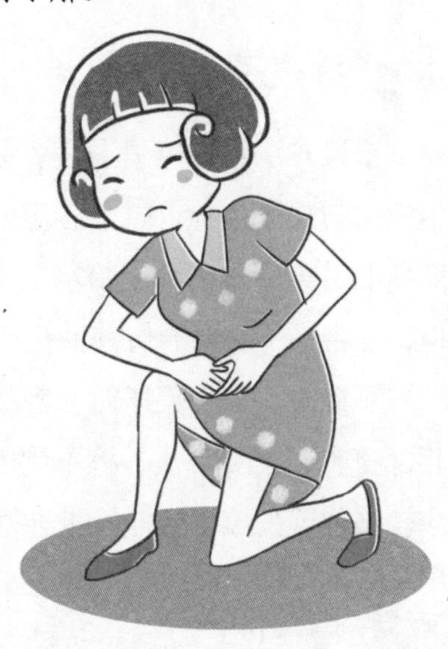

生理性腹痛

孕早期，很多准妈妈总感觉有些胃痛，有时还伴有呕吐等早孕反应，这主要是由孕早期胃酸分泌增多引起的。这时，要注意饮食调养，膳食应以清淡、易消化为原则，早餐可进食一些烤馒头片或苏打饼干等。随着孕早期的结束，不适的状态会自然消失。

病理性腹痛

在孕早期出现腹痛，特别是下腹部疼痛，首先应该想到是否是妊娠并发症。常见的并发症有先兆流产和宫外孕。

准妈妈在孕期前几个月内，如果出现阵发性小腹痛或有规则腹痛、腰痛、骨盆腔痛，问题可能就比较复杂了。如果同时伴有阴道点状出血或腹部明显下坠感，那可能预示着先兆流产。准妈妈应该少活动、多卧床，不要行房事，勿提重物，并补充水分，及时就诊。如果疼痛加剧或持续出血，需要立即就医。

如果是出现单侧下腹部剧痛，并伴有阴道出血或出现昏厥，可能是宫外孕，应立即到医院就诊。有时单侧剧烈腹痛也可能是子宫附件肿物扭转，不能大意。

第083天、第084天 家居清洁，姿势很重要

有些准妈妈非常爱干净，就算怀孕了，也总是忍不住要做些诸如擦桌子、擦窗户、扫地等居家清洁工作。这时，一定要采取正确的姿势。

擦桌子

错误方法：在擦桌子时姿势过大，容易导致胎宝宝与桌子碰撞，或令腰部因手臂的动作过大而弯曲，给原本需承受胎宝宝重量的腰部增加负担，而带来不必要的伤害。

正确方法：擦桌子时，应尽量将胳膊伸直，腰部挺直，不要贪快，擦不到的位置不要勉强，应转换位置去擦，这样就能避免危险的发生。

擦窗户

错误方法：准妈妈们最好不要进行擦窗户的劳动，因窗户的位置多在高处，准妈妈在登高时就容易发生意外，特别是处于怀孕最初三个月或产前一个月的准妈妈，身体变化较大，容易因外来因素导致流产或早产。

正确方法：假如真的需要擦窗户，最好在怀孕四个月至九个月内进行，而且要采用有长柄的清洁用具，减少登高的情况。

扫 地

错误方法：扫帚的手柄过短，会令准妈妈腰背受伤，更会令胎宝宝受压，容易导致流产。

正确方法：使用的扫帚要适合准妈妈的身高，扫地时准妈妈的腰背保持挺直，慢慢进行，以减少腰背受损的机会。

今日提醒

准妈妈做清洁时要量力而行，不要勉强自己。

孕4月

尽情享受，孕育中的幸福与趣味

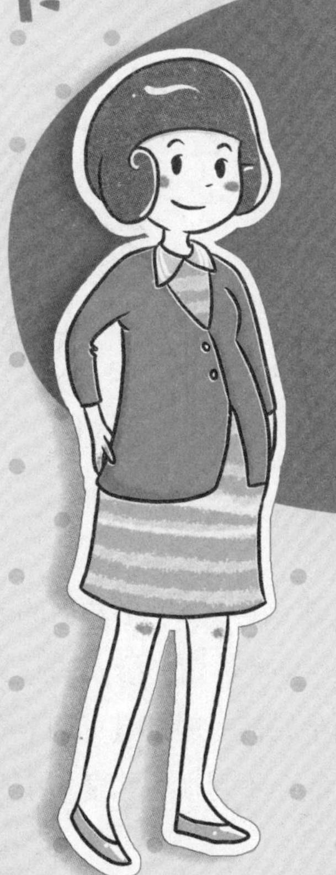

进入怀孕第4个月后，准妈妈就来到了孕中期，这是一个相对比较平稳的阶段，大部分准妈妈的妊娠反应开始减轻或消失，发生流产的危险也相应减小。这个时候，准妈妈可以尽情享受孕育生命的幸福与趣味了。

第085天 选好孕妇装，怀孕也要讲时尚

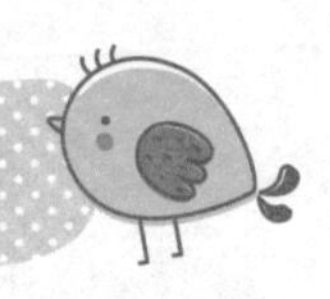

有些准妈妈认为，自己怀孕了，在着装方面就不必太讲究。其实不然，正确地挑选孕妇装，不仅能保证自己和胎宝宝的安全，还能让自己时尚一些，给孕期带来好心情。

孕妇装的款式宜简单利落

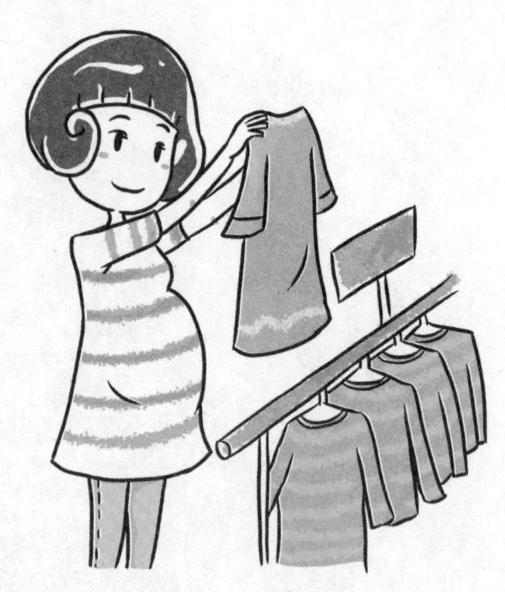

孕妇装的设计除了腰身肥大之外，孕妇装的花色、款式也要简单时尚。这些漂亮且舒适的孕妇装使准妈妈们像怀孕前一样利落美丽。休闲孕妇装比较常见，颜色多变，款式多样，多为宽松的裙装、背带裤等。而一些面料挺括、设计精良、做工考究的孕妇裙也常常成为职场准妈妈的心头所爱。

孕妇装选购原则

此时准妈妈的肚子还不是很大，只是腰有些变粗了，建议购买A字形裁剪的或者是没有褶的衣服和裙子，这类孕妇装穿起来不是很夸张地像个孕妇，给人的感觉只是宽松休闲。这个时期想穿孕妇裤的准妈妈注意了，因为孕妇裤一般都是可调节松紧的，而且孕妇裤的档较长，穿惯了中低腰裤子的准妈妈可能会不习惯，需要一个适应的过程。

准妈妈喝水也有讲究

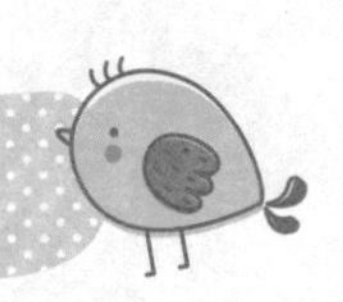

别看喝水是件再平常不过的事情，准妈妈喝水和补充水分都是有学问的，比如下面介绍的这几种水，就不适合准妈妈。

久沸或反复煮沸的开水

水在反复沸腾后，水中的亚硝酸盐、亚硝酸根离子以及砷等有害物质的浓度相对增加。常喝久沸的开水，会导致血液中的低铁血红蛋白结合成不能携带氧的高铁血蛋白，从而引起血液中毒。

未烧开的自来水

自来水都是经氯化消毒灭菌处理过的。在加热过程中可分离出卤化烃、氯仿等物质，这是很容易导致准妈妈致癌、胎宝宝致畸的物质。而当水温达到100℃，这两种有害物质会随蒸气蒸发而大大减少，如继续沸腾3分钟，再饮用最为安全。

保温杯沏的茶水

茶水中含有大量的茶碱、芳香油和多种维生素等，如果将茶叶浸泡在保温杯中，维生素被大量破坏，茶水苦涩，有害物质增多，饮用后易引起消化系统及神经系统的紊乱。

忌口渴才饮水

口渴是大脑中枢发出要求补水的救援信号。感到口渴说明体内水分已经失衡，细胞脱水已经到了一定的程度。准妈妈饮水应每隔2小时一次，每日8次，共1600毫升左右。

今日提醒

准妈妈在早晨起床后应空腹先喝一杯温开水。

第087天 外出旅行，散散心吧

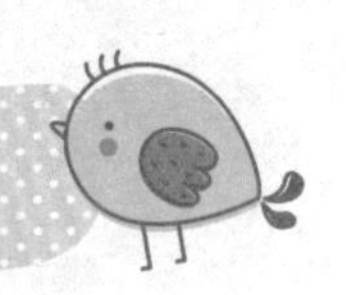

一般来说，在孕13～20周之间是准妈妈旅行的最佳时间段。对于长途旅行而言，准妈妈需要注意以下几点：

必须有人陪同

怀孕后，身体的突发状况也会比平时更多，因此准妈妈要想旅行一定要找个同伴，准爸爸若有时间则是最佳人选，如果不行，则可叫上姐妹或是闺中密友，总之，在选择陪同人员上，一定要本着亲近的原则。

出游方式

假如在以前，准妈妈一直是自助游的爱好者，那现在可就得改变自己的出行方式了。自助游虽然更加自由，而且会更放松心情，但是安全系数较低。因此，孕期出游，要选择旅行社，而且，不要参加那些人数多、行程紧凑的旅行团。

出游天数

出游天数以两三天为宜。如果准妈妈想从北京去西藏，那还是就此打住吧。出行的时间越长，身体突发状况的概率就会明显增加。所以，准妈妈出游的时间最好定为两三天，一来自己的身体吃得消；二来也可以有效避免准爸爸的担心之苦。

出游地点

要选择那些山清水秀的旅游地，譬如湖边、海边或是平坦的草原。避免去那些山路崎岖、险阻较多或疾病流行的地方。

今日提醒

当准妈妈患有糖尿病、高血压或者其他疾病时，不应该去旅行。

护理乳房，为哺育做准备

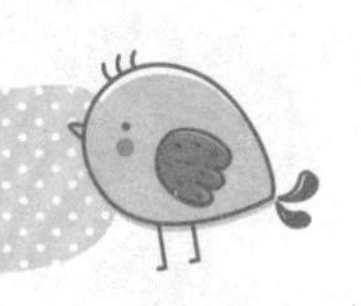

大约在怀孕4～5个月时，准妈妈的乳房开始分泌出稀薄的黄色液体，这时就应开始做乳房护理了，这是向产后成功进行母乳喂养迈出的第一步。

进行有规律的乳房按摩

在怀孕的同时，乳房也在为制造母乳做准备。从怀孕中期开始，乳腺真正发达起来，所以应该从这时开始进行乳房按摩。最好每天有规律地按摩一次，也可在洗澡或睡觉之前进行2～3分钟的按摩。

按摩乳房时，动作要有节奏，乳房的上、下、左、右都要照顾到。下面我们来介绍两种按摩乳房的方法。

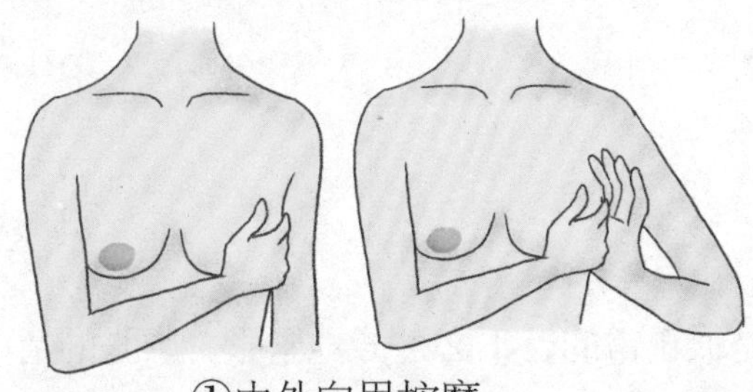

①由外向里按摩

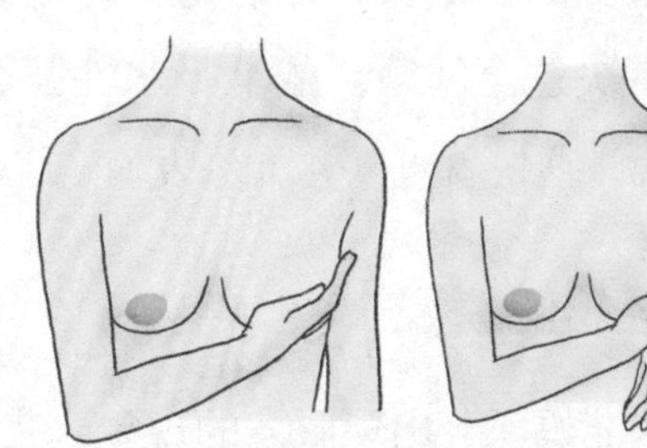

②由下向上轻轻按摩

乳头的护理方法

准妈妈在孕中期要特别注意做好乳头的护理工作。其实护理方法很简单，孕后5个月开始，每天用肥皂水和软毛巾轻轻揉搓乳头约1～2分钟，然后用清水洗净。

另外也可用25%酒精擦洗，每日1～2次，这样乳头的皮肤逐渐增厚，变得坚韧，也就经得起宝宝的吮吸，而不易发生乳头皲裂。

第089天 打理秀发，不做“邋遢准妈妈”

孕期的秀发是否需要特别的护理？怎样才能让秀发在这个阶段依然保持靓丽？让我们共同体验秀发护理的技巧吧。

正确处理湿发

洗完头后，如何处理湿发呢？如果准妈妈的头发长，湿发就更难干，头发没有干透或者潮湿的情况下就睡觉或者外出，很容易受风着凉，引起感冒。准妈妈的头发最好选择自然晾干的方式。如果时间来不及，可以选择好用的干发帽、干发巾解决这个问题。戴上吸水性强、透气性佳的干发帽，很快就可以弄干头发。

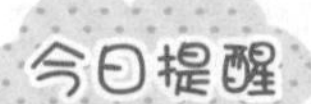

今日提醒

准妈妈洗头后如果用吹风机吹干，不但有辐射，同时还对头发有损伤。

轻松防脱发

有些准妈妈会出现脱发的现象，其实这是很正常的，不必过分地紧张，紧张的情绪只能加重脱发。另外，常用木梳梳头和用手指在头皮上进行按摩，可有助于头部的血液循环，从而加速新发的生长。

另外，有很多天然的食物，都能帮助准妈妈拥有一头富有光泽和弹性的健康秀发。如富含维生素B的食物，如黑米、燕麦和蛋类食物等；绿叶蔬菜、豆类及贝类等含锌的食物；富含维生素C和胡萝卜素的食物，如柑橘类水果和胡萝卜等；核桃、杏仁、腰果等坚果类的食物，也是健康头发不可缺少的食物，它们可以使头发浓密、有光泽。

第090天 准妈妈不能缺少蛋白质

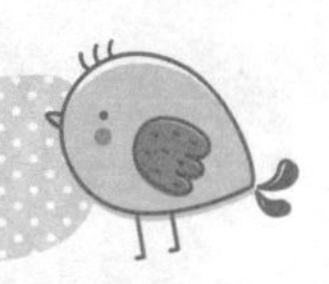

到了怀孕中期，即第4月至第7个月，胎宝宝需要大量的蛋白质构成自己的肌肉筋骨，而准妈妈也需要蛋白质供给子宫胎盘和乳房发育。

蛋白质的益处

蛋白质帮助胎宝宝建造胎盘，有促进生长发育和修补组织的作用。胎儿期各种器官功能的发育，都是依靠体内组织蛋白质的合成与积累为基础的，蛋白质对胎宝宝大脑的发育也尤为重要。

缺蛋白质的危害

准妈妈如果对含有重要氨基酸的蛋白质摄入不足，就不能适应子宫、胎盘、乳腺组织的变化，也会增加妊娠期贫血、营养不良性水肿、妊娠高血压综合征的发病率。尤其到了怀孕后期，会因血浆蛋白降低而引起水肿，并且会严重影响胎宝宝身体和大脑的发育。

蛋白质的建议摄入量

孕早、中期每天需补充的蛋白质80～85克。孕晚期每天对蛋白质的需求量为85～100克。

富含蛋白质的食物

一般来说，鱼类、肉类、牛奶、奶酪、蛋、豆类、豆制品等都是蛋白质的最好来源。由于动物性蛋白质中必需氨基酸的构成比例最接近人体蛋白质，因此是优质蛋白质。其中，最易被人体吸收的是蛋类和奶类的蛋白质。而豆制品不但味道鲜美，且有利于胎宝宝的大脑发育，故也应经常食用。

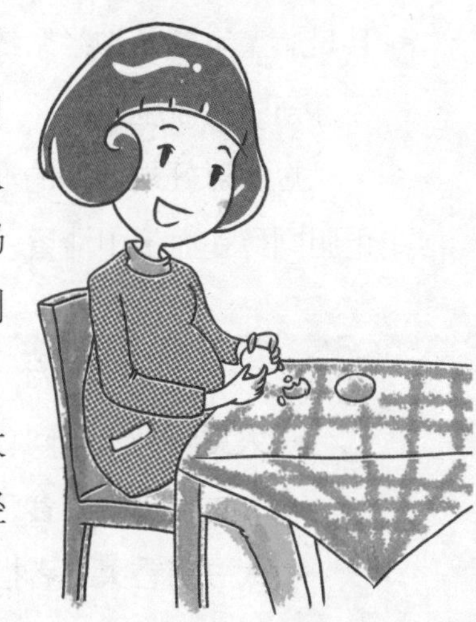

让大豆为孕期添能量

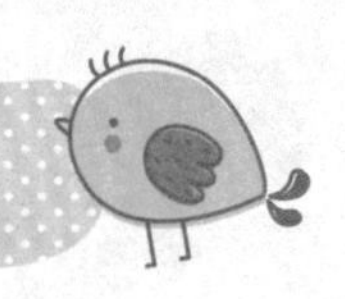

大豆的营养价值很高，是数百种天然食物中最受营养学家推崇的食物，其生理价值几乎接近肉类，因此享有“豆中之王”、“植物肉”的美誉。

对怀孕的好处

提供优质蛋白质

大豆蛋白质中的8种必需氨基酸组成十分符合人体需要，因此，是一种优质的植物蛋白质。如果与肉、蛋类食品搭配食用，其营养价值就更全面、更丰富了。

助于胎宝宝大脑发育

磷脂是构成生物膜的重要成分，而且具有健脑功能。尤其是构成卵磷脂的胆碱，是脑的重要营养物质。准妈妈多食用大豆及豆制品，可以补充蛋白质、脂类、钙及B族维生素等，有助于胎宝宝的发育，尤其是胎宝宝脑及神经系统的发育。

今日提醒

在炒大豆之前用凉盐水洗一下，可达到祛腥的效果。

预防高血压

豆类对妊娠后期的准妈妈和胎宝宝是特别重要的食品。大豆所含的卵磷脂，有防止胆固醇在血液中滞留、清洁血液、预防发胖和降低高血压的作用。

最佳食用方法

- 大豆宜与玉米同食，可提高彼此的营养价值。
- 大豆与排骨同食，对补铁有益。搭配食用，可以保护血管、有益准妈妈健康。
- 大豆与香菜二者搭配煮汤，具有健脾宽中、祛风解毒的功效。

胎宝宝的“音乐盛宴”

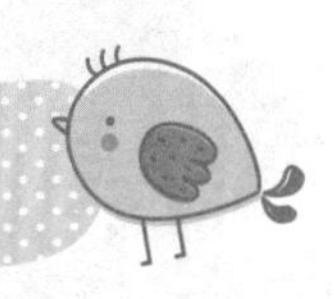

4个月的胎宝宝即可对外界环境的声音有所感知，准妈妈不妨给胎宝宝准备一场“音乐盛宴”，让胎宝宝体会音乐的魅力。

聆听古今中外的音乐

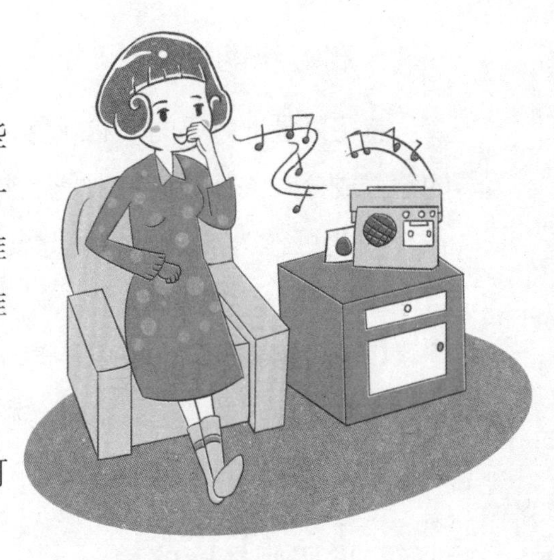

准妈妈可从怀孕第4个月起，可以每天聆听一些有利于孕育胎宝宝的中外名曲。要特别注意多听一些舒缓的古典音乐，这是因为古典音乐的节奏与准妈妈每分钟72次左右的心跳音相近，而胎宝宝对准妈妈的心跳音最有安全、亲密感。

推荐曲目：《小太阳》《秋日私语》《秋夜》《仲夏夜之梦》《春天来了》《梦幻曲》以及柴可夫斯基的《B小调第一钢琴协奏曲》等。

听准妈妈轻轻哼唱

准妈妈每天可以给胎宝宝哼唱几首歌曲，要轻轻哼唱。唱给胎宝宝听时，准妈妈应该心情舒畅，饱含深情，就像对着尚未谋面的可爱的宝宝，倾诉一番母爱柔情，从而达到与爱子心音的谐振。相信胎宝宝在准妈妈肚子里也会感觉“世界多美好”。有乐谱识别基础的准妈妈也可以想象自己腹中的小宝宝会唱歌，从音符开始，教一些简单的乐谱给胎宝宝，通过反复教唱，使胎宝宝产生记忆印迹。

推荐曲目：《世上只有妈妈好》《小宝贝》《绿岛小夜曲》《摇篮曲》等。

准妈妈的花草食谱

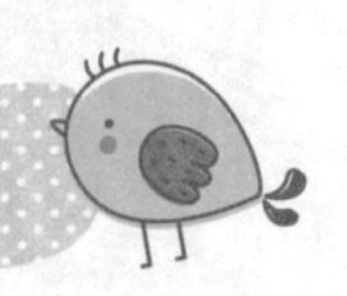

大多数人仅仅知道花花草草有可鉴赏的一面，而不了解其可食与保健的一面。而且有些花草对孕期准妈妈还是很有益处的。

准妈妈能吃的花

黄花菜是准妈妈的天然绿色保健菜，黄花菜的营养成分对人体健康特别是胎宝宝发育更为有益，因此可作为准妈妈的保健食品。黄花菜中含有蛋白质、矿物质磷、铁，以及维生素A、维生素C等，营养丰富，味道鲜美，尤其适合做汤用。中医书籍记载，它有消肿、利尿、解热、止痛、补血、健脑的作用。

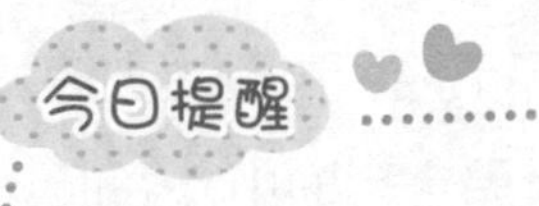

鲜黄花菜有中毒的危险，以干品泡发后入菜则是安全的。

准妈妈能吃的草

鱼腥草是唯一在原子弹爆炸点能顽强再生的植物。鱼腥草具有抗辐射作用和增强机体免疫功能的作用，且无任何毒副作用，适用于经常接近辐射源的人员，如X光机和电脑操作人员，同时也是常看电视的人群必吃的防辐射食物。现代药理研究发现，鱼腥草不但具有抗生素样作用，更具有抗生素没有的抗病毒、提高机体免疫力的功效，还具有镇痛、止咳、止血、促进组织再生、扩张毛细血管、增加血流量等方面的作用。因此，鱼腥草不但可以帮助准妈妈抵御来自生活中的各类辐射，还能为准妈妈的免疫力保驾护航。

准妈妈的全身运动

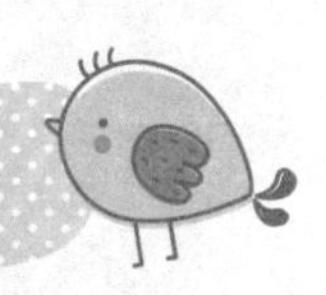

由于现在准妈妈流产的危险在一定程度上降低了，因此准妈妈可以进行强度适中的运动。下面介绍一种可以让准妈妈活动全身的简单体操。

头部和颈部的运动

将头轻轻地歪向一侧，然后抬起下巴，将头转动至另一侧，再转向下。从另一侧开始，重复一遍。将头转正，慢慢地转向右边，再转回到前面，然后，转回左侧，恢复至前面。

腰部的运动

舒适地坐下，双脚交叉。背部伸直，轻柔地向上伸展颈部，呼气并将上身右转，同时，将右手放在身后，左手放在右膝上，使其起一个杠杆作用，帮助身体扭转到角度更大的位置，慢慢舒展腰部肌肉。从相反方向重新做一遍动作。

手臂和双肩的运动

双脚放在臀下跪坐，右臂向上举起，慢慢地伸至头顶，曲肘并使手在背后向下，将左手放在右手肘上，拉伸2分钟后，再放松。换一只手臂重做一遍。

双腿和双脚的运动

背挺直坐，双腿向前伸出，双手撑着地面支撑身体，慢慢地屈起一条腿，然后伸直，换一条腿再做一遍。这种动作可以增强小腿和大腿肌肉的协调性，有助于缓解肌肉痉挛。

改善血液循环的运动

身直立，扶住椅背。将左脚抬离地面，然后向外翻，再转动踝骨，在空中画一个圈，复位。再换右脚重复动作。

第095天 孕期抑郁症，别来烦我

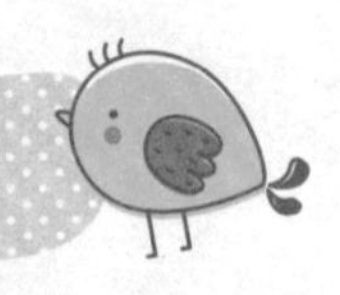

怀孕期间生活上的任何重大变动，如搬家、离婚、失业、失去亲友等都可能使准妈妈陷入孕期抑郁症。那么，如何来应对呢？

尽量使自己放松

放弃那种想要在宝宝出生以前把一切打点周全的想法。准妈妈也许会觉得应该抓紧时间找好产后护理人员，给房间来个大扫除，或在休产假以前把手头做的工作都结束掉，其实在列出的一大堆该做的事情前面应该郑重地加上一样，那就是善待自己。一旦宝宝出生，准妈妈就将再也没有那么多时间来照顾自己了。所以当准妈妈怀孕的时候应该试着看看小说，在床上吃可口早餐，去树林里散散步，尽量多做一些能使自己感觉愉快的事情。

和准爸爸多多交流

保证每天有足够的时间和准爸爸在一起，并多多交流。如果身体允许，可以考虑一起外出度假，尽自己所能来使夫妻关系更加牢不可破。这样当宝宝降生时，准妈妈会有坚强的后盾，可以放心依靠。

进行积极治疗

如果准妈妈发现自己已不能胜任日常工作和生活，或者有伤害自己和他人的冲动，那么应该立即寻求医生的帮助。

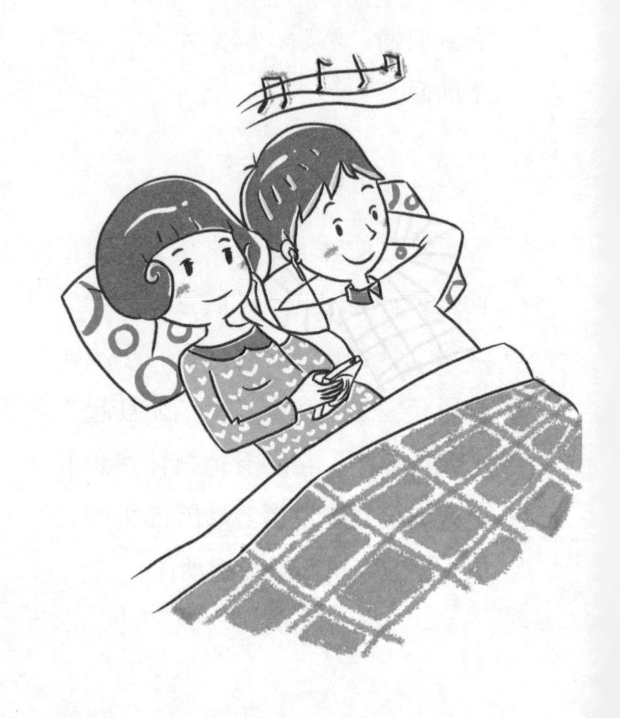

第096天 准妈妈的姿势转换大集合

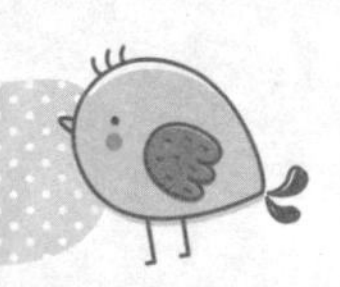

进入孕中期，准妈妈的腹部日渐隆起，行动也越来越不方便，尤其是在进行姿势转换时，更要小心注意。

由躺姿变起身

准妈妈从躺着的姿势起身时，不要腹部用力直接起来，而是先要转向侧卧位，然后再转向跪姿，用上肢及大腿的力量把身体支撑起来，不要用腹部的力量，要保持背部挺直。在等车或排队，需要站立时，准妈妈也要使背部舒展、挺直，要使胎宝宝的重量集中到大腿、臀部、腹部的肌肉并受到这些部位的支撑，这样可以有效地防止背痛，增加腹部的肌肉力量。

由站姿变坐下

当准妈妈从站立的姿势改为坐下时，要先用手在大腿或椅子扶手上支撑一下，再慢慢地坐下。坐椅子时，不要像以前那样只坐椅子的一角或是半边，这些都是不安全的，应该深深地坐进椅子里，后背笔直地靠在椅背上。

今日提醒

准妈妈不宜过分弯曲腰背，在坐下或站起时，也需要挺直腰板。

由坐姿变起立

当由坐姿起立时，要先用手扶在大腿上，再慢慢地起来。此外，准妈妈在捡拾掉到地上的东西时，也要相当小心。注意，不要压迫腹部，不要采取不弯曲膝盖只倾斜上身的姿势，要先弯曲膝盖蹲下，再捡拾东西。如果到了孕后期，腹部相当大时，最好请求别人帮助捡东西，尽量不要自己弯曲身体。

第097天 交通工具应该怎么选

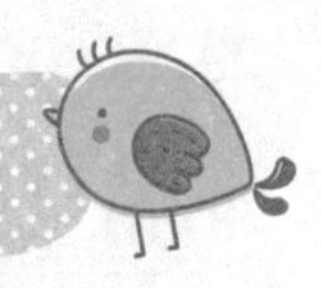

目前，外出的交通工具主要有三种：飞机、火车、公交车。准妈妈在孕中期时，下列几种交通工具一般都可以乘坐，但其中有些注意事项一定要引起足够的重视。

飞机

如果准妈妈要进行长途旅行，搭乘飞机是不错的选择。不过，飞机上座位前的空间相当狭窄，如果一直坐着会比较疲劳，所以，如果飞行时间在1小时左右，准妈妈可以活动一下颈部、伸伸懒腰，或者做一些简单的四肢活动。

火车

火车是另外一种进行中长途旅行的交通工具。不过由于火车较为颠簸，且行驶时间较长，准妈妈在孕早期及孕晚期（临近分娩时期）还是不要搭乘为好。

公交车

公交车比较经济方便，但早晚上下班高峰挤公交车的人会比较多，准妈妈要特别注意自身安全。尤其在体形变化不太明显的时候，同行的乘客可能无法察觉到准妈妈的变化，所以，最好的方法就是避开那段时间。上车之后，不要和他人争抢座位，要注意脚下的台阶。在孕早期，胎宝宝情况不稳定时最好不要挤公交车，临产前那段时间，最好也不要挤公交车。

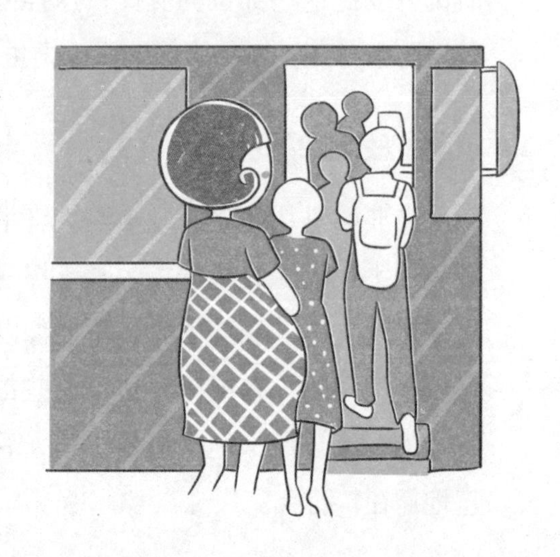

准妈妈如何健康喝牛奶

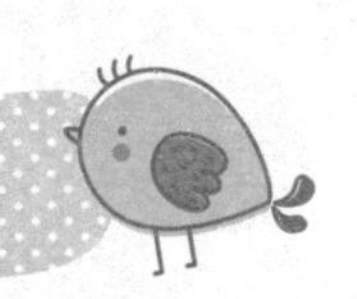

牛奶营养丰富，容易消化吸收，是世界上最接近完美的食物之一。牛奶含蛋白质、脂肪、乳糖、矿物质和维生素，其蛋白质能提供人体生长发育所需的全部氨基酸，消化率高达98%，因此，准妈妈要多喝牛奶。

对怀孕的好处

营养丰富，容易吸收

牛奶含钙丰富，易被吸收，磷、钾、镁等多种矿物搭配也十分合理。

美白肌肤，预防皱纹

牛奶中的维生素A，可以防止皮肤干燥及暗沉；牛奶中含有大量的维生素B_2，可以促进皮肤的新陈代谢；牛奶中的乳清蛋白对黑色素有消除作用，可防治多种色素沉着引起的斑痕。

生津润肠

中医认为，牛奶味甘，性平、微寒，入心、肺、胃经，可以补虚损、益肺胃，有利缓解便秘。

今日提醒

牛奶加热时不要煮沸，更不要久煮，否则会破坏营养素，影响人体吸收。

最佳食用方法

尽管牛奶对怀孕有诸多好处，准妈妈知道怎样喝才最健康吗？

- 喝牛奶前最好先吃一些谷类食物或者边吃边饮用。因为空腹大口喝下牛奶会减少在口腔中混合唾液的机会，一经接触胃中的胃酸，牛奶中的蛋白质和脂肪就会结块，形成不易消化的物质。
- 晚上睡前2小时喝牛奶，牛奶中的钙可缓慢地被血液吸收，使得整个晚上血钙都得到了补充，有助于预防钙流失和骨质疏松症。

第099天 旅行、家务、胎教三不误

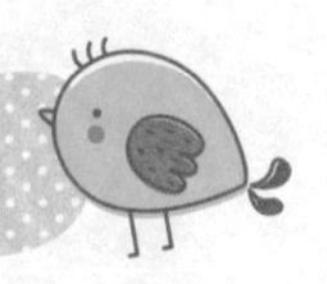

准妈妈在对胎宝宝进行胎教的时候，可以将胎教和日常生活结合起来，如干家务时进行胎教、旅行时进行胎教，等等。

短途旅行助胎教

在制订旅行计划时，行程不要安排得太紧，行程不要过于劳累。一般而言，空气清新、宁静的地方最理想，最好离家不太远，如有绿色的草地、湖泊则是最佳的选择。准妈妈如感到心旷神怡的话，胎宝宝也会从中受益。

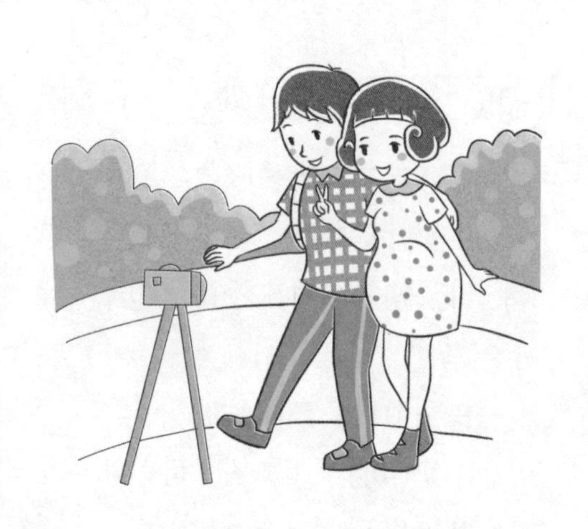

准妈妈可以一边在大自然中呼吸新鲜空气、散步；一边告诉胎宝宝，妈妈来到了什么样的地方，看到了什么。

边做家务边胎教

准妈妈制订做家务事的计划，也不失为语言胎教的一种好方法。例如，安排星期一和星期四外出采购，在路上可以花一定的时间观察并向胎宝宝讲解生活中的各种现象；星期二打扫起居室、卧室、家具，给胎宝宝描述这个温馨的家；星期三擦拭窗户和门框、冲洗厕所和浴室，教胎宝宝爱劳动、讲卫生的科学知识；星期五打扫和整理厨房，安排星期六和星期日的食谱，给胎宝宝讲述各种营养素的作用；星期六和星期日这两天主要是在家里休息或者去植物园、动物园、花园、田野、沙滩等地方，除了享受日光浴外，还要向胎宝宝传授自然界的知识。

及时补铁，别让自己贫血

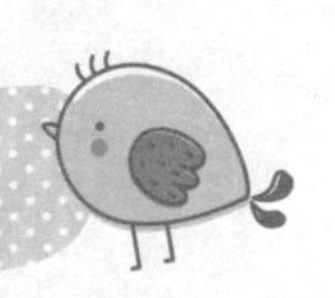

准妈妈补铁更应注重营养的全面补充，采用安全有效的补充方法。补铁前最好先到医院检查血红蛋白是否正常，再判断是否需要补铁。

铁的益处

准妈妈自身铁的储备情况直接关系着胎宝宝，胎宝宝血液中的血清铁、血红蛋白及血铁蛋白水平随着准妈妈血液中的此类物质的增加而增加。到妊娠中期以后，准妈妈的血容量增大，表现为相对贫血，这时就需要通过饮食补充体内所需的铁，避免生理性贫血。

缺铁的危害

准妈妈体内含铁量不足，会直接影响体内细胞的免疫功能和机体系统功能，进而降低机体的抵抗力，增高感染率。一旦准妈妈因铁摄入量不足引起孕期缺铁性贫血，不仅会导致准妈妈头晕、心慌气短、乏力，严重的可引发贫血性心脏病，也可直接导致胎宝宝在子宫内缺氧，生长发育迟缓，甚至造成宝宝出生后智力发育障碍。

富含铁的食物都有哪些

食物中的铁可以分为血红素铁和非血红素铁两大类。血红素铁主要存在于动物性食物中，如动物肝脏、肉类和鱼类，这种铁能够与血红蛋白直接结合，生物利用率很高。非血红素铁主要存在于植物性食物中，如深绿色蔬菜、黑木耳、黑米等，它必须经胃酸分解还原成亚铁离子才能被人体吸收，因此生物利用率低。

今日提醒

孕期很多准妈妈都会出现贫血症状，一定要注意补铁哦。

第101天 做产检时应该怎么穿戴

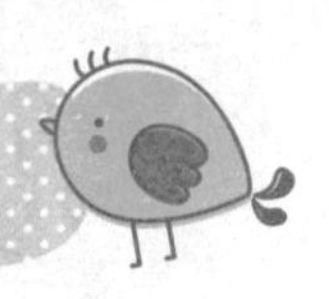

准妈妈在准备接受身体检查时，身着舒适整洁的服装是最基本的要求。此外，为了便于医生确认准妈妈的健康状态，应尽量避免浓妆和华丽的装饰。

脸部

有些医生会通过脸色来判断被检查者的健康状态，准妈妈尽量不要浓妆艳抹，可以适当化淡妆。事实上浓妆中的有害物质很可能会进入血液循环，对胎宝宝也不利。

身体

身体要保持整洁，最好提前一天或当天洗个澡，换上干净、宽松的内衣。特别要提醒准妈妈的是，如果是当天洗的澡，一定要等头发彻底干透了再出门，否则容易感冒。

另外，手指甲的颜色也是判断健康的尺度之一．因此不能涂抹指甲油。

衣着

为了方便接受内盆腔检查，最好穿宽大的裙子，不要穿裤子（当然了，要以穿暖为前提）。

不要戴腹带、穿长筒袜。

尽量穿易于穿脱的鞋，有过多鞋带的鞋不要穿。

背包

医院内人多手杂，为了安全起见，不宜使用手提式手袋，最好使用长带可以斜背的挎包，这样填表时就不用放下手里的提包，而又能解放出双手写字了。

如果一些卧位的产检需要准妈妈摘下背包，也要放在自己的视线之内。

准爸爸要积极参与胎教

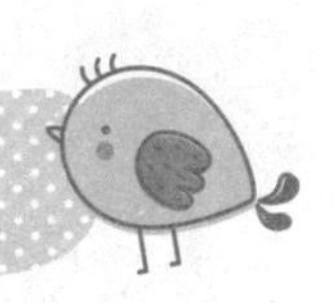

当妻子怀孕后，丈夫应积极参与胎教，和妻子一同教育胎宝宝。

主动亲近胎宝宝

准爸爸应抽时间多陪伴准妈妈，跟她一起对宝宝进行胎教。故事或小诗可以由准妈妈来收集，如果有可能最好由准爸爸来朗读，每晚临睡前，准爸爸可以跟胎宝宝聊一会儿天，主动亲近和抚摸胎宝宝，从胎教时就树立一个慈父的形象。

多和胎宝宝对话

准爸爸应坚持每天对准妈妈子宫内的胎宝宝讲话，让胎宝宝熟悉准爸爸的声音，这种方法能够唤起胎宝宝最积极的反应，有益于胎宝宝出生后的智力及情绪稳定。尽情地说吧！因为人的大脑在人的一生（包括胎儿时期）中，可以储存1000万亿个信息单位。

准爸爸可以把手放在准妈妈的腹部，特别是准妈妈不舒服的时候，鼓励胎宝宝说："振作起来！""你坚强一些！"等。因为准妈妈的不舒服，常常使胎宝宝不舒服。

陪准妈妈一起去"听课"

准妈妈可能已经报名参加了"孕妇课堂"，这种课堂都是欢迎准爸爸们参加的，所以，准爸爸最好能于百忙之中抽点儿时间和准妈妈一起去听课，一来学了知识；二来也是体现自己对准妈妈"心理支持"的有力行动。

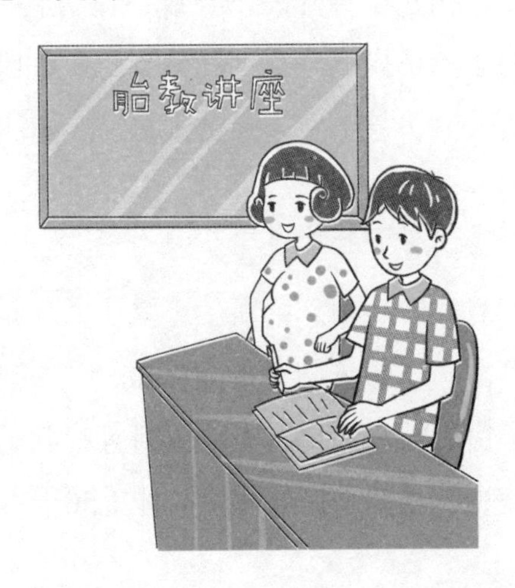

第103天 准妈妈口味别太重

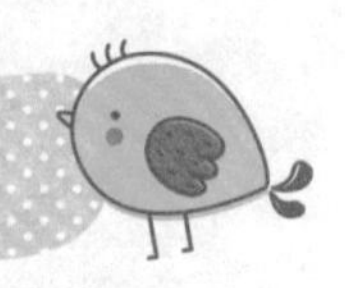

有些准妈妈在孕期口味变得很重，总是要求准爸爸在做饭时多加点调料，但是有些调料准妈妈是不宜多吃的。

饮食少盐

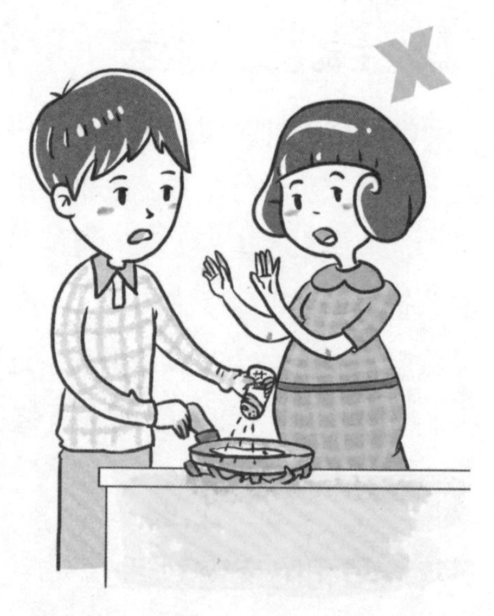

盐分摄入过多，会导致准妈妈晚期出现水肿，可见足踝及小腿皮肤绷紧光亮，用手按压出现凹陷，长时间站立行走、中午不午睡则更加严重。这是因为孕期准妈妈体内内分泌变化，导致水钠潴留所致；同时增大的子宫压迫下肢静脉，使血液回流受阻，下肢出现水肿。

而且孕期由于肾脏负担加重，排钠量相对减少，如果摄盐过多，容易导致水、电解质的失衡，引起血钾升高，导致心脏功能受损。如果体内的钠含量过高，血液中的钠和水会由于渗透压的改变，渗入到组织间隙中形成水肿。因此，多吃盐会加重水肿并且使血压升高，甚至引起心力衰竭等疾病。

少用味精

实验表明，给新生小鼠注入味精，可引起骨骼生长受阻、肥胖及视网膜退行性变等。一次摄入味精的主要成分谷氨酸钠达5克时，还会出现轻度的眩晕、背部发麻、心慌、疲软无力、下颌颤抖等症状；达30克时出现更严重的症状。因此，有人主张，使用味精要掌握好用量。体重50千克的准妈妈，每天摄入量不超过6克。

用微笑和对话传递你的爱

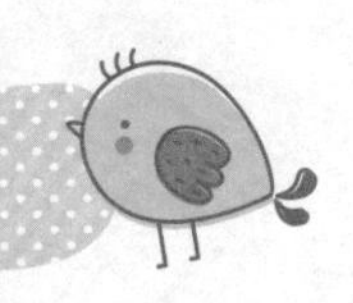

这个时候，胎宝宝听力的发育已经有了很大的进步，准妈妈平时要多和胎宝宝对话，并用微笑调适自己的情绪，这些都会让胎宝宝受益良多。

每天定时与胎宝宝对话

与胎宝宝对话一般从怀孕3～4个月时开始，每天定时进行对话，每次时间不宜过长，应在自然、和谐的气氛中进行。对话的内容不限，例如，早晨起床前准妈妈轻抚腹部，说声："早上好，宝宝。"打开窗户时准妈妈可以告诉胎宝宝："哦，天气真好！"吃早餐时准妈妈可以边咀嚼边说："妈妈吃的是鸡蛋，好香哦！"上班走在路上，准妈妈可以把路上见到的景色讲解给胎宝宝听。最好每次都以相同的词句开头和结尾。这样循环往复，不断强化，效果比较好。

微笑也是胎教

每天清晨，准妈妈可以对着镜子，先给自己一个微笑，在一瞬间，一脸惺忪转为光华润泽，沉睡的细胞苏醒了，让准妈妈充满朝气与活力。良好的心态，融洽的感情，是幸福美满家庭的一个重要条件，也是达到优孕、优生的重要因素。准妈妈愉悦的情绪可促使大脑皮层兴奋，使准妈妈血压、脉搏、呼吸、消化液的分泌均处于相对平稳、相互协调的状态，从而有利于准妈妈身心健康。同时，还能改善胎盘供血量，促进胎宝宝健康发育。

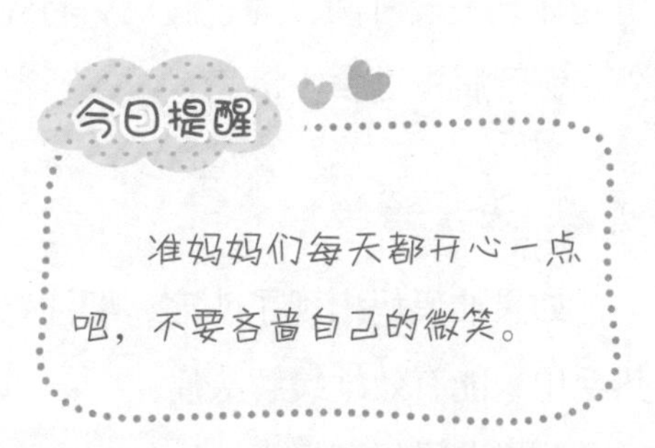

今日提醒

准妈妈们每天都开心一点吧，不要吝啬自己的微笑。

第105天 生病了，不一定非要吃药

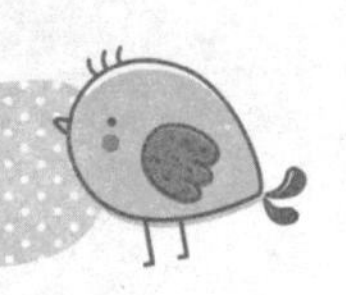

准妈妈日常可能会出现一些常见的疾病，如腹泻、头痛等。对于这些疾病，准妈妈也有必要了解一些不吃药的调理方法，以免药物对胎宝宝带来伤害。

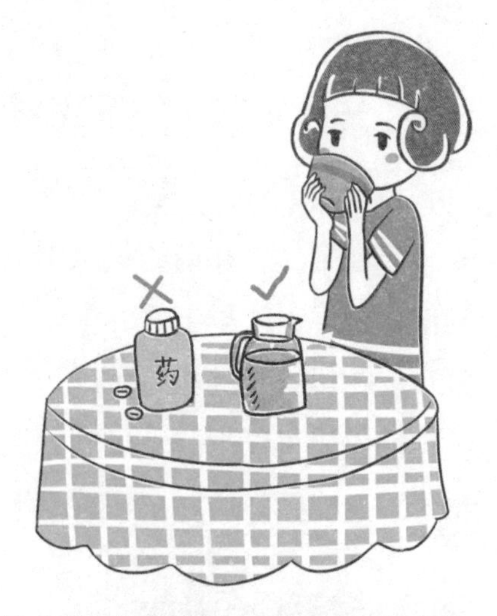

腹泻

如果出现了腹泻，最好不要再乱吃任何不利于消化的食物，多喝些温热的开水，注意饮食清淡，不吃油腻的东西。可吃些无花果、煮熟的苹果、胡萝卜、煮熟的大蒜等，这些食物都可以有效地缓解腹泻。另外，冷热食品要隔开食用，吃完热食物，不要马上就吃凉食物，冷热食物至少要间隔1个小时。如果腹泻很严重，也可先尝试禁食一两餐，让胃肠休息一段时间，通过腹泻，将先前吃进的不干净的东西或致病微生物尽快排出体外。缓解后可进食少量粥、面条等容易消化的食物，再慢慢恢复正常饮食。

头痛

如果准妈妈出现了头痛，要注意调节自己的情绪，不要过度紧张，可以在头上敷热毛巾，能有效地缓解头痛。

如果准妈妈有经常性的偏头痛，可以尝试每天中午在安静昏暗的房间里睡一觉。

此外，有规律地进行体育锻炼可以有效地降低偏头痛的发作频率和疼痛程度，同时还能减小引发紧张性头痛的压力。如果准妈妈容易出现偏头痛，可以在平日里通过经常散步、做轻缓的瑜伽等小运动来缓解不适。

第106天 准妈妈办公室中巧运动

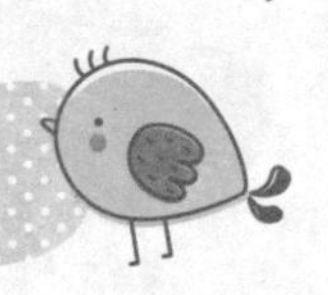

对于整天坐办公室的准妈妈来说，每天不可能专门抽出时间去做运动，而运动对于准妈妈及日后分娩都很重要。其实，只要自己安排得好，这两者都可兼得。

午餐后适当散步

在办公室工作了一个上午，准妈妈可以利用午饭后的时间出去走走，不但能达到运动的目的，同时也能借此机会放松工作带来的压力。尤其是在阳光下散步，能使皮下的脱氢胆固醇转变为维生素D，能够促进肠道对钙、磷的吸收，对胎宝宝的骨骼和大脑发育特别有利，更会使准妈妈心情舒畅，告别郁闷情绪。

做孕妇体操

有条件的话，也可以在办公室做孕妇体操，帮助准妈妈有目的、有计划地进行锻炼，有利于日后分娩以及产后的恢复。每次锻炼所持续的时间，应该以不感到吃力为限。如果原来有颈椎病，做某些动作感到恶心、眩晕，就要立即停止，并马上找地方坐下来休息，防止晕倒。

站在办公桌边的运动

趁着这时期自己的身体还算灵活，准妈妈可以经常站起来收拾办公桌、扫地、擦桌子，还可以站在桌边做一些运动：手扶椅背，慢慢吸气；手臂用力，使身体重力集中于椅背；脚尖立起，使身体抬高；腰部挺直，下腹部靠紧椅背；慢慢吐气，手臂放松，脚还原。这个运动能够减轻准妈妈的腰部酸痛，增强腹压及会阴部的弹性。

安然过夏有妙招

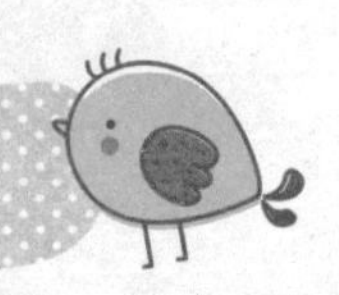

夏季天气炎热，准妈妈身体代谢加快，皮肤的汗腺分泌增多，容易引起汗疹，甚至发生中暑。因此，准妈妈在衣食住行上要多加注意。

夏季日常生活

降低室温。夏日准妈妈在室温25℃左右的环境中为好，湿度在50%左右为宜。

夏季要勤洗澡换衣，保持身体清洁卫生。最好每日洗澡，水温不要过冷或过热。

夏季服装最好选择棉质吸汗的衣服，可宽大些，以增加透气性。

大热天要减少外出，避免阳光直射，出门时应带好遮阳伞或遮阳帽，并保证午间睡眠时间。

注意补水，白开水是最好的饮料，切忌口渴才饮水。

夏季饮食攻略

天气炎热，很多准妈妈会食欲下降，因此夏天的食物要清淡，少吃多餐。每天保证优质蛋白如蛋、鱼、鸡等的摄入，荤素要合理搭配。

夏天瓜果比较多，准妈妈一定要注意饮食卫生，否则会引起消化道感染，严重的会导致子宫收缩，面临早产可能。

营养均衡对于保证母体和胎宝宝的营养很重要，准妈妈最好选择新鲜多样的食物。要适量多吃新鲜蔬果，多吃新鲜豆制品，常吃用鸡肉丝、猪肉丝、蛋花、紫菜、香菇等搭配做成的汤。为了防止发生妊娠糖尿病，西瓜、桃子等糖分比较高的水果要适量吃，荔枝可能上火，也不宜吃得太多。

第108天 平安过冬有方法

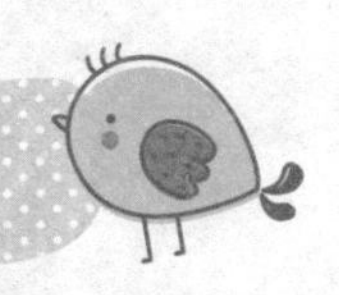

冬季气候寒冷，空气干燥，易患感冒。准妈妈无论穿衣还是起居都应保持一定温度，防止受寒。

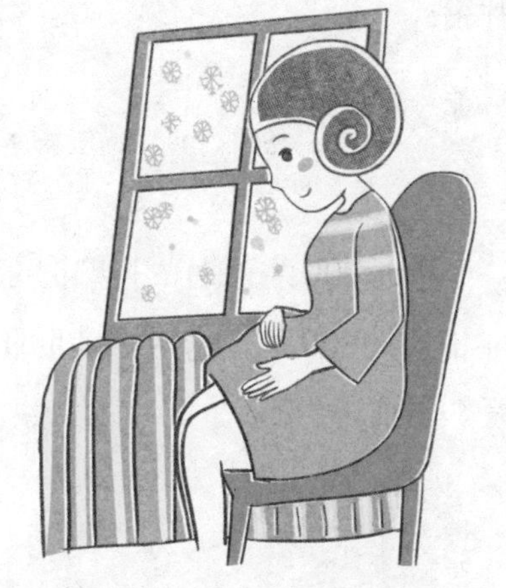

冬季日常生活

由于冬季气温低，风雪大，地上往往结冰路滑，准妈妈身体笨拙，行动不便，极容易摔倒和扭伤。所以风雪结冰季节，准妈妈尽量不要外出。如果外出，在走路或乘车时应避开地上有雪和冰的地方，严防发生意外。

准妈妈还要常晒太阳，这是因为孕期准妈妈需要更多的钙，以保证自身骨骼系统的健壮和胎宝宝的骨骼发育。钙在体内的吸收离不开维生素D，而后者需要在阳光中紫外线的参与下，由身体进行合成。因此，准妈妈在冬季天气较好的日子里，每天应晒半小时以上的太阳。

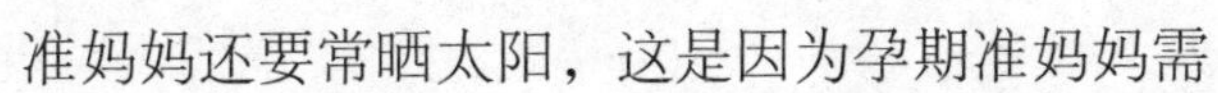

冬季取暖攻略

冬季如果没有集体供暖，则可采用电暖器取暖，避免采用煤炉取暖，以免引起煤气中毒。

冬天天寒，人们怕冷常将门窗紧闭，不注意换气，易造成室内空气污浊。切不可为了保持温度而紧闭门窗，要注意在天暖的中午或早晨多开窗，换入新鲜空气，以防室内空气污浊，氧气不足。冬天如果空气过于干燥，可采用加湿器加湿，或是在室内放置两盆水，也可以种些绿色植物，来调节室内的温度和湿度。

第109天 准妈妈不能放过的几种粥

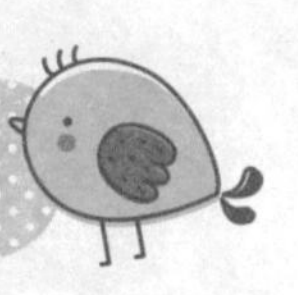

孕期贫血的主要原因是：胎宝宝在母体内生长发育对铁的需要量增加，而准妈妈的铁储备相对不足，而致贫血。为了有效预防妊娠期贫血，准妈妈应常吃以下几种粥：

牛乳粥

粳米100克煮粥，将熟时加入鲜牛奶约200克。此粥可辅助防治妊娠贫血。

甜浆粥

用鲜豆浆与粳米100克煮粥，熟后加冰糖少许。此粥可辅助治疗贫血。

鸡汁粥

先将母鸡一只煮汤汁，取汤汁适量与粳米100克煮粥食。准妈妈常食，可辅助防治贫血症。

香菇红枣粥

取水发香菇20克，红枣20枚，鸡肉（或猪瘦肉）150克，加姜末、葱末、细盐、料酒、白糖等，隔水蒸熟，每日1次。常食，可辅助治疗妊娠贫血。

大枣粥

大枣10枚，粳米100克，煮粥常食，对防治妊娠贫血有一定作用。

芝麻粥

黑芝麻30克，炒熟研末，同粳米100克，煮粥食之。准妈妈常食，能辅助治疗妊娠贫血。

准妈妈选鞋有讲究

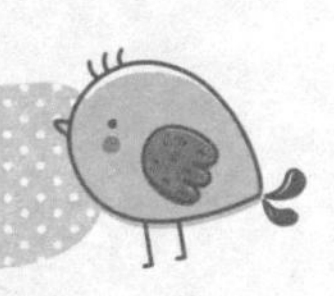

准妈妈的双脚是一个比较复杂的状况，在孕期有着许多生理性变化，而一双舒适的鞋会帮助准妈妈减轻不少负担。

选鞋的基本要求

穿鞋首先要考虑安全性，同时应注意以下几点：

◆ 鞋的宽窄、大小合适，透气性好、宽松、轻便，富有弹性，帮底柔软的鞋，有助于减轻脚部的疲劳。应避免穿帮底较硬的皮鞋或高跟鞋。

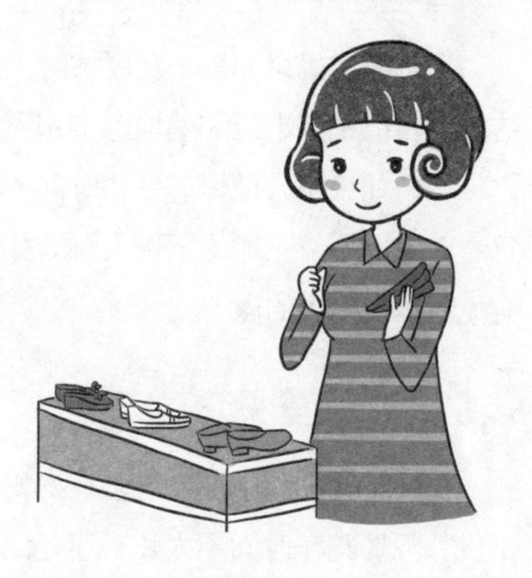

◆ 鞋后跟宽大。

◆ 鞋后跟高度不超过2～3厘米。

◆ 鞋底上要有防滑波纹，具有防滑性。

这些鞋不宜穿

妊娠期不适宜穿高跟鞋和容易脱落的凉鞋或拖鞋等。特别是高跟鞋，不但容易摔跤，而且是造成腰酸背痛、脚尖痛、小腿痛的原因之一。

无跟平底鞋因易使身体重心落在脚后跟，过久站立行走会引起脚跟痛和腰痛。准妈妈最好穿软底布鞋、旅游鞋、帆布鞋，这些鞋有良好柔韧性、弹性和弯曲性，穿着舒服、轻便，并可防止摔倒。为保持足弓正常，以减少脚部疲劳、肌肉疼痛、抽筋等，最好的办法是采用适当厚度的棉花团垫在脚心部位作为支撑。

第111天、第112天 注意上班途中的安全

在孕中期，大部分的准妈妈还要工作，那么上下班时就该多注意路途安全，避开各种潜在的安全隐患。

上下班途中注意安全

上班的准妈妈如果一定要按时上班，最好比别人早一些出门，让自己从容一些，这样使自己不至于急匆匆地跑上跑下赶公交车或地铁，还可以避开上班的高峰人群。下班后，如果不方便提前一些时间离开单位，最好在办公室里逗留一会儿，避开那些急着归家而不管不顾的下班人群。如果是步行上下班，要注意不能走得太快、太急，避免身体受到大的震动。

骑自行车要注意安全

在怀孕初期和中期，很多准妈妈骑自行车上下班，只要骑车时间不太长，还是比较安全的。但要注意以下几点：

- 不要骑带横梁的男式自行车，以免上下车不方便。
- 车座上套个厚实柔软的棉布座套，调整车座的倾斜度，让后边稍高一些。
- 骑车时的运动不要剧烈，否则一旦形成下腹腔充血，容易导致早产、流产。
- 骑车时，车筐和后车座携带的物品不要太沉。
- 不要上太陡的坡或是在颠簸不平的路上骑车，因为这样容易造成会阴部损伤。

今日提醒

准妈妈最好戴口罩，以免在路途中呼入有害气体。

孕5月

细心感受，胎宝宝的每一次律动

怀孕5个月后，胎宝宝的活动开始变得更加明显和频繁，大多数准妈妈已经可以清楚地感觉到胎动。这种幸福的律动在准妈妈听来，就像是胎宝宝在表明自己的存在。准妈妈，好好感受吧！

第113天 亲近高能量低脂肪食物

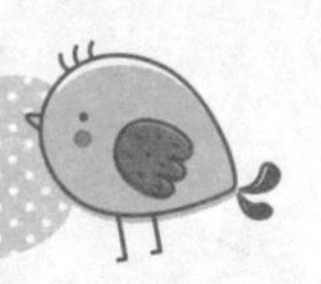

这个阶段准妈妈的食欲虽然很旺盛，但也不能毫无节制地暴饮暴食，应多选择一些高能量低脂肪的食物。以下介绍一些适合准妈妈的食品，可让嘴馋的准妈妈既能一饱口福，又不至于增重过多。

麦片粥

为了让自己有一个充满活力的早晨，准妈妈赶快把早餐的烧饼、油条换成麦片粥吧！为什么？因为麦片不仅可以让人一上午都精力充沛，而且还能降低体内胆固醇的水平。不要选择那些口味香甜、经精加工过的麦片，最好选择天然的、不含任何糖类或其他添加成分的麦片。可以按照自己的口味和喜好，在煮好的麦片粥里加一些果仁、葡萄干或蜂蜜。

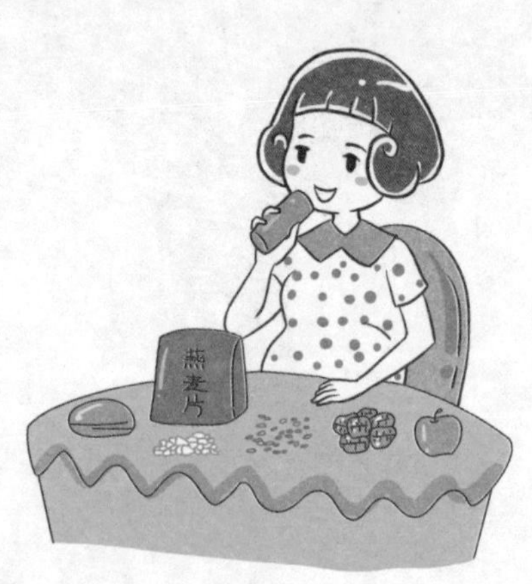

脱脂牛奶

怀孕之后，准妈妈需要从食物中吸取的钙大约比平时多1倍。多数食物的含钙量都很有限，因此孕期喝更多的脱脂牛奶就成了准妈妈聪明的选择。准妈妈每天应该摄取大约1000毫克的钙，而只要喝3杯脱脂牛奶就可以满足机体对钙的需求。

全麦饼干

对于准妈妈来说，这种小零食有很多用途：早上可以在床上细细地咀嚼它；上班的路上，在车里吃几块，可以转移注意力，避免车内空气污浊造成的憋屈感；办公室里，当准妈妈突然有了想吃东西的欲望，它就在身边，方便而且不会引人注意。

第114天 出游时的衣、食、住、行

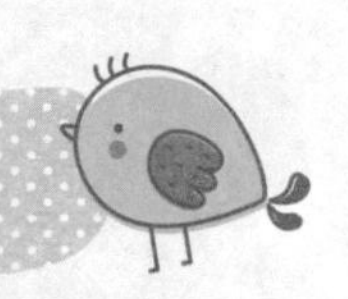

准妈妈在孕期适当地出游是有益于身心健康的，但是一定要提前制订合理的出游计划；在出游期间，准妈妈对衣食住行要格外注意。下面拟定的一些出游备忘录可供准妈妈作为参考。

衣

在衣着方面，准妈妈应尽量穿比较方便的衣物。若是冬天，一定要做好保暖的准备，如可以佩戴帽子、手套、围巾等，预防感冒；若是夏天，那么防晒帽、防晒伞、防晒油、润肤乳液是必不可少的。要穿舒适的鞋子，避免走路产生疲劳。

食

在出游期间，避免吃生冷、不干净或吃不惯的食物以免造成消化不良、腹泻等身体不适；奶类、海鲜类等食物极易腐败，若不能确定是否新鲜，应以不食为宜；多喝开水，多吃水果、干果等食物，可防脱水与便秘。

住

应选择气候适宜、卫生整洁的居住环境，这样有利于准妈妈的身心放松。避免住在没有卫生保障、附近没有医院的地方；避免前往偏僻或者交通不便的地区；避免前往蚊蝇多、卫生差的地区；避免前往传染病盛行的地区。

行

走路也要注意不要太费体力，一切应量力而行。短途旅行中，乘坐汽车时一定要学会正确使用安全带，不要勒着腹部。尽量乘坐平稳宽大、附带洗手间设施的交通工具，如火车、大型轮船等。

第115天 坐、站、行、卧有讲究

进入孕中期后，随着腹部一天天变大，准妈妈时常会感到身体疲惫，行动也越来越不灵活，以前看起来不起眼的坐、站、行、卧等问题，也开始有了困难。

坐

准妈妈在坐椅子时，身体应先稍前倾，然后移动臀部至椅背，坐在椅中，后背笔直靠在椅背上，臀部和膝关节呈直角，大腿呈水平状，这样不易发生腰背疼痛。准妈妈所坐椅子的高矮要适中，过高或过矮都会增加准妈妈的身体负担，高度以40厘米为宜。

站

准妈妈应避免长时间站立，站立时应使两腿平行，两脚稍微分开，略小于肩宽、双脚平直，重心不要向内或向外而立，而要使身体的重心落在两脚之间。这样站立，重心落在两脚之中，不易疲劳。

行

准妈妈行走时，切忌不可快速疾行。走路最好保持背直、抬头、紧收臀部，使全身平衡，稳步行走，不要用脚尖走路。如果有需要，可以利用身边的扶手或栏杆辅助行走，以免摔倒。上下楼梯时，不要哈着腰或腆着肚子。特别是到了怀孕晚期，日渐增大的肚子很可能会遮住视线，下楼梯时不容易看清，切记要踩稳当了再迈步，以防踩空。

卧

准妈妈睡觉时，不要取仰卧位，要侧卧，特别是以左侧卧为最佳。因为左侧卧可以改善子宫内的血液循环，预防血压上升。

第116天 准妈妈不要睡过软的床垫

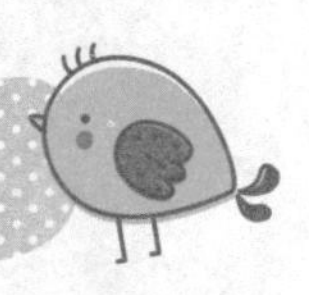

妻子怀孕后，很多准爸爸觉得妻子很辛苦，想换一张更柔软的床垫给妻子睡。但准妈妈不宜睡过于柔软的床垫，在硬板床上铺一层9厘米左右厚的棉垫，对于准妈妈来说更适合。为什么不宜睡过软的床垫呢？

使翻身更加困难

正常人的睡姿在入睡后是经常变动的，一夜辗转反侧可达20～26次。医学研究认为，辗转翻身有助于大脑皮质抑制的扩散，提高睡眠效果。然而，太软的席梦思床垫，会使准妈妈深陷其中，不容易翻身。同时，准妈妈长时间仰卧时，增大的子宫压迫着腹主动脉及下腔静脉，导致子宫供血减少，对胎宝宝不利，准妈妈自己甚至出现下肢、外阴及直肠静脉曲张，有些准妈妈因此而患痔疮。而准妈妈长时间右侧卧位时，上述压迫症状虽然消失，但胎宝宝可压迫准妈妈的右输尿管，使准妈妈易患肾盂肾炎。

使脊柱位置失常

准妈妈的脊柱较正常腰部前曲更大，睡过软的席梦思床垫及其他高级沙发软床后，会对腰椎产生严重影响。仰卧时，其脊柱呈弧形，使已经前曲的腰椎小关节摩擦增加；侧卧时，脊柱也向侧面弯曲。长此下去，易使准妈妈脊柱的位置失常，压迫神经，增加其腰肌的负担，既不能消除疲劳，又不利于生理功能的发挥，还可能引起腰痛。

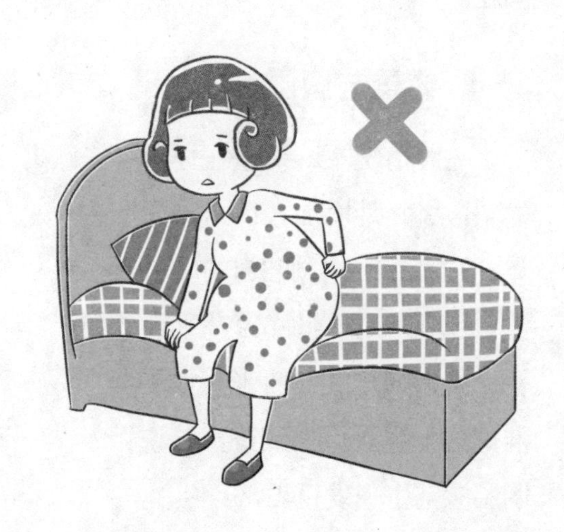

胎宝宝发育正常吗

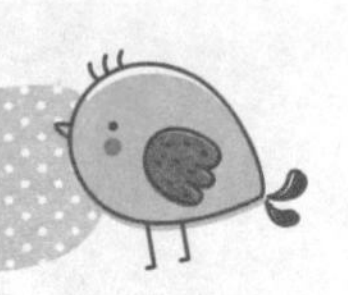

了解胎宝宝生长发育是否正常，方法很多，准妈妈想自己了解胎宝宝的生长发育情况，可采用以下几种简单易行的方法。

根据子宫的高度

正常情况下每周子宫底增长8.2毫米，一个妊娠月增加32.8厘米。胎宝宝生长发育的情况与妊娠的时间、子宫的大小是一致的。如子宫底的高度低于妊娠月数应有的高度，说明可能有胎宝宝发育迟缓的问题。

体重与腹围增大

一般情况下，体重在怀孕的最初3个月增加1.1～1.5千克，以后每周增加350～400克；腹围每周增长6.9毫米，一个妊娠月增大27厘米。如果准妈妈上述数值大致符合，说明胎宝宝生长发育正常。

胎动和胎心计数

胎动计数：如胎宝宝发育正常，每小时胎动次数为3～5次。每小时少于3次，或12小时内胎动小于10次，都显示胎宝宝宫内缺氧。胎心计数：妊娠4个足月时，在腹部可以听到胎心音。正常胎心音每分钟为120～160次。如果慢于120次或快于160次，或中间停跳，或快一阵慢一阵，或一阵响亮后又听不清，都是不正常现象。

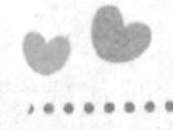

今日提醒

准妈妈的体重增加情况对于医生判断胎宝宝发育是否正常有重要的参考意义，所以从怀孕开始，准妈妈就要经常测量体重。孕中期更是要每周测量。

第118天 控制体重，不做超重准妈妈

怀孕之后，准妈妈的体重增加属于自然现象，但如果增重速度突然加快，增加量远远高于标准增加量，那就应该引起注意了。

注意调节体重

由于怀孕4～6个月时就进入了稳定期，准妈妈的食欲开始旺盛起来。从这时一直到分娩，准妈妈应该给自己定下一个目标体重，每天量体重并记录在纸上。如果一个星期体重增加500克以上，应该在均匀摄取必需营养的同时，减少对糖类的摄取量，以此适当控制体重。

了解控制体重的范围

为了防止身体过胖、胎宝宝过大或生出低体重儿，准妈妈在怀孕期间要了解体重增加的“目标”控制：

◆ 女性在怀孕之前的体重超过标准体重的20%，则怀孕期间体重增加的目标为7～8千克，在孕中期、孕后期每周体重增加不超过300克。

◆ 怀孕前体重正常的女性，而且不准备产后哺乳，则增加体重的目标为10千克，孕中、后期每周增加体重350克。

◆ 怀孕前体重为标准体重的90%者，且准备产后哺乳，则增加体重的目标为12千克，每周增加体重400克左右。

◆ 怀孕前体重在标准体重的90%以下者，怀孕期体重增加目标为14～15千克，每周增加体重500克。

◆ 如果为双胎，则体重增加目标为18千克，自怀孕最后20周，每周体重增加650克。

第119天 警惕乘车中的危险隐患

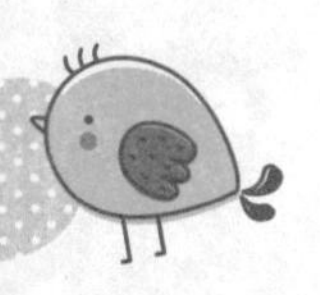

准妈妈应该避免在怀孕期间经常乘车，因为一旦出现交通意外可能会在多方面伤害胎宝宝。

突然刹车

当汽车突然停止，人体在惯性作用下仍会以原有的速度移动，并产生出介乎3000~5000千克之间的强力而撞向车内设施或被抛出车外。这对于任何人来说都是异常危险的，包括准妈妈和她腹中的胎宝宝。

遭受撞击

在发生车祸时，准妈妈的胸腔和骨盆都会受到安全带的压迫，但是她的腹部仍可自由地活动，其活动方向取决于撞击时所产生的特定冲击力的方向。由于胎宝宝可在母体内自由浮动，因此车祸对胎宝宝往往会产生两大类型的伤害。较为普遍发生的一种伤害是胎盘部分或全部脱离，这意味着胎宝宝将无法获得足够的氧气。另一种情况是胎宝宝的头部因撞击在准妈妈骨盆上而受伤。

不自然的震动

这里所说的不自然的震动，主要是指乘坐火车或公交车时，所受到的震动。这些震动会使胎宝宝感觉很痛苦。对于胎宝宝来说，感觉最舒适的震动是准妈妈子宫收缩的节奏。如果脱离了这种有规律的震动，胎宝宝就会感觉到有压迫感，而且这种不良的刺激，还会经由胎宝宝的皮肤传至大脑，阻碍胎宝宝大脑的正常发育。

今日提醒

准妈妈应避免长时间乘坐震动剧烈的交通工具。

迎接胎教的黄金期

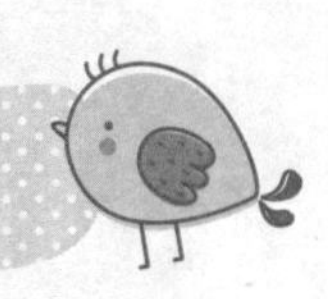

根据胎宝宝大脑的发育特征，胎教有两个高峰期：第一个高峰期是怀孕的2~3个月，这是对胎宝宝进行胎教的黄金时期。

保持好心情、良性感官刺激

准妈妈的情绪可以通过内分泌的改变影响胎宝宝的发育，保持健康而愉快的心情是这一时期胎教的关键。除此之外，给予胎宝宝适当超前的良性感官刺激，是这一时期胎教的另一个内容。准妈妈可用轻柔的手法按摩下腹部，或在摇椅中轻轻摇动，通过羊水的震荡给予胎宝宝触觉的刺激，促进胎宝宝神经系统的发育。

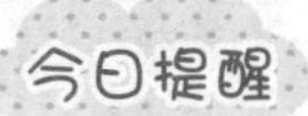

胎宝宝可以因为准妈妈身体的变化和情绪的改变而发生相应的反应，也可以接受外界的刺激。

合理安排胎教的时间

胎宝宝在母体内不是终日昏睡的，而是有知觉的。准父母一般应该根据早、中、晚期胎宝宝发育的不同生理特点，循序渐进地进行胎教。在孕早期应准备好胎教仪器、胎教音乐磁带、胎教日记本等。进行胎教的时间可安排在早上起床后，午睡后或下班后，晚上临睡前。抚摸运动、对话胎教、音乐胎教可交替进行。刚开始胎教时，每次时间以3~5分钟为宜，随着月份的增加，可延至5~15分钟，胎教内容也有所增加，但每天进行胎教的时间相对固定，内容应相对固定、循序增加。

只要营养不要胖

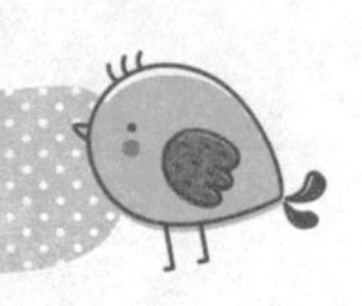

既要吃得有营养，又要控制体重，这就需要准妈妈在饮食上多下功夫了。

避免让人发胖的食物

如果准妈妈已经过胖，应避免令人发胖的饮食；如果准妈妈已经发胖，也没有必要每顿饭算一算一个馒头多少热量，一碗饭多少热量，只要注意不吃或少吃高热量食物就可以了。例如，要减少含脂肪多的食物，如油炸食品、猪肉、肥肉、黄油糕点等；还要减少零食，如花生、瓜子、点心等。这些食物热量虽不高，但易转化为脂肪，最好多吃鱼虾、牛羊肉、禽类、蛋类，还有水果和蔬菜，这些食物对准妈妈和胎宝宝都是有益的。

控制脂肪和甜食

脂肪是释放热量最多的营养元素。脂肪包括植物性脂肪和动物性脂肪，植物性脂肪含有形成细胞膜的成分，因此应该适量摄取；动物性脂肪虽然也能给胎宝宝补充部分营养，但它更容易变成准妈妈的皮下脂肪，导致准妈妈发胖。因此为了控制好体重，准妈妈应该减少脂肪的摄取量。

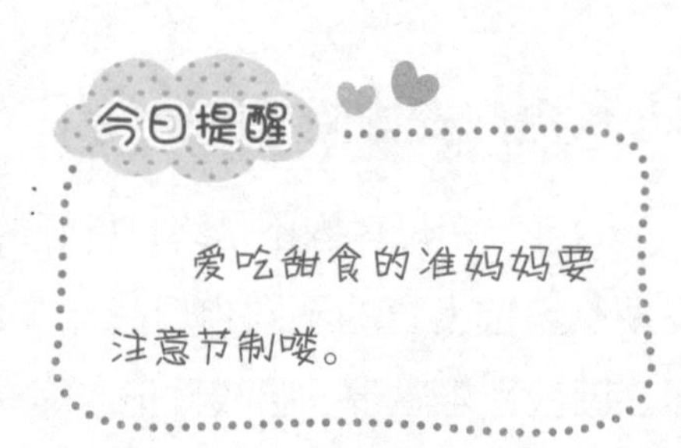

最好少食动物性脂肪，摄取适量植物性脂肪。甜食是导致肥胖的另一个原因，甜食含有大量的糖分，能量很高，长期大量摄入不但会让体重增加过多，还会增加妊娠并发症发生的危险。

第122天 注意，别把营养吃“跑”了

有些适合准妈妈的食物，如果不注意饮食方法，不但不能起到补充营养的效果，甚至还会有危害。

注意吃鸡蛋的方式方法

鸡蛋是孕产妇不可缺少的高营养补品，但食用方法要得当，吃的数量不宜过多，每天吃2个即可。在烹制方法上，煮鸡蛋比蒸、煎、炸的容易消化，但煮鸡蛋不宜过老或过嫩，太老不易消化，太嫩不熟又不卫生。吃生鸡蛋在消化道中会发酵产生一种抗生物素，对身体有害，特别是肾功能不好的准妈妈不宜吃生鸡蛋。由于蛋黄中含有较高的胆固醇，身体肥胖和胎宝宝较大的准妈妈不宜多吃。

有些蔬菜应汆烫后食用

喜欢素食的准妈妈可以选择含铁丰富的蔬菜，如深绿色的蔬菜（菠菜、油菜）、紫菜、海带等。但由于蔬菜中的草酸会阻碍铁的吸收，因此，建议吃蔬菜先汆烫或煮过再吃，或加一些柠檬汁凉拌，可降低草酸的作用，提高身体对铁的吸收利用率。

高钙高铁食物避免同桌吃

钙和铁都是孕期的重要营养素，许多人误认为一起吃效果更好，其实不然。钙会降低铁的吸收率，同时补充高钙和高铁，人体的吸收效果不是加倍，而是减半。因此，不要同时服用钙片和铁剂，也不可同时摄取含有高钙和高铁的食物。

第123天 胎动，你感受到了吗

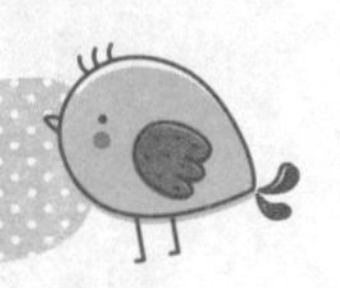

当准妈妈第一次感觉到胎宝宝在动的时候，那种从心底流露出的惊喜，真是一辈子难忘的回忆！

感觉胎动

事实上，在胎宝宝形成之初，胎动就已经存在了，不过，因为胎宝宝还太小，再加上有羊水的阻隔，准妈妈通常感觉不到；直到怀孕16～20周，准妈妈可以第一次感觉到胎动。胎动在刚开始时并不明显，但之后却会愈来愈明显且频繁，有的时候，甚至可以直接看到准妈妈的肚皮局部隆起，或是因为胎宝宝兴奋地一阵拳打脚踢而震动好几下。

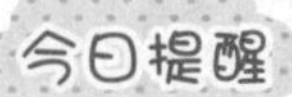

今日提醒

胎动不仅是胎宝宝在动而已，也是能显示胎宝宝生命活力的重要指针。

胎动的频率

胎动是胎宝宝健康的指针，平均一天的正常胎动次数，由怀孕24周的200次，增加到32周的575次是最高峰，直到足月时，会减少至282次，不过一般准妈妈不会感觉到那么多的胎动。当准妈妈吃完饭后，血糖升高，胎宝宝的心情愉快，心跳速率加快时的这段时间，是胎动最活跃的时候，而晚餐过后更是胎动最频繁的时候。

胎宝宝的行为状态

胎动指的是胎宝宝的主动性运动，呼吸、张嘴运动、翻滚运动等，如果是被动性的运动，像受到准妈妈咳嗽、呼吸等动作影响所产生的，就不算是胎动。胎动可分为睡眠和清醒两个时期。睡眠时又可分为安静睡眠期和活动睡眠期。

第124天 神奇的“哑语”胎教

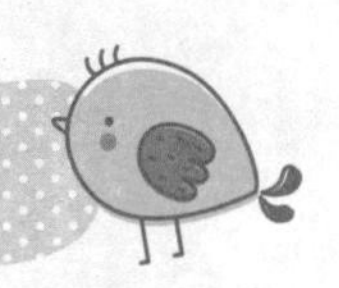

然而，好的胎教不单只是听听音乐、散散步这么简单，重要的是心理与生理两方面互相配合，就是爱抚等无声的“哑语”，也是对胎宝宝良好的教育。“哑语”胎教可以采取以下方式。

指 按

此法在妊娠4个月，准妈妈有胎动感时，即可开始应用，准妈妈一般是在轻柔地抚摩肚皮即采用爱抚法后接做此法。用食指或中指轻轻触摸胎宝宝，然后放松即可。开始时，胎宝宝一般不会做出明显反应，待准妈妈手法娴熟并与胎宝宝配合默契后，胎宝宝就会有明显反应。如遇到胎宝宝“拳打脚踢”强烈反应，表示胎宝宝不高兴，应停止动作。8个月时，胎宝宝的头和背已经分清，此时如胎宝宝发脾气，准妈妈可用爱抚法隔着肚皮抚摸胎宝宝头部，安抚胎宝宝，一会儿胎宝宝就会安静下来，用轻轻蠕动来回应。此法应定时做，一般在每天睡觉前（晚上9～10点）胎宝宝活动频繁时做，每次时间在3～5分钟为宜。

拍 打

适用于妊娠5个月的准妈妈，姿势同爱抚法。当胎宝宝踢肚子时，准妈妈轻轻拍打被踢部位，然后再等待第二次踢肚子。一般在1~2分钟后，胎宝宝会再踢，这时再拍几下，接着停下来。如果准妈妈拍的地方改变了，胎宝宝可能会向改变后的地方再踢，注意改拍的位置离原来踢的位置不要太远。每天早晚共进行两次，每次3～5分钟。

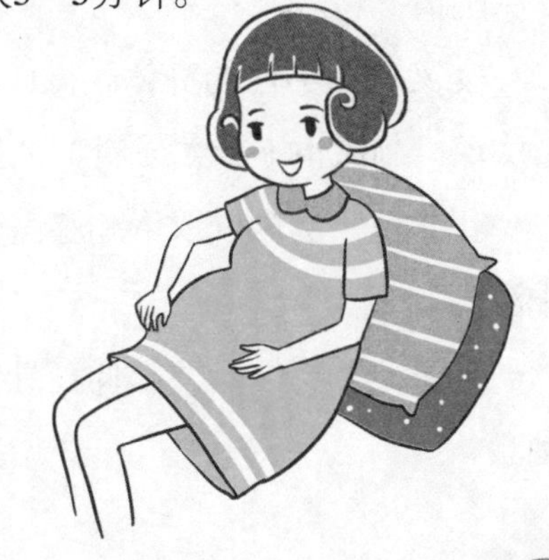

适当进行性生活

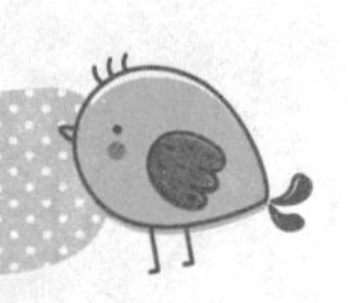

在孕中期，由于准妈妈流产的危险已经小多了，属于比较安全和平稳的时期。所以可以适当进行性生活。

性生活要有节制

这个阶段的性生活要有节制，如果性生活次数过多，用力比较大，且压迫到了准妈妈的腹部，胎膜会有早破的危险。脐带就有可能从破口处脱落到阴道里甚至阴道外面。这种状况势必影响胎宝宝的营养和氧气，甚至会造成死亡，或者引起流产。即使胎膜不破，没有发生流产，也可能使子官腔感染。重症感染能使胎宝宝死亡，轻度感染也会使胎宝宝智力和发育受到影响。

性生活要注意姿势

一般来说，此时性生活的体位以正常位、交叉位和伸张位为佳，应该避免女性运动较多的女性上位。以下仅是建议体位，并不适宜所有女性，请酌情参考。

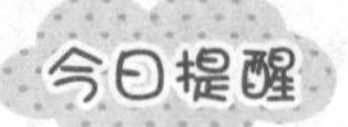

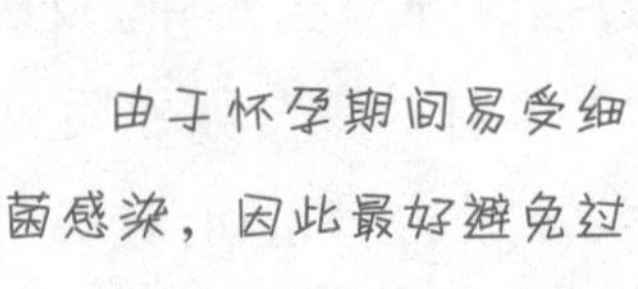

由于怀孕期间易受细菌感染，因此最好避免过于强烈的刺激，同房前后注意清洁身体。

- 交叉位。男性的身体稍微倾斜，这样插入不会太深，刺激也不会太强烈。
- 正常位。男性以双手和膝盖支撑身体，这样不会压迫女性的腹部，插入也不会过于深。
- 伸张位。男性女性都伸直身体结合。这样男性的身体运动不灵便，避免了强烈的刺激。

第126天 饮食+运动，轻松防便秘

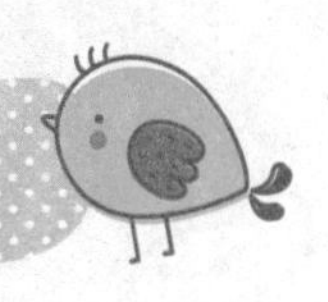

进入孕中期后，准妈妈可能会出现便秘问题，给准妈妈的孕期生活带来很大的烦恼。可以通过日常的饮食和运动来进行缓解。

便秘的食疗方法

便秘的食疗方法在于：要注意调理好膳食，多吃些含粗纤维多的绿叶蔬菜和水果；多喝水，可在每天早晨空腹饮用一杯温开水，有条件的话，可在温开水中加入适量蜂蜜冲服（水温不宜超过60℃）。此外，熟透的香蕉、青苹果、黑芝麻和新鲜红枣等均有较强刺激肠蠕动的作用，可早、晚各吃一些。

缓解便秘的运动

现在介绍一种利用活动腰部还刺激肠部、缓解便秘的运动，准妈妈可以试一试。

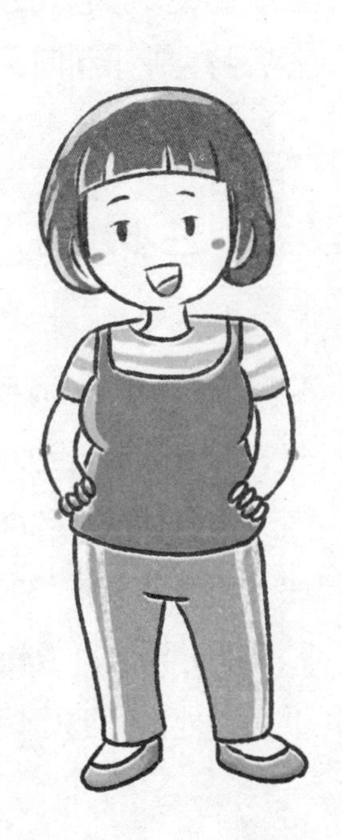

◆ 旋转骨盆。准妈妈两脚脚尖指向正面站立，两脚打开与肩同宽。伸直背肌，轻度弯曲膝盖，把手放在腰骨附近，让上半身保持稳定。然后开始活动骨盆，幅度以自己感觉舒适为佳。

◆ 纵向活动骨盆。准妈妈要浅坐在椅子边上，伸直背肌，两脚张开到让上半身稳定的位置。一边吐气，一边弓着腰让身体靠近椅背。然后吸气，接着重复上面的动作。

◆ 扭转骨盆。准妈妈仰卧，立起双膝，双手放在头下，然后双膝并拢，边吐气边慢慢向一侧倾倒，完全倒下后吸气。接着重复上面的动作，以8次为基准，左右交替进行。

第127天 适合孕中期的瑜伽动作

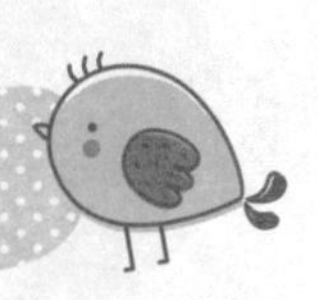

在整个妊娠过程中，准妈妈可以练习不同的瑜伽姿势，但必须以个人的需要和舒适度为准。下面介绍几种适合孕中期进行的瑜伽姿势。

飞鹰式

动作要领：按基本坐姿坐好，分开两腿；两手放于体前地面，屈肘，将上身躯体尽量贴近地面；两手分开，慢慢抓住脚尖；继续向后延伸两手臂，手心相合，举至上方；呼气，两手收回，放于脚尖；慢慢抬起上体及头部，两腿向前并屈膝，将头埋于膝间，闭眼放松全身。

益处：能最大限度地锻炼髋部。

三步蹲式

动作要领：按基本站姿站立，分开两脚，比肩略宽；吸气，两手相交于腹前，手心朝上；呼气，将身体放低约30厘米；吸气，抬高身体；呼气，将身体放低约60厘米；吸气，抬高身体；呼气，将身体放低约90厘米；吸气，抬高身体，放松两手，两腿，放松全身；此姿势重复3次。

益处：能锻炼骨盆部肌肉。

蝴蝶式

动作要领：坐着，两脚脚底相对，尽量移近腹股沟处；把两手放在两膝上，将两膝推到触及地面，让两膝再抬起来，至少重复12次。

益处：它对骨盆有益，还促进血液流入背部和腹部，有助于消除泌尿功能失调和坐骨神经痛。

今日提醒

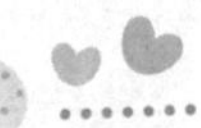

在练习瑜伽时，准妈妈要注意尽量使腹部放松，避免可能增加腹压的动作。

第128天 太放松与太紧张都要不得

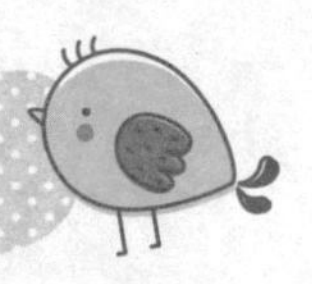

孕中期心理保健的重点在于通过生活、工作和休息的适当调整，保证良好的心理状态，既不要太紧张，也不要过于放松。

避免心理上过于放松

身体状况的安定，可能会导致精神上的松懈，准妈妈会大松一口气。但是，孕中期并不一定就平安无事。如由于怀孕造成各个系统的负担，可能加重原有的心脏、肾脏、肝脏等病情；孕中期也可能会出现各种病理状况，如妊娠高血压综合征和贫血等，放松对身体状况的注意，很可能会导致不良后果。所以，应定期到医院接受检查。

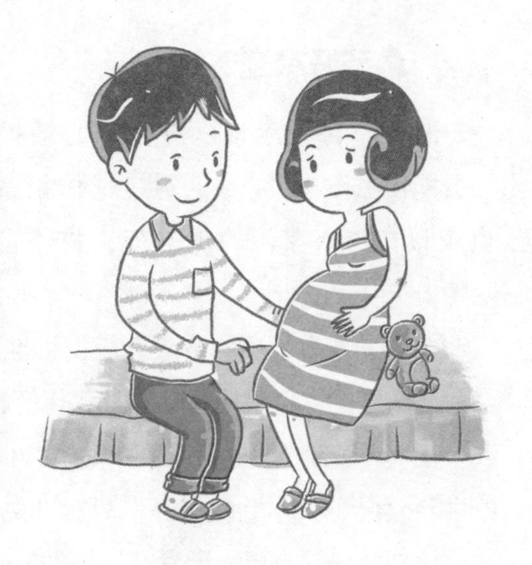

减轻对分娩的恐惧

虽然孕中期距分娩时间尚有一段距离，但毕竟使准妈妈感受到一种压力，有些准妈妈会从这时开始感到惶恐不安。

其实，想要分娩毫无痛苦是不可能的，但过分恐惧并不是好办法，准妈妈应学习一些分娩的知识，对分娩是怀孕的必然结局有所了解。另外，如果准妈妈和家人一起为未出世的宝宝准备一些必需品，也许能使准妈妈心情好转。这样做往往可以使准妈妈从对分娩的恐惧变为急切的盼望。

第129天 准爸爸调节气氛有妙招

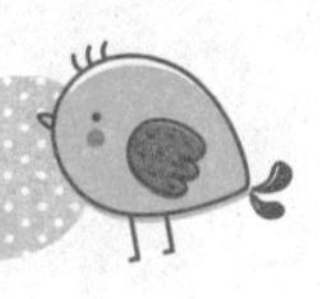

准爸爸如果调节好气氛，可以为准妈妈创造一个良好的孕期环境。这对准妈妈和胎宝宝都有很好的帮助。

调节好家庭气氛

准爸爸每天应该以舒畅的心情推开家门，即使工作不顺心或遇到其他不愉快的事，也应该在跨入家门的那一刻，将不良情绪排除掉。

一旦发现有矛盾的苗头，应告诉准妈妈，生气是会影响宝宝的。可采用幽默的方式化解，让她转怒为喜。

出其不意地制造家庭温馨气氛，偶尔给准妈妈送点小礼物、小食品、几本胎教书等，只有准妈妈有幸福的感受时，胎宝宝才会比较放松，也更能激发准妈妈的爱子之心。

做准妈妈最坚实的依靠

当准妈妈感到身体慵懒，最喜欢依靠在准爸爸身上，这样不仅很舒服，而且心理上也会得到安慰。准爸爸也应该主动轻抚准妈妈的背部，给她以更多的关怀。除了身体上的依靠，准爸爸还要做准妈妈感情上的依靠。怀孕后，准妈妈感情会变得很脆弱，在精神上和心理上都离不开准爸爸，对准爸爸有一种依赖感，希望准爸爸能时时在自已的身边，和自已一起分享快乐、分担忧愁。准爸爸的守护，有一种稳定作用，准爸爸的爱是准妈妈精神上的镇静剂。

消除多疑，让自己轻松点

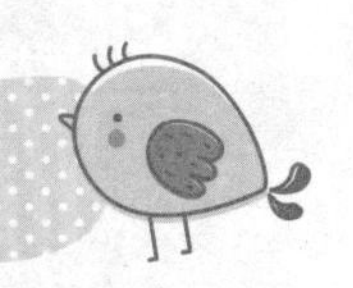

进入怀孕中期，某些准妈妈因为身体承受的痛苦和发生的变化，性格也会发生诸多变化，其中以多疑较为常见。准妈妈要及时审视自己的情绪变化，适时进行调整。

为什么会多疑

如今，大部分女性生育可能是仅此一次，难免会因为没有经验而精神紧张。如果当事情又不在自己的掌控内，准妈妈就会变得多疑和敏感。例如，准妈妈在请医生检查的时候，不停地质疑医生，总担心医生隐瞒事实；准妈妈一旦感觉胎动不对劲，就立即前往医院；每次想到胎宝宝，就会怀疑自己吃了某些致畸的食物、做了某些对宝宝不利的事情等。这种现象对准妈妈自身和胎宝宝的身心发展都是极为不利的，应及时治疗。

积极转移注意力

准妈妈如果发现自己的不良情绪在蔓延，千万不要担心，不妨静下来想一想快乐的事情。尽可能地让自己忙碌起来，不让自己有太多的时间沉浸在胡思乱想中，以转移注意力，克服多疑的毛病。

相信结果能证实一切

多疑症一般发生在孕中期，这时候正好赶上产检筛查的阶段，如羊水穿刺、B超排畸等。准妈妈若极度担心，不妨去医院做一次详细的产检，拿到的结果属正常，准妈妈就要相信胎宝宝一切正常，这样多疑症自然而然就会消失。

选择音乐也要动心思

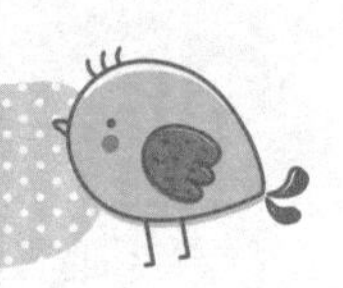

不同种类的音乐，胎教效果也不同。准妈妈应当了解一些音乐的基本知识，以免选错音乐。

轻盈灵巧、柔和平缓的音乐

如二胡曲《二泉映月》、古筝曲《渔舟唱晚》、德国浪漫派作曲家门德尔松的《仲夏夜之梦》等，这类轻松、柔和平缓的音乐，能将准妈妈带入甜美的梦境中。

民族管弦乐曲《春江花月夜》、琴曲《平沙落雁》等，这类作品旋律优美细致，音乐柔和平缓，带有诗情画意，能抚平准妈妈烦躁的情绪。

甜美轻快的音乐

如民乐《江南好》《春风得意》等，这类作品甜美轻快、轻松灵秀，能驱散准妈妈郁闷的情绪。

解除忧郁、消除疲劳的音乐

如《假日的海滩》《锦上添花》《矫健的步伐》、英籍德国作曲家亨德尔的乐曲《水上音乐》等，这类作品清丽柔美、抒情明朗，能让准妈妈解除疲乏，松弛身心。

振奋精神的音乐

如民乐《娱乐升平》《步步高》《狂欢》《金蛇狂舞》等，这类作品曲调激昂，旋律变化较快，能让准妈妈精神振奋，乐观向上。

第132天 这些食物，影响胎宝宝脑发育

准妈妈应注意，有些食物不可摄入过多，否则会对胎宝宝的大脑有损伤。

精制白糖

精制白糖可以很快被人体吸收并进入血液中，使血液不能畅通。吃过多精制白糖腌渍的食物，也会产生这种不良后果。精制白糖被吸收后，大量的糖会进入脑细胞，同时也带进水分，使脑细胞呈“泥泞”状态，这不仅有损大脑，而且还会增加脑溢血、脑血栓的发生危险。所以，孕期不要长期大量食用精制白糖。

精白米和精白面

在米和面的精制过程中，会丧失很多有益于大脑的维生素和微量元素，剩下的基本上就是碳水化合物了。碳水化合物在体内只能起到“燃料”作用，而大脑需要的是多种营养素。因此，久吃精白米和精白面无益于胎宝宝的大脑发育。

黄　油

黄油又名奶油，其实就是脂肪块，而脂肪很容易滞留在血管壁上，从而妨碍血液流动。脑中有为数众多的毛细血管，通过这些毛细血管向脑细胞输送营养成分，如果脂肪使毛细血管不畅通，就会引起大脑缺乏营养物质，使大脑的正常发育受阻。

油　条

油条在制作过程中所使用的明矾，是一种含铝的无机物，铝可通过胎盘侵入胎宝宝大脑，影响胎宝宝智力的发育。因此，准妈妈在孕期应避免食用此类食品。

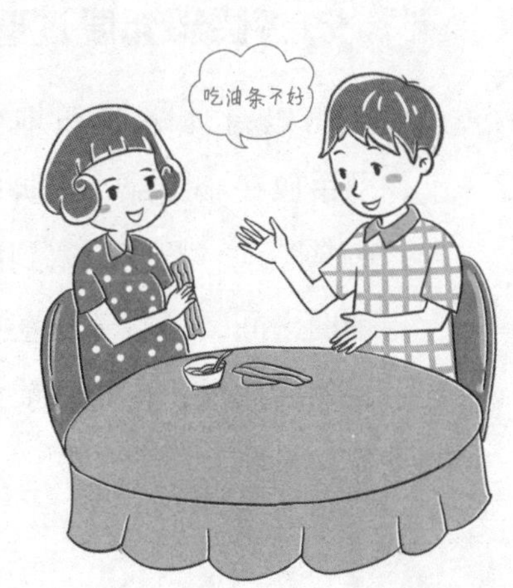

第133天 皮球操缓解腰背痛

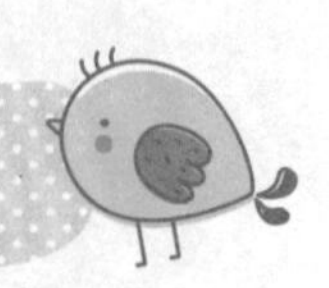

进入孕中期后，准妈妈时常会感觉到腰背疼痛，准妈妈可以通过一些简单安全的运动方式来缓解症状，下面介绍一种能够减轻腰背疼痛的皮球操，来帮助准妈妈缓解痛楚。

按摩背部肌肉

准妈妈双脚分开与肩同宽，双手叉腰背向墙，将皮球放在腰骨与墙之间的位置。

准妈妈用身体轻压皮球，双腿向下蹲，皮球顺势向上滚动，滚至胸部背后时，再重复原来的动作。

改善腰部弧度过弯

准妈妈身体平躺在地垫上，双手放在小腹部，双脚曲起，脚掌贴地。把皮球塞到后腰与地面之间，将腰部压在皮球上，然后放松，再重复前面的动作。

减轻腰部负担

准妈妈平躺在地垫上，双手放在小腹部，双腿曲起，一脚踏在皮球上，另一脚贴地。

将踏着皮球的脚伸直，使皮球顺势滚动至脚后跟部位，然后还原，换另一只脚重复前面的动作。

改善含背

准妈妈平躺在地垫上，双手放在小腹部，双腿曲起脚掌贴地，并将皮球放在颈后。双手平放，慢慢将皮球滚至背部，还原重复前面的动作。

今日提醒

腰背疼痛是准妈妈在孕中期的正常情况，不必太担心。

胎宝宝喜欢听故事

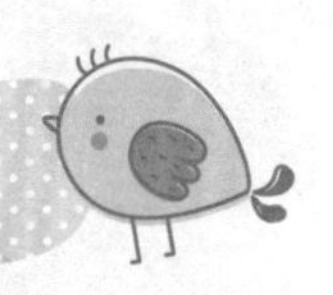

准妈妈可以用轻柔的语调来给胎宝宝讲故事，这是一种很方便也很有效的胎教。准妈妈可定时念故事给腹中的胎宝宝听，这可以让胎宝宝有一种安全与温暖的感觉。

给胎宝宝讲故事的技巧

准妈妈最好每天多读一些书，并把书上的事情讲给胎宝宝听。准妈妈可以选一则读来非常有意思、能够感到身心愉悦的儿童故事、童谣、童诗，将作品中的人、事、物详细、清楚地描述出来。例如，太阳的颜色、家的形状、主人公穿的衣服等，让胎宝宝融入故事描绘的世界中。选定故事内容之后，设定每天的“讲故事时间”，最好是准爸爸准妈妈两人每天各念一次给胎宝宝听，借讲故事的机会与胎宝宝沟通、互动。

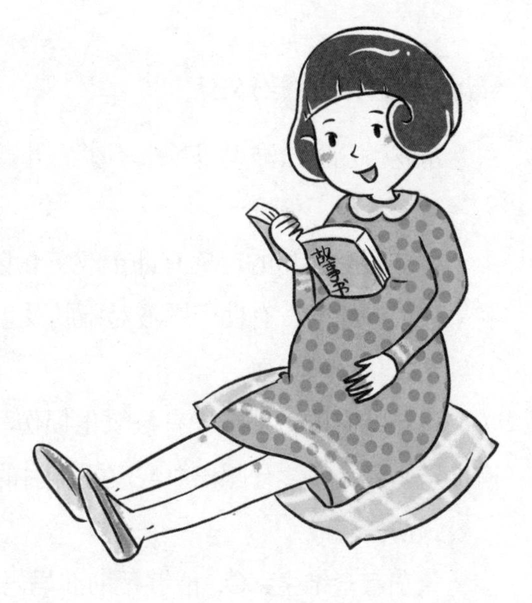

注意宝宝的反应

在给胎宝宝讲故事持续了一个月之后，准妈妈不妨注意一下：是否有些特别的字或句子可以引起胎宝宝踢脚等特定反应？胎宝宝是否对不同的故事做出不同的反应？对准妈妈或准爸爸的声音是否也有不同反应？借着胎宝宝的不同反应，可以和他（她）形成良好的互动和沟通。

第135天 好看又好吃的番茄餐

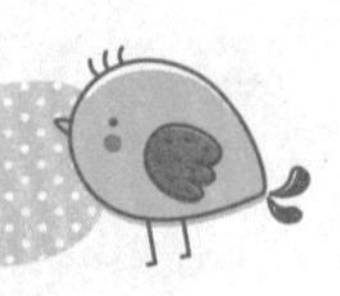

番茄外形美观，色泽鲜艳，汁多肉厚，酸甜可口，既是蔬菜也是水果，生吃或烹调味道都很不错，由于它不仅好吃，而且还具有丰富的营养价值，因此番茄又被称为“菜中之果”。

对怀孕的好处

常吃番茄能给准妈妈带来不少好处。

改善食欲，促进消化

番茄酸酸甜甜的口感有助于改善食欲，番茄所含的苹果酸或柠檬酸，有助于胃液对脂肪及蛋白质的消化。

抗氧化，防出血

番茄特有的番茄红素有抗氧化损伤和保护血管内壁的作用，对预防妊娠高血压很有助益。经常发生牙龈出血或皮下出血的准妈妈，吃些番茄有助于改善症状。

预防妊娠纹

番茄富含维生素C，能够帮助准妈妈预防妊娠斑和妊娠纹。

最佳食用方法

- 番茄常用于生食或做成冷菜，用于热菜时可炒、炖和做汤。以它为原料的菜有“番茄炒鸡蛋”、“番茄炖牛肉”、“番茄鸡蛋汤”等。
- 番茄宜与花菜搭配食用，可以增强抗病毒能力，对患有胃溃疡、便秘、皮肤化脓、牙周炎、高血压、高血脂的准妈妈有益。
- 番茄与芹菜一起吃，有降压作用，对妊娠高血压、高血脂患者极为适宜。

远离腿脚抽筋有方法

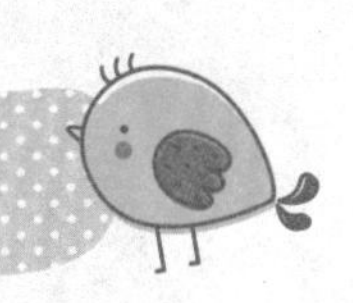

腿脚抽筋是许多准妈妈怀孕中后期的痛苦梦魇，常常会让准妈妈痛苦不堪。其实，只要在日常生活中应用一些简单的预防方法，就可以有效地降低腿脚抽筋的发生率。

腿脚抽筋的原因

如果准妈妈对钙的摄入不足，必将造成血钙低下。而钙是调节肌肉收缩、细胞分裂、腺体分泌的重要因素，低血钙将增加神经、肌肉的兴奋性，导致肌肉强烈收缩，继而出现腿脚抽筋。

除了体内缺钙，如果夜里室温较低，准妈妈睡着时盖的被子过薄或腿脚露到被外；准妈妈睡眠姿势不好，如长时间仰卧、被子压在脚面、脚面抵在床铺上等，都会很容易造成血液循环不畅通，从而引起腿脚抽筋。

应对抽筋的方法

◆ 多补充钙。可多吃含钙食物，如芝麻、牛奶、排骨、虾皮、蛋类、瘦肉、鱼类等。同时，注意保证饮食中维生素D的摄入，以促进钙的吸收。

◆ 睡觉要侧卧，而且要多盖一些被子，同时准妈妈在睡觉时不要把脚露在外面。平时准妈妈要多活动身体，一天做2～3次轻微的运动，如不时在家里走动走动、抬抬腿、伸伸腰、扭动一下胳膊等。腿脚抽筋时，要慢慢地伸展腿部肌肉，然后抓住脚趾，往自己胸部方向扳，这样可以拉伸僵硬的小腿肌肉，由此产生的剧痛并不会持续很久，可以保持这个姿势到疼痛缓解。

准爸爸会遇到的难题

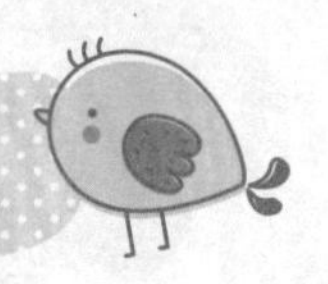

得知妻子怀孕的准爸爸一般认为，怀孕不过是妻子的肚子越来越大。其实可没这么简单，准爸爸要学着注意许多意想不到的难题。

准妈妈皮肤变黑

大多数准妈妈在怀孕后皮肤色素加深，乳晕、外阴、大腿内侧都会变黑。有的准妈妈面部会形成蝴蝶斑。这是由于雌激素和孕激素刺激了垂体促黑素的分泌而造成的。这时，爱美的准妈妈可能会产生不好的情绪，聪明的准爸爸应该学会赞美准妈妈，如告诉她长了蝴蝶斑后平添了些许欧美风情，并告诉她自己非常喜欢她现在的样子。

准妈妈体毛变重

人们一般不议论体毛，所以准爸爸可能会惊诧于准妈妈体毛的变化。注意不要对此流露出不满情绪。许多准妈妈在这时非常敏感，准爸爸应该尽可能地喜欢这种变化，如果做不到的话，就要记住它只是暂时性的，是亲爱的宝宝带来的。

准妈妈的近视

由于怀孕后女性的激素会发生较大的变化，从而可能导致视力障碍，随着生产后激素水平下降，视力就会恢复正常。但这也可能是糖尿病和高血压的症状，所以准爸爸也不要掉以轻心。

今日提醒

准爸爸可能认为把前面这些问题解决好就行了，其实还有很多意想不到的问题需要准爸爸来处理，打起精神，冷静面对各种难题吧。

第138天 工作姿势，你注意了吗

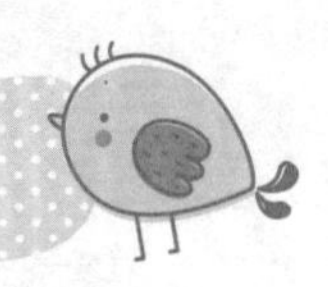

有些准妈妈需要长时间在办公室工作，如果工作时姿势不正确，久而久之会导致腰酸腿痛，严重的甚至可能会危及胎宝宝的安全。下面就来为职场准妈妈介绍一些工作时的正确姿势。

坐 姿

准妈妈需要长时间坐着工作时，如果不经常活动手脚，特别容易引起水肿或静脉曲张。准妈妈可以在脚下放一个矮凳，让双脚踏在上面，以防止静脉曲张。

长时间坐着工作时，准妈妈可以活动一下脚部。要点是双脚掌向下，然后再向上，继而打圈，如此为一组，共做10次，每隔一个小时做一次最佳。

在保持坐姿时，准妈妈扭动腰部属于危险动作，做此动作甚至会引起流产。如果要转身，准妈妈应该整个身体转向，不要只扭动腰部。

打 字

准妈妈如果需要经常打字，就应该时常做做伸展运动，可以举起双手伸展身体，就像平常伸懒腰一样，以松弛颈部和胳膊的肌肉，并且可以防止手部因为长时间停放在桌面上而引起水肿。

◆ 错误姿势：打字时，身子太贴近电脑屏幕，键盘压着自己腹部，手向后悬吊。如果手腕长时间没有承托，会引起颈部和肩膀疼痛。

◆ 正确姿势：腰挺直，稍往后坐，键盘不要压着腹部，手向前，手腕最好用书或毛巾承托。

第139天、第140天 妊娠纹来了，赶走它

怀孕期间，准妈妈的腹部一般会长出很多妊娠纹，很多准妈妈可能会嫌妊娠纹很难看，这里介绍一些消除方法。

为什么会形成妊娠纹

当女性怀孕超过3个月时，增大的子宫凸出于盆腔，向腹腔发展，腹部开始隆起，受增大的子宫影响，皮肤弹性纤维与腹部肌肉开始伸长，尤其是怀孕6个月后更加明显。当超过一定限度时，皮肤弹性纤维发生断裂，腹直肌腱也发生了不同程度的分离。于是，在腹部的皮肤上出现了粉红色或紫红色的不规则纵形裂纹。产后，虽然断裂的弹性纤维可逐渐得以修复，但难以恢复到以前的状态，而原先皮肤上的裂纹便渐渐褪色，最后变成银白色，这就是妊娠纹。

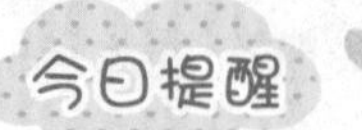

妊娠纹是胎宝宝在准妈妈肚皮上留下的幸福痕迹，所以准妈妈千万不要因此耿耿于怀。

预防妊娠纹的方法

下面的方法可以帮助准妈妈有效地预防妊娠纹。

- 远离甜食与油炸食品。在怀孕期间要避免摄取过多的甜食及油炸物，应摄取均衡的营养，以便改善皮肤的肤质，并让皮肤变得比较有弹性。
- 控制体重的增长。在怀孕时体重增长的幅度，每个月的体重增加不宜超过2千克，整个怀孕过程中应控制在11～14千克。
- 适度地使用除纹霜。除纹霜中的胶原蛋白成分，可补充真皮层的胶原蛋白，预防纤维断裂。

孕6月

坦然接受，孕期的每一个变化

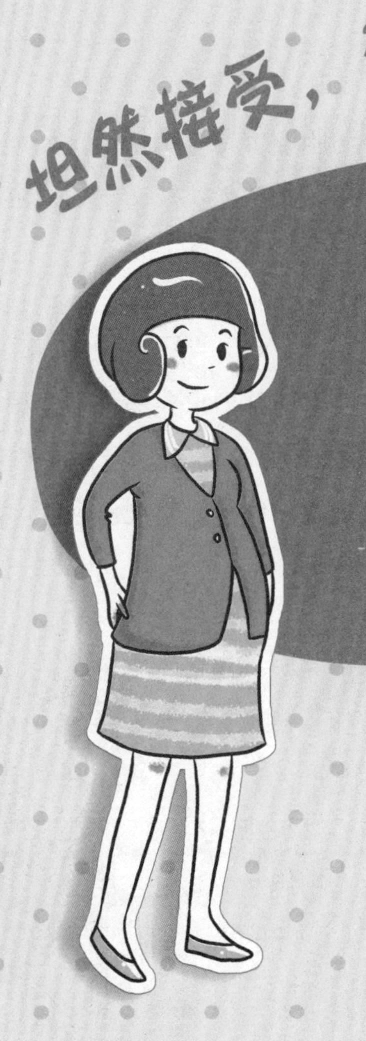

怀孕6个月后，胎宝宝成长的变化可以说是无处不在。准妈妈的身体也发生了较大的变化，比以前更笨重了。这是怀孕的必然经历，准妈妈，坦然接受吧。

第141天 平静地面对身体变化

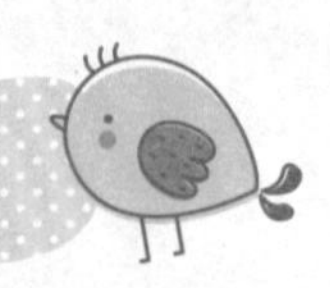

怀孕了，即将升级做妈妈的女性一定会感到无比幸福，可漫长的孕期带来的种种不适，也常会使准妈妈惶恐不安。面对诸多不适，准妈妈该怎样平静地面对身体的变化呢？

放松心情

每天坚持记录自己的心情故事，可以有效地排解烦忧，调节心情，并给自己和家人留下美好的回忆。

心情不好的时候，可以适当地给自己制造些可以开怀大笑的机会，如看看喜剧、听听笑话等。

每天专门抽出20分钟的时间让自己全身心地沉浸在音乐的海洋里，准爸爸也可以陪伴在旁。

多想想胎宝宝

提前给胎宝宝布置一个温馨的住所，让自己沉浸在胎宝宝的世界里，从而忘却一切烦恼。

每天和腹中的胎宝宝说说悄悄话，如“今天的天气真好”等，把淡淡忧愁转变为对宝宝的殷殷期盼。

对自己降低要求

不要对每一件事情都力求完美，不要像怀孕以前那样试图去做好每件事。在怀孕中后期，每天最多计划做一件事，整理一下宝宝的衣物或写一写怀孕日记。

适量活动

适量的运动和正常上班，可明显地增强准妈妈肌肉的弹性和活力，促进心态的稳定。适当地做一些轻松的家务事，如擦桌子、收拾碗筷等。

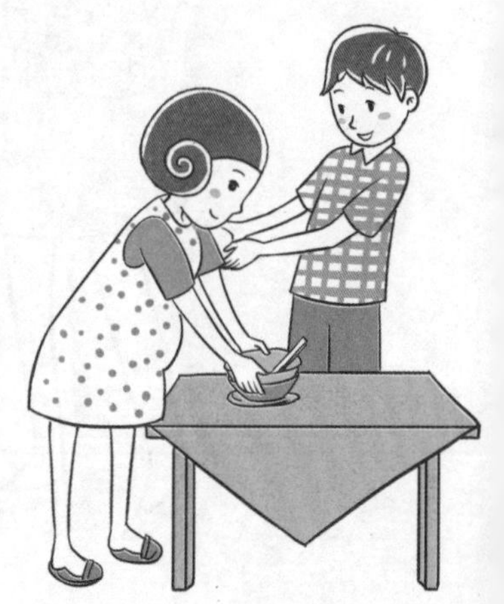

胎心音，你会听吗

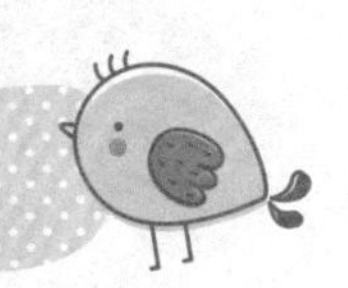

听准胎心音的方法并没有那么容易掌握，准妈妈和准爸爸要认真学习听胎心音的门道哦！

如何听胎心音

妊娠中后期，由于腹部增大，准妈妈已经不可能自己听胎心音了，特别需要准爸爸给予帮助。这时的准爸爸要担任好倾听者的角色。

初次听的时候，准爸爸一定要克制住激动的心情，耐心地数具体数字。准爸爸和准妈妈很可能会找不到准确的胎心位置，这可以请医生帮助。准妈妈去医院做产前检查的时候，可以请医生或医护人员找到具体的胎心位置，在肚皮上做好相应的标记，然后准爸爸即可对准标记听取胎心音。

准爸爸听胎心音的时候，可以让准妈妈取舒适的仰卧位，平躺在床上，双腿自然地平伸，并尽量伸直，准爸爸可以用专门的胎心音听筒对准准妈妈的腹壁来听，也可以用一个木头材质的听筒仔细地听。每次听1分钟时间，每天听1～3次为宜。

如何判断胎心音是否正常

胎心音的速度比较快，基本维持在每分钟120～160次。胎动通常会加快每分钟心跳的次数，但是胎动一结束胎心音又会马上恢复正常。在没有胎动的情况下，如果胎宝宝的心跳次数每分钟在160次以上或者在120次以下，且跳动很不规律，均属于异常胎心音，通常是胎宝宝在准妈妈子宫内严重缺氧的体现，准妈妈应立即上医院。

第143天 别忘了做B超检查

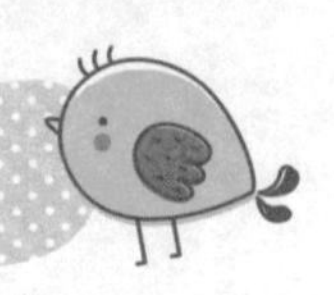

B超检查的频率应由医生来决定。一般来说，孕中期的B超检查主要包括以下内容。

判断胎宝宝的生长发育是否符合孕周

B超通过测定胎宝宝双顶径可以了解胎宝宝的发育情况。在孕中期，双顶径每周增加2.4～2.8毫米，孕晚期每周增加2毫米。

判断胎宝宝有无畸形

在孕4个月后，胎宝宝的各器官已基本形成，故要了解胎宝宝有无畸形，可以选在孕20～24周之间。孕周过小，看不清楚；过大，一旦发现畸形要终止妊娠则对母体极为不利。

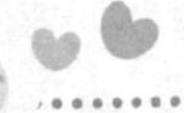

今日提醒

正常情况下，B超在孕早期做1次，孕中期做1次，孕晚期做1~2次。但这几次的目的各不相同：早期了解孕龄，中期了解胎宝宝发育有无异常，晚期了解胎宝宝大小及是否安全。

观察胎宝宝在宫内的安危

这包括了解胎盘部位结构、观察羊水量、观察胎宝宝的活动，以判断胎宝宝有无缺氧等情况。

总之，B超检查是为了查看胎宝宝的生长发育情况，确定是否有先天缺陷，并检查胎盘和脐带状况。在进行B超检查之前，建议准妈妈要多喝水，不要排尿。因为如果膀胱是空的，子宫就会移到骨盆的下侧，致使检查难以进行。检查之前，医生将会在准妈妈的腹部涂抹润滑剂。润滑剂有助于检测仪在腹部表面的顺畅移动。

准妈妈别补过头

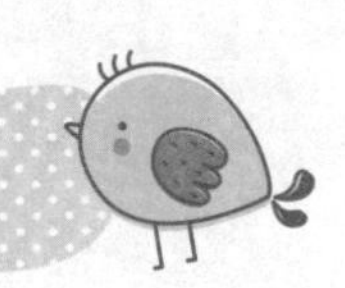

随着人们物质生活水平的大幅度提高，出于对宝宝的营养、健康和聪明的渴望，准妈妈往往大力改善膳食营养，终日高营养饮食不断，致使营养过剩，反而起到了适得其反的作用。

维生素并非多多益善

孕期营养过剩，包括摄入维生素量过多。维生素对人体生理过程起着不可替代的巨大作用，但摄入过多也是无益的，因为它毕竟不是补品。比如：

- 服用维生素A过量，会引起胎宝宝骨骼异常，或发生腭裂、眼脑畸形，出生后食欲缺乏、体重轻。
- 服用维生素B_6或维生素C过量，可以影响胎宝宝的正常发育。
- 服用维生素D过量，可使胎宝宝出生后血钙过高，智力低下、食欲缺乏、便秘，还可能使硬脑膜裂开。
- 服用维生素K过量，可引起新生儿腹泻、腹痛和乏力等症。

不要盲目进补

一些准妈妈，尤其是平时体质较弱的准妈妈，会选择长期服用滋补品，希望能使身体由弱变强，以求有利于胎宝宝的顺利生长。其实，滥用滋补品是不必要的，甚至是危险的。任何滋补品，都要在人体内分解、代谢，并有一定副作用，包括毒性作用和变态反应。可以说，滋补品用之不当，对准妈妈和胎宝宝可带来种种危害。

第145天 食物过敏，不可轻视

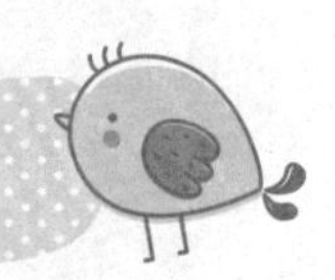

喝酒、吸烟、滥用药物对胎宝宝危害很大，这一点被很多准妈妈了解并已注意防范。但是，对于食用过敏食物对胎宝宝发育的影响却还为很多准妈妈所不了解，或者不太重视，因而往往因吃了过敏食物造成流产、早产、畸形等，即便最终按期生育，也可能致宝宝患多种疾病。

哪些食物容易引起过敏

引起过敏的食物范围很广，鱼、肉、蛋、奶、菜、果、面、油、酒、醋、酱等都会引起过敏。但一般来说，常见的也是最易引起过敏的物质主要是蛋白质，包括牛奶、花生、虾、螃蟹、豆类、坚果、海产品等食品。

预防食物过敏的方法

准妈妈应该如何预防食用过敏食物，可从以下5个方面加以注意。

◆ 以往吃某些食物发生过敏反应现象，在怀孕期间应禁止食用。

◆ 不要食用过去从未吃过的食物或霉变食物。

◆ 在食用某些食物后，如发生全身发痒、出荨麻疹或心慌、气喘以及腹痛、腹泻等现象时，应考虑到食物过敏，立即停止食用这些食物。

◆ 不吃或慎吃容易致敏的食物，如海产鱼、虾、蟹、贝壳类食物及辛辣刺激性食物。对海产食物可先少量吃，看是否有过敏反应之后再决定是否食用。

◆ 食用蛋白类食物，如动物肉、肝、肾，蛋类，奶类，鱼类等应烧熟煮透，以减少过敏的发生。

减少热量，让烹调来帮忙

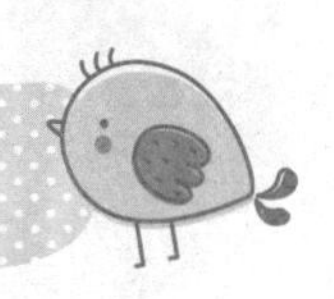

制定准妈妈食谱时，食物的种类固然重要，但在食物的烹饪方法上同样需要下功夫。即使是同一种食物，由于烹饪方法的不同，其热量也不尽相同。

选择肉类中热量少的部位

在牛肉和猪肉中，去掉油脂的里脊、大腿内侧、膝盖后身等部位的肉和红色的瘦肉部分的热量低。鸡肉中，胸脯肉比大腿肉的脂肪含量少，烹饪的时候将皮除去，能够大大减少热量。

使用不粘锅

炒青菜的时候如果使用不粘锅就能减少油的使用量，热量也会随之减低。

烹饪方式：煮、烤、焯

将肉类同生姜、蒜、葱一起放在入水中煮一遍，祛除油脂和膻味后再进行烹饪。另外，烤制比炒制更能减少食物的热量，如果为了减少热量，也可以选择前者。

使用微波炉

做油炸食物的时候，不能直接投入油中，可以适当使用微波炉。在原材料上涂抹作料以后，再涂抹一层食用油，放入微波炉里加热。这样既可以享受烤制的香味，又能达到减少热量的效果。

今日提醒

蔬菜类热量低，维生素、矿物质和膳食纤维含量丰富。黄绿色蔬菜和蘑菇类、海藻类等可在孕期大量食用。在烹饪方法上，做成色拉或凉拌比油盐炒食的好。

第147天 适当刺激胎宝宝的视觉

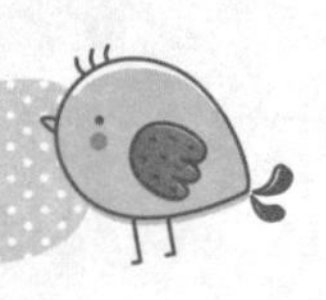

当准妈妈腹部在日光下照射时，胎宝宝能感觉到光线强弱的变化。因此，在有胎动时，可以适当地通过光照刺激胎宝宝的视觉。

了解光照胎教

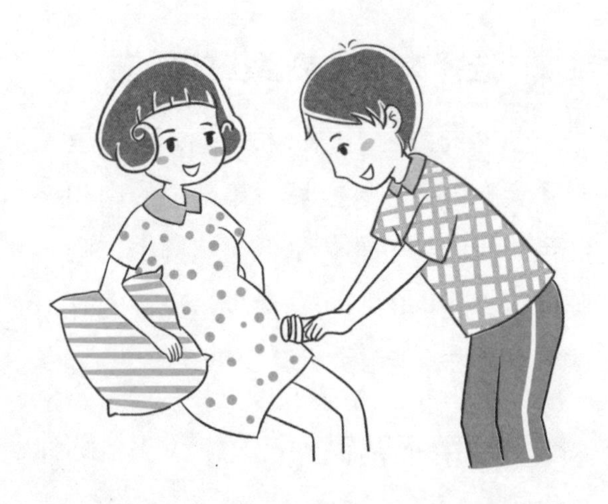

光照胎教法是指通过光源对胎宝宝进行刺激，以训练胎宝宝视觉功能的胎教法。用胎儿镜观察可发现，准妈妈怀孕4个月时胎宝宝对光就有反应。当胎宝宝入睡或有体位改变时，胎宝宝的眼睛也在活动。怀孕后期，如果将光射进子宫内或用强光多次在准妈妈腹部照射，可发现胎宝宝眼球活动次数增加，胎宝宝会安静下来。用B超检查仪还可观察发现，用手电筒一闪一灭地照射准妈妈的腹部，胎宝宝的心率就会出现剧烈变化。因此，光照胎教法正是基于胎宝宝具有视觉而实施的。

用光照训练胎宝宝的昼夜节律

实验证明，光照胎教不仅可以促进胎宝宝对光线的灵敏反应及视觉功能的健康发育，还有益于其出生后动作行为的发育成长。准妈妈可每日定时用手电筒的微光一闪一灭地照射自己腹部3次，同时告诉胎宝宝，现在是早晨或者是中午了。但要特别注意的是，光照胎教宜用微光，忌用强光照射，且时间不宜过长，也可以在晒太阳的时候一边抚摸腹部，一边对胎宝宝说，“现在是上午，阳光很温暖”等。

这些疼痛，你有吗

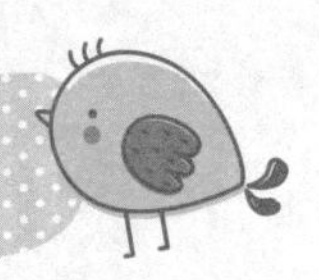

进入孕中期后，很多准妈妈会发现自己的手腕、骨盆等一些部位会频繁地出现疼痛症状，虽然不是大问题，但会让准妈妈在生活和工作中感到非常不便。下面就来了解一下这方面的知识。

手腕疼

手腕疼痛是由于怀孕期间分泌的激素引起的筋膜、肌腱、韧带及结缔组织变软、松弛或水肿，同时压迫神经所造成的。手部有水肿或过度伸屈腕时可激发该症状，感到单侧或双侧手部阵发性疼痛、麻木，有针刺或烧灼的感觉。当准妈妈感觉手指上有针扎般疼痛时，可采用轻轻按摩的方法缓解疼痛；还有一种方法，就是晚间睡觉时，在手和手腕下垫一个枕头。

骨盆痛

骨盆疼痛是由于韧带松弛和牵拉所致。出现这种情况时，应躺下休息或者洗个热水澡，尝试一些柔和的锻炼。

腰背痛

随着胎宝宝的生长，使准妈妈腰背部肌肉产生了张力，从而改变了准妈妈的机体平衡并导致腰背部疼痛，这种情况可能出现在孕期的各个阶段，在怀孕的最后几周尤为突出。为了缓解腰背部疼痛，准妈妈捡东西时要注意弯曲膝盖，过重的东西不要自己提。坐下时要用垫子垫在背部的凹处。站立时要注意姿势并站直，不要穿高跟鞋。如果疼痛比较明显，最好每晚入睡前，让准爸爸帮忙按摩一下。

第149天 妊娠高血压综合征准妈妈的饮食

准妈妈发生妊娠高血压综合征，除采取必要的治疗措施外，饮食调理也十分必要。

限制水分

水分在体内的积蓄是引起水肿的重要原因。一般轻度高血压准妈妈自己酌情尽量减少水分的摄入，中度或高度高血压患者，对水的摄入要定量控制。

减少食盐的摄入

食盐中的钠有潴留水分、加重水肿、收缩血管、升高血压的作用。另外，小苏打、发酵粉、味精也含钠，要注意限量食用。

摄入足够的优质蛋白和必需脂肪酸

因为从尿液中会损失一部分蛋白质，所以除了并发严重肾炎的患者外，一般不要限制蛋白质的摄入。必需脂肪酸的缺乏，往往会加重病情，所以宜摄入植物油以增加必需脂肪酸。禽类、鱼类蛋白质中含有丰富的蛋氨酸和牛磺酸，这两种成分可调节血压的高低。大豆中的蛋白质能降低胆固醇而保护心脏和血管。

多吃蔬菜和水果

每天保证摄入蔬菜和水果500克以上，有利于防止高血压的发生。

热量摄入要控制

特别是妊娠前体重过重的准妈妈，应少用或不用糖果、点心、甜饮料、油炸食品以及含高脂肪的食品。

第150天 安全出行有策略

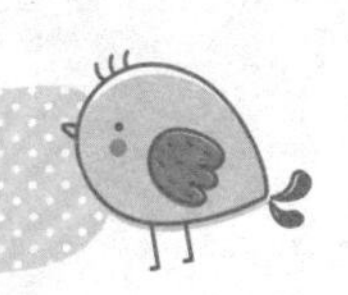

孕期出行要秉承“安全第一，预防为主”的原则，要选择适宜的出行方式，并注意身边的情况，避免危险的发生。

人多拥挤

在上下班的高峰时间，地铁和公交车是非常拥挤的，对于准妈妈们来说，不注意的话，很容易发生危险。

尽量避免上下班的高峰时间出行；另外，出行最好选择穿舒适的鞋，以减轻脚的负担。

空气污染

封闭、拥挤的地铁和公交车厢内，空气不流通，除了容易感到胸闷、气喘、头晕外，也容易传播病菌。

尽量坐在靠近车门的地方，在到站车门打开的时候能够偶尔换换气。不要待在人多、拥挤的地方，烟味儿很大；油漆味儿过重的车尽量不要乘坐，因为车内环境不好不仅会影响自己的心情，还会对胎宝宝不利。

没有座位

地铁和公交车里没有座位是普遍现象，在没人愿意主动让座的情况下，长久站立是无法避免的事情。长时间的站立不仅会造成疲劳，也容易引起下肢水肿。

肚子尚不明显的准妈妈可以穿上孕妇装，或是在包上挂一个表明自己是准妈妈的特制吊牌。如果这样还是没人主动让座，准妈妈最好尝试走到看上去比较面善亲切的人面前，直接请他让个座，一般这种请求是不会被拒绝的。

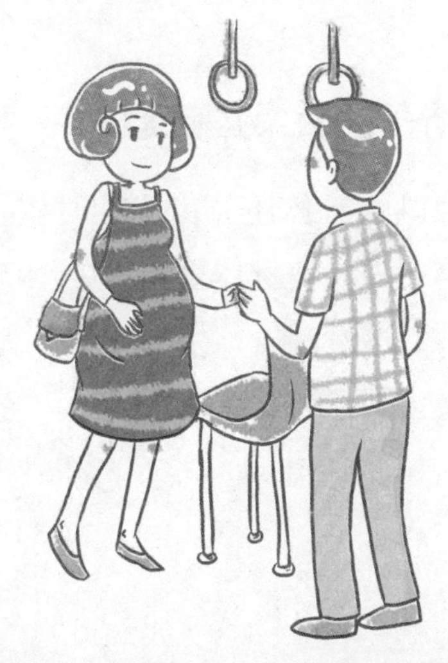

借助工作环境巧运动

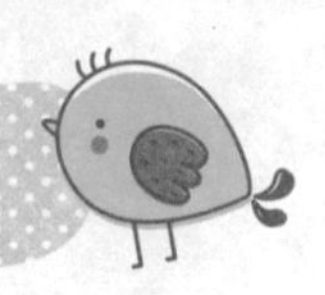

在怀孕期间没有放弃自己工作的准妈妈，每天应该借助工作环境与工作条件适当地做一些运动，这对于准妈妈与胎宝宝的健康及日后的分娩都很重要。

利用午餐后适当散步

工作了一个上午，准妈妈可以利用午饭后的时间出去走走，不但能达到运动的目的，同时也能借此机会放松工作带来的压力。尤其是在阳光下散步，能使皮下的脱氢胆固醇转变为维生素D，能够促进肠道对钙、磷的吸收，对胎宝宝的骨骼和大脑发育特别有利，更会使准妈妈心情舒畅，告别郁闷情绪。

借助工作椅进行活动

准妈妈可以坐在有靠背的工作椅上做一些运动练习。坐之前，把两脚并拢，自然地平放在地面上，然后轻轻地坐在椅子上，后背靠椅背。两只脚自然地平放在地面上，做深呼吸。足尖尽力上翘，翘起后再放下，反复多次，注意足尖上翘时，脚掌不要离地。这样既可以减轻上半身对盆腔的压力，使脊背伸展放松，又可以减少腰部的不适感。

站在办公桌边做运动

在自己的身体还算灵活的时候，可以站在桌边做一些运动：手扶椅背，慢慢吸气；手臂用力，使身体重力集中于椅背；脚跟提起，使身体抬高；腰部挺直，下腹部靠近椅背；慢慢吐气，手臂放松，脚还原。这个运动能够减轻准妈妈的腰部酸痛，增强腹压及会阴部的弹性。

做做骨盆运动吧

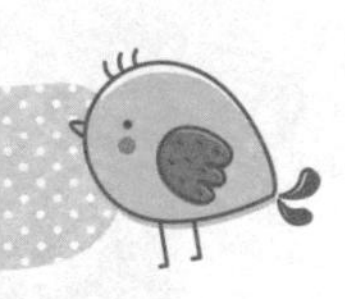

做骨盆运动的好处很多，能够防止由于体重增加和重心变化引起的腰腿疼痛，还能够松弛腰部和骨盆肌肉，为分娩时胎宝宝顺利通过产道做好准备。

松弛骨盆运动

◆ 仰卧在床，后背紧贴床面，两腿与床呈45°，脚心和手心放在床上。

◆ 腹部向上挺起，腰部呈拱形，默数10下左右，再恢复原来体位。做10次。

◆ 呈趴卧体位，双膝和双手贴床，将头伏在双臂之中，让后脊背与双臂成一直线。

◆ 抬头，身体上部向前方慢慢移动，腰部、臀部同时前移。每呼吸一次做一次，可做10次。

这项运动可以松弛骨盆和腰部关节，还可以使产道出口肌肉柔软，并增强腹部肌肉力量，伸展骨盆肌肉，使胎宝宝在分娩时顺利通过产道。

扭动骨盆运动

◆ 第一步：仰卧在床，两腿与床呈45°，双膝并拢。

◆ 第二步：双膝并拢带动大小腿左右摆动。摆动时两膝好像在画一个椭圆形，要缓慢地，有节奏地运动，双肩和脚底要紧贴床面。

◆ 第三步：左腿伸直，右腿保持原状，右腿的膝盖慢慢向左倾倒。

◆ 第四步：右腿膝盖从侧面恢复原位后，再向左侧倾倒，此后两腿交替进行。

这项运动可使骨盆关节和腰部的肌肉保持柔软，减少疼痛，每个动作各做10次。

中成药并非绝对安全

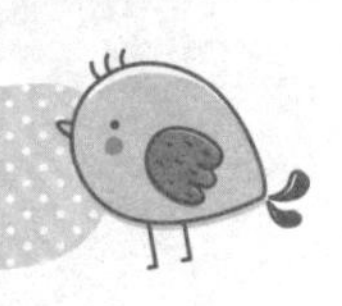

在人们的心目中，西药会引起胎宝宝畸形，中成药对准妈妈是安全的，可放心使用。事实上有些中成药的毒性也很大，可造成胎宝宝畸形，甚至造成流产和胎宝宝死亡。一般说来，下列中成药准妈妈不宜使用。

泻下类

泻下类是指有通泻大便，排除肠胃积滞、或攻逐水饮、润肠等作用的中成药，如十枣丸、舟车丸、麻仁丸、润肠丸等。这类药围攻下之力甚强，有损胎气。

祛风湿痹痛类

祛风湿痹痛类是以祛风、散寒、除湿止痛为主要功效的成药。如虎骨木瓜丸，因其有活血之牛膝及辛热之川乌，都有损胎宝宝。类似的中成药还有大小活络丸、天麻丸、虎骨追风酒、华陀再造丸、伤湿止痛膏等。而抗栓再造丸则因大黄攻下、水蛭破血，故准妈妈亦应禁用。

消导类

消导类即有消食导滞、消痞化积作用的一类成药。如槟榔四消丸、九制大黄丸、清胃中和丸、香砂养胃丸、大山楂丸等，都具活血行气、攻下之效，故易致流产。

清热类

清热类是指具有清热解毒、泻火、燥温等功效的中成药。如六神丸在孕早期服用可引发胎宝宝畸形，孕后期服用易致宝宝智力低下等后果。而含有牛黄等成分的中成药，因其攻下、泻火之力较强，易致准妈妈流产，如牛黄解毒片、片仔磺、败毒膏、消炎解毒丸等。

今日提醒

准妈妈在服用中成药之前，一定要先咨询医生。

第154天 这些食物，睡前不要吃

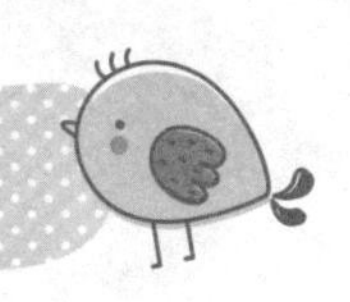

营养专家提醒广大准妈妈，要想远离失眠，那么在睡觉前，以下这些食物就不要吃。

胀气食物

有些食物在消化过程中会产生较多的气体，从而产生腹胀感，妨碍正常睡眠。如豆类、圆白菜、洋葱、西兰花、青椒、茄子、土豆、红薯、芋头、玉米、香蕉、面包、柑橘类水果和添加木糖醇（甜味剂）的饮料及甜点等。

辣咸食物

辣椒、大蒜及生洋葱等辛辣的食物，会造成某些人胃部灼热及消化不良，从而干扰睡眠。另外，高盐分食物会使人摄取太多钠离子，促使血管收缩，血压上升，导致情绪紧张，造成失眠。如果本来就已有高血压病史，进食高盐分食物很有可能引发高血压性头痛及中风。

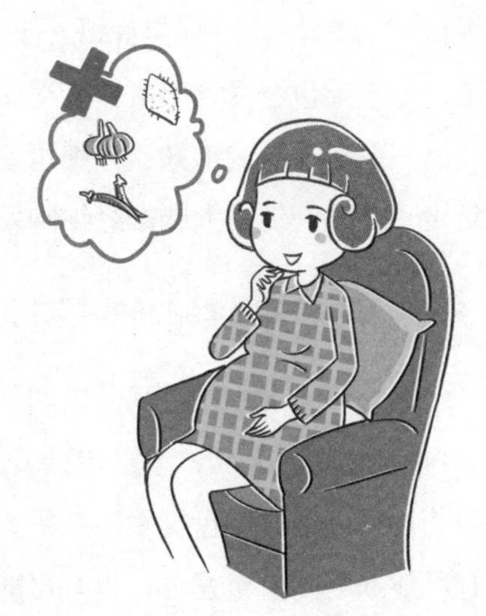

过于油腻的食物

晚餐丰盛油腻，或进食一堆高脂肪的食物，会加重肠、胃、肝、胆和胰的工作负担，刺激神经中枢，让它一直处于工作状态，也会导致失眠。最聪明的做法是，把最丰盛的一餐安排在早餐或午餐，晚餐则吃得少一点、清淡一点，比如，晚餐做一些芹菜百合，这样的晚餐能起到安眠的作用。

第155天 胎宝宝的大脑要呵护

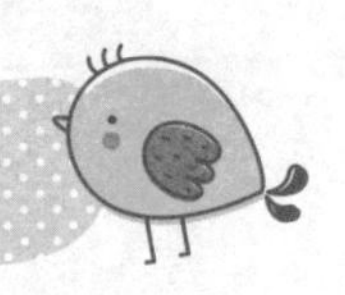

所有的父母都希望自己的孩子智商高，头脑聪明，那么就要远离一些对胎宝宝大脑发育有害的因素。

准妈妈爱学习宝宝头脑好

怀孕后，很多准妈妈可能什么也不干，什么也不学了。现代胎教学认为，准妈妈和胎宝宝之间信息传递可以使胎宝宝感知到准妈妈的思想，如果准妈妈既不思考也不学习，胎宝宝也会受到感染，变得偷懒。倘若准妈妈保持旺盛的求知欲，则可使胎宝宝不断接受刺激，促进大脑神经细胞发育。

用药不当影响胎儿智力

据统计，准妈妈在怀孕期间曾服用过至少1种药物者占90%，至少10种者占4%。某些药物可以通过胎盘屏障，准妈妈用药不当有可能影响胎宝宝发育，也有可能导致脑发育不全，影响胎宝宝的智力。在此，告诫准妈妈们：为了胎宝宝的聪明健康，自己千万不要自行服药；用什么药，以及如何用药，应去医院在专业医生的指导下进行。

避免刺激宝宝大脑发育

准妈妈尽量不参加紧张、刺激的活动，不要看暴力、恐怖的影视剧，以免神经的高度紧张刺激胎宝宝的大脑发育。准妈妈可以多欣赏优美的音乐，阅读些有趣味的、活泼健康的文学作品，到风景秀丽的地方去散步，保持正常的生活规律，避免懒散的生活方式。

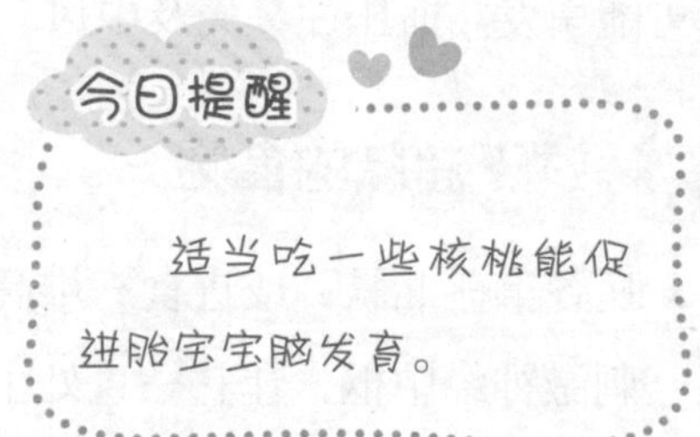

汗多和烧心的应对方法

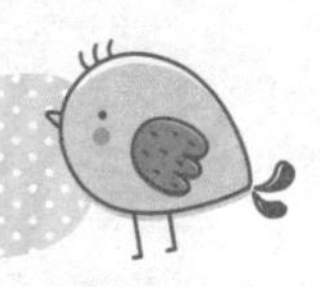

在怀孕期间，很多准妈妈会有爱出汗和烧心的现象，虽然这些都属孕期的正常现象，但还是要学会一些应对方法。

爱出汗的应对方法

对付出汗，准妈妈不妨试试以下几个妙招。

◆ 怀孕以后要注意及时补充水分，多吃蔬果，用来补充汗液中流失的钾、钠等离子，以保持体内电解质的平衡。

◆ 平时要勤换内衣、勤洗温水澡，保持个人的清洁卫生。

◆ 准妈妈不要因为怕出汗就长时间地待在空调房间里，这对于身体的血液循环极为不利。而且，当准妈妈出汗较多时，不要马上吹电风扇或空调。

◆ 当身体出汗过多时，为了避免脱水，要及时增加饮水量，以喝20℃左右的新煮白开水为好，或补充一些淡盐水，最好不要喝甜饮料或者刺激性饮料。

准妈妈烧心怎么办

准妈妈如果出现了烧心的症状，千万别犯愁，下面就来推荐几个好方法。

◆ 准妈妈平时的穿着要宽松柔软、舒适便利，不能穿过紧的衣服，以防身体产生不适感。

◆ 吃完饭后要适当地走动或做轻微运动，不要立即躺下或者睡觉，以免腹内压立即升高，造成烧心。

◆ 平时的饮食中多吃新鲜水果和蔬菜，不要食用油腻食物、不易消化的食物及刺激性食物，它们会促使食道肌肉松弛，刺激食道黏膜，加重烧心感。

第157天 看看你的肚子有多大

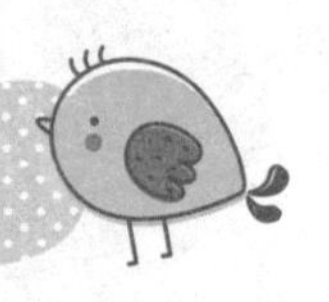

准妈妈的体形不同，腹部看起来也各不相同。准妈妈的体态越娇小，腹部会显得越鼓、越大。

决定腹部大小的因素

◆ 腹部的形状。腹部的形状也决定着其视觉上的大小。腹部向两边延伸的准妈妈，看起来肚子较小；腹部向前方凸出的准妈妈，看上去肚子较大。一般来说，体形瘦的人腹部更圆。

◆ 羊水量。羊水量也会影响准妈妈腹部的大小。羊水量随准妈妈的体质有所不同，太多或太少都会引起问题。

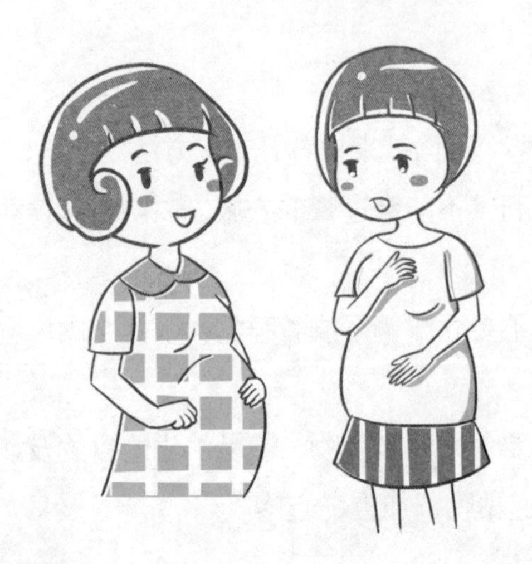

腹部多大算正常

孕期腹部的大小，随准妈妈体形和腹部形状的不同而出现差异，每次接受定期检查时，测量子宫底的高度，即可发现胎宝宝有无异常。子宫底高度是指从耻骨（位于骨盆的前方下部的骨头）到子宫底（子宫的最高部位）之间的长度。可以通过测量子宫底高度，判定胎宝宝的大小。

正常的子宫底高度随妊娠月数的不同，标准也不尽相同。但是，标准值并不一定适合所有胎宝宝。由于胎宝宝的位置、羊水量、准妈妈的脂肪状态等多种因素的影响，即使胎宝宝发育正常，准妈妈子宫底高度的数值也可能比标准数值稍微偏高或偏低。只要子宫底的高度在标准值的±2厘米范围以内，就可以视为胎宝宝处在顺利成长中。

你会测量宫高与腹围吗

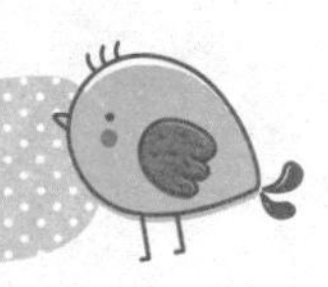

通过测量宫高和腹围，有助于动态观察胎宝宝的发育，及时发现胎宝宝发育迟缓、巨大儿或羊水过多等妊娠异常，使其有可能通过及时治疗得到纠正。

为什么要测量宫高和腹围

宫高是耻骨联合上缘中点到子宫底部最高点的距离，它反映子宫的纵径长度；腹围是经肚脐绕腹一周的长度，它能反映子宫的横径和前后径的大小。随着孕期的进展，子宫顺应胎宝宝的发育而增大，通过宫高和腹围的测量即可初步判断孕周，并间接了解胎宝宝的生长发育状况，估计胎宝宝的体重。

测量宫高的方法

准妈妈排尿后，平卧于床上，用软尺测量耻骨联合上缘中点至宫底的距离。一般从怀孕20周开始，每4周测量1次；怀孕28～35周每2周测量1次；怀孕36周后每周测量1次。将测量结果画在妊娠图上，以观察胎宝宝发育与孕周是否相符。如果发现宫高间隔两周没有变化，要进行进一步检查。

测量腹围的方法

准妈妈排尿后，平卧在床上，用软尺经肚脐绕腹部一周，这一周的长度就是腹围。测量腹围时注意不要勒得太紧。测量腹围的时间与测量宫高的频率相同，要将测量结果及时记录下来，与孕周标准相对照。如发现增长过快或过缓，则应考虑是否是羊水过多或胎宝宝发育迟缓。

第159天 这些家务，准妈妈不要做

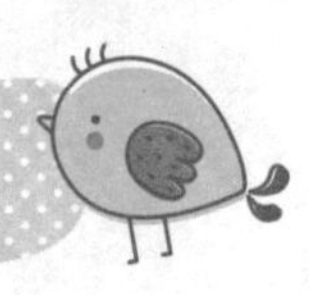

准妈妈可以做些力所能及的家务活儿。但在进行家务劳动时，应避免以下可能给胎宝宝和自己带来伤害的行为。

不宜长时间弯腰及下蹲

像擦地、在庭院除草一类的活，因为长时间蹲着，可能会引起骨盆充血最终导致流产，尤其在怀孕后期应绝对禁止。冬天不要长时间地使用冷水，也不要长期待在寒冷的地方，因为身体受凉后也可能导致流产。

不宜长时间伸腰晒衣服

晾衣服时，因为是向上伸腰的动作，腹部要用很大的力气，长时间这样做也有可能会引起流产。如果洗的衣服太多，连续一件接一件地晾，站立的时间长了会造成下半身水肿，所以应该干一会儿歇一会儿。

不宜长时间站立做饭

做饭的时候，为避免腿部疲劳、水肿，应尽量坐在椅子上操作。在怀孕晚期尤其注意不要让灶台压迫已经凸出的大肚子。个别仍有早孕反应的准妈妈，烹调的味道可能引起呕吐过敏，所以要想办法做一些清淡可口的饭菜。

不宜独自进行家庭大扫除

在进行家庭大扫除时，要等准爸爸在家时一起进行，不要踩着凳子打扫高处的卫生，也不要搬沉重的物品，这些动作会给腹部带来压力，十分危险。

第160天 皮肤瘙痒别轻视

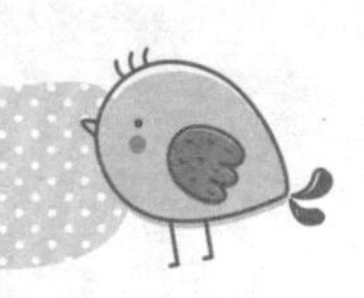

有些准妈妈在怀孕中后期会出现皮肤局部甚至全身的瘙痒现象，严重时还会出现皮肤发黄，这有可能是某种病症，准妈妈不可大意。

瘙痒与“妊娠期肝内胆汁郁积症”

准妈妈在怀孕中后期出现的不明原因的皮肤瘙痒，有可能是一种病症，医学上将这种病症称为“妊娠期肝内胆汁郁积症”（ICP），它可能引起胎宝宝死亡、准妈妈早产、产后出血等。

这种病的主要症状是，准妈妈怀孕五六个月或七八个月后身上开始发痒，从轻度的局部瘙痒直至严重的全身瘙痒不等。约有20%的准妈妈，瘙痒发生后2～3周，可出现尿黄和巩膜黄疸。

为什么会出现“妊娠期肝内胆汁郁积症”

据分析，导致黄疸和皮肤瘙痒的原因是：准妈妈雌激素水平高，胆代谢异常，胆汁在肝内郁积，在血中积累，形成黄疸；血中的胆盐刺激皮肤神经末梢，在临床上表现出瘙痒症状。

加强监护，及时检查

妊娠期肝内胆汁郁积症易造成胎宝宝宫内缺氧，特别是在临产时缺氧现象较明显，并易导致准妈妈发生早产及产后出血过多。因此，准妈妈对不明原因的皮肤瘙痒应当重视，及时去妇产科做检查，特别是在临产期更不可大意。家人若发现准妈妈有异常，应加强监护，确保准妈妈和胎宝宝的平安。

有利顺产的小运动

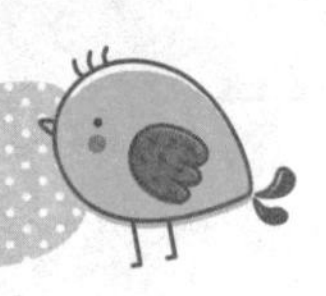

许多准妈妈因为担心“生产不顺”而不肯选择自然分娩。为了将来顺产，准妈妈可以试一试下面几个有利于顺产的运动。

普拉提式的侧腔呼吸

吸气时尽量让肋骨感觉向两侧扩张，吐气时则要让肚脐向背部靠拢。这种呼吸方法可以使身体深层的肌肉都获得锻炼，有助于加强腹肌和骨盆底部的收缩功能，对准妈妈的自然生产很有帮助。此外，对肺活量的锻炼，也能让准妈妈在生产时呼吸得更加均匀平稳。

蹲举训练

随着准妈妈体重的不断增加，膝盖会承受越来越大的压力，这就需要做些蹲举运动了。它不但可以锻炼腿部耐力，还可增强呼吸功能及大腿、臂部、腹部收缩功能。运动时，双手自然下垂，两脚与肩同宽，脚尖正对前方，然后吸气往下蹲，蹲到大腿与地面呈水平时，吐气站立。下蹲时，应注意膝盖不能超过脚尖，鼻尖不能超过膝盖。每个动作重复12~15次，一周3~4次。

举哑铃、杠铃

可选择一些重量小的哑铃和杠铃，一边双臂托举，一边配合均匀呼吸。这样不但可以锻炼手臂耐力，加强身体控制，还可以增强腹肌收缩功能和腰部肌肉的柔软性。

教你三招孕妇体操

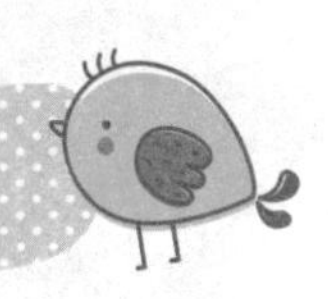

孕期做体操好处多多，下面就介绍三种适合孕中期的家庭小体操。

胸部体操

准妈妈盘腿坐在床上，挺直腰背，两手腕交叉后用左手抓右臂，右手抓左臂。两手同时向外推臂。然后挺胸，放松肩部。此运动也可改为在胸前合掌内推。此运动可增进胸部的血液循环，强健胸部肌肉，防止乳房下垂。

电梯式体操

平躺在床上，双手自然放于腹部下方，屈膝，脚心向下，双膝并拢，如电梯般一层一层地上抬腰部。

从“1楼”到“5楼”分5层上抬，在“5楼”处保持2～3秒后，边呼气边分5层慢慢放下腰部，重复10次。

此运动可活动骨盆底肌肉群，同时可练习收缩阴道肌肉。不过电梯式体操会使胎宝宝在腹中逆转，所以怀孕8～9个月时不要做。

胸贴地猫式

双膝跪在垫子上，深呼吸；

两手伸直，向前放于膝盖前方的垫子上抬起臀部，依次放下腰部、胸部，最后下颌贴地，停留6～10秒钟，深呼吸；还原，将呼吸调整均匀，再重复一次。

经常做此练习可使背部、臀部、肩膀、腰部得到充分伸展，避免腰酸背痛，并能纠正胎位，有助于顺利生产。

今日提醒

做操次数要依自身状况而定，不要勉强自己。运动适量的感觉为：身体微微发热，略有睡意。

健走运动好处多

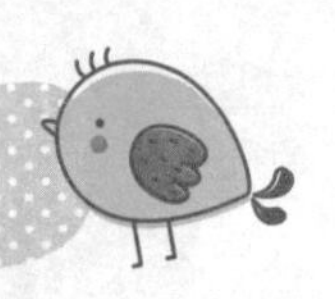

很多准妈妈因为工作等原因，没有时间运动。其实，准妈妈如果能每天健走15分钟，也是一项非常好的运动方式。

健走运动适合准妈妈

健走运动跟平常步行的方法一样，只是步伐较快，是一种有氧运动，属于低强度型的运动，相对于跑步来说，更适合准妈妈。

小心运动中的伤害

准妈妈由于怀孕后身体的韧带变得松弛，如果在运动中准妈妈有腰痛、大腿两侧疼痛的情况，就要留心，若痛感在运动后有加剧的情况，便应减少运动时间或停止。如怀孕期间有任何不稳定的情况，包括胎位不正、流产迹象等也应该暂停运动。

在运动时，准妈妈应该选择一些草地、专业跑道等地面比较柔软的地方进行，避免湿滑或凹凸不平的地面。

注意运动时的姿势

由于怀孕期间肚子变大，准妈妈健走时容易有含背的情况，这个姿势会加重对肚子的压力，导致腰痛。运动时，准妈妈也要保持眼睛向前看。

在运动时，准妈妈的手肘要保持90°角弯曲，挥动手臂时要紧贴身体，动作要自然，不要太夸张，也不要横向挥动手臂，这样会减弱锻炼效果。

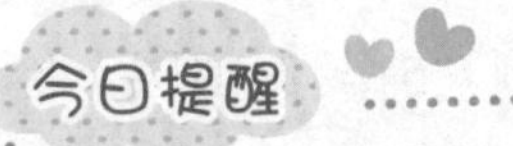

准妈妈每周可以进行3次健走运动，每次平均15分钟左右。

安全用药三部曲

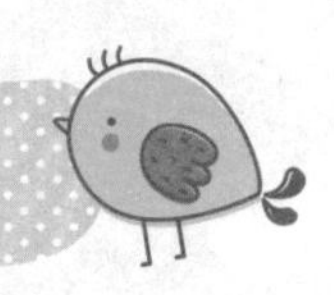

准妈妈的疾病同样会影响胎宝宝，因此既不能滥用药物，也不能有病不用。准妈妈不能自选自用药物，一定要在医生的指导下使用已证明对胎宝宝无害的药物。简单地讲，用药安全须牢记三部曲。

告知病情说清讲明

孕期就诊时向医生说清楚患者的症状、正在服用的药品、曾对哪些食物、药品、物质（像花、草、精油、动物皮毛等）过敏，以便医生有针对性地选择用药。如高血压需低钠盐饮食，医师会避开含钠药品；糖尿病则避开含糖分药品；如果有肝脏、肾脏病，用药更要慎重。因为大部分药品都在肝、肾脏代谢，它们生病了，药品代谢不完全，不恰当的用药会伤害身体，甚至危及生命。

药房取药看清问明

到药房取药时要看清楚药袋上姓名，以及就诊卡号所对应的是不是病人的姓名。并看清药品名称、用法、用量、服法打印是否清楚。如看不懂药品的服用方法、作用要及时问明白。

回到家吃药遵照医嘱

在家吃药时，要在光线充足的情况下，心情放轻松，坐在椅子上，仔细看清楚药袋所有的提示。一定要听医师和药师的话，将药品依规定的服法服用完毕，不可随便停药或更改用法。

运动缓解脚水肿

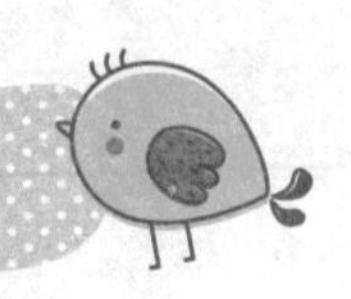

进入孕中晚期后，准妈妈会感觉到手脚水肿，下面我们就介绍一些缓解脚水肿的运动方式，来帮助准妈妈摆脱烦恼。

弯曲脚踝

◆ 准妈妈抬高一只脚，以同侧的手支撑在大腿的后侧，另一只手放在地板上，维持平衡。

◆ 准妈妈边伸展小腿，也将脚尖向前后摆动，另一侧也同样进行。

按摩小腿

准妈妈以轻松的姿势坐下，竖起膝盖，从脚踝朝向膝盖，在小腿肚的位置进行揉搓。

需要注意的是，如果准妈妈有静脉瘤或脚疼痛时，则不适宜做此按摩。

按摩胫骨

采取和上面相同的动作，用拇指和食指捏住胫骨，从脚踝向膝盖，轻轻揉搓。

踢脚运动

◆ 准妈妈侧躺在床上，用手撑住头，下侧的膝盖弯曲保持平衡，然后将上侧的膝盖拉近肩膀方向。

◆ 保持肩膀到骨盆的线条和床平行，然后把拉起的脚向远方伸直，达到感觉舒适的程度就可以。

活动大腿

◆ 准妈妈浅坐在椅子上，用一只手抓住椅子座面，大幅度张开两脚。

◆ 让一只脚向内侧和外侧，配合呼吸进行有节奏的活动，经过数次后，再换另一只脚进行重复动作。

第166天 准妈妈的“粥道”生活

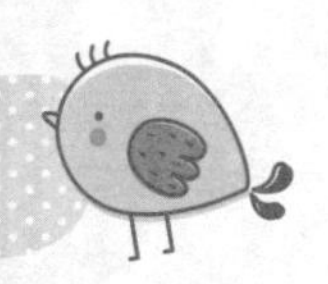

由于怀着宝宝的缘故，准妈妈肠胃功能比较弱，因而粥就成了特别适合准妈妈的食物。又因为熬煮时间长，粥里的营养物质析出充分，容易吸收，特别有利于准妈妈自身的调理。

营养鱼片粥

原料：优质粳米、草鱼净肉各100克，猪骨200克，腐竹40克，精盐、姜丝、葱、太白粉各5克，香菜10克，胡椒粉0.5克，麻油20克。

做法：

- 将猪骨、粳米、腐竹切段放入砂锅大火烧开，改用小火慢熬1个半小时左右。
- 草鱼净肉斜刀切成大片，用盐、太白粉、姜丝、麻油拌匀，倒入滚开的粥内轻轻拨散，待粥再滚起，撒上胡椒粉、麻油、香菜即成。

推荐理由：健脾益气、养血壮骨、生精下乳，富含营养，除含有较多的蛋白质、脂肪及碳水化合物以外，还富含钙、磷、铁，因而有良好的生血、壮骨作用，并能有效地促进乳汁的分泌。

补钙牛奶燕窝粥

原料：大米100克，牛奶500克，水300克，特等白燕窝一盏。

做法：

- 大米拣去杂物，淘洗干净。特等白燕窝浸4～8小时。
- 锅置火上，放入米和水，旺火烧开，改用小火熬煮30分钟左右，至米粒涨开时，倒入牛奶搅匀，放入特等白燕窝，继续用小火熬煮20～30分钟，至米粒黏稠，溢出奶香味时即成。

推荐理由：牛奶燕窝粥含钙丰富，是准妈妈补钙的良好来源。

第167天、第168天 音乐胎教，你坚持了吗

由于现在胎宝宝的听力已经十分敏感，所以准妈妈应坚持进行音乐胎教，最重要的是，进行音乐胎教的方法一定要科学。

音乐胎教莫局限

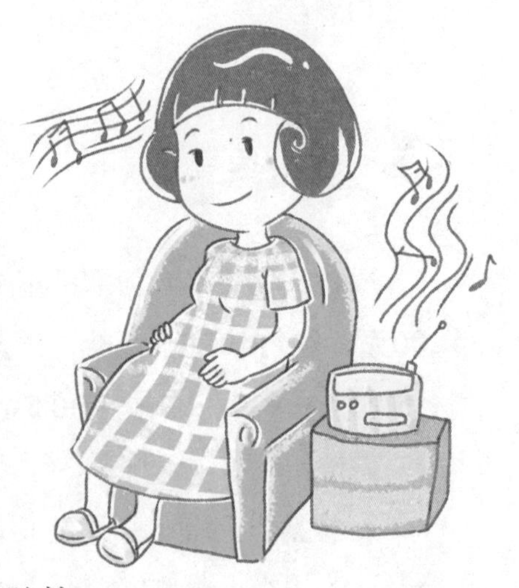

经常能听到有人说："莫扎特等音乐大师的古典音乐最适合胎教。"可是，至今并未找到能够证明这一说法的有力证据。实际上，与其说音乐对胎宝宝有好处，倒不如说准妈妈在听音乐的时候感到放松、心情舒畅这一点更有意义。

只要是准妈妈喜欢的乐曲，古典音乐也好，爵士音乐也罢，即便是牙买加音乐、舞曲等，对母子都会有好处。不过，音量过大、刺激性强的摇滚乐则不适合胎教。

尽情享受音乐浴

准妈妈坐在带靠背的沙发、椅子或躺椅上，双腿放在前面比坐椅稍高的凳子上，手放在双腿两边，闭上眼睛，全身放松。将音响放置在有一定距离的地方，音量开到适中，音乐以自已喜爱的为主，连续播放10分钟左右。

随着音乐的奏起，全身自然放松，想象音乐如温热的水流自头顶向下流动，血液也在从头到脚来回有节奏地流动（时间约5分钟或一首乐曲为限）。然后准妈妈慢慢睁开眼，随着音乐的节奏，手、脚有节奏地晃动（时间约2分钟或以一首乐曲为限）。

孕7月

精心呵护，胎宝宝需要准妈妈的关爱

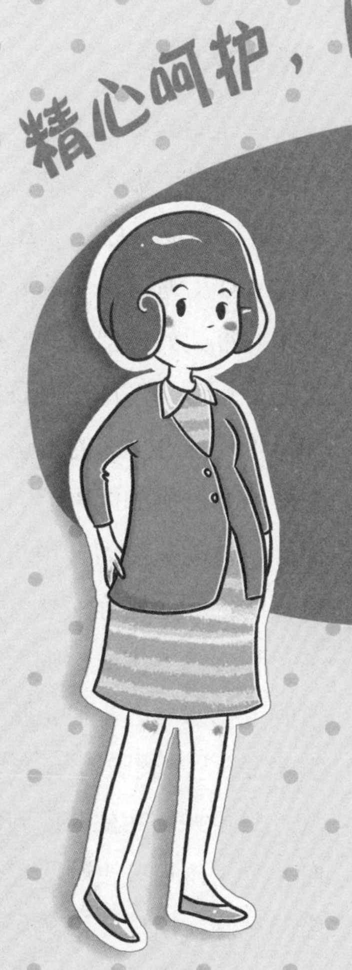

进入了孕7月，就说明孕中期很快就要过去了。度过这个月，准妈妈就进入了孕晚期。整个孕期生活已经过去一半多了，正在茁壮成长的胎宝宝更需要准爸爸准妈妈的精心呵护。

第169天 今天，来顿蔬菜大餐吧

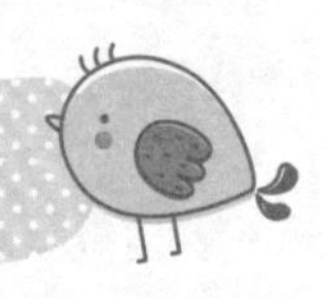

蔬菜是准妈妈不可缺少的食物，很多种蔬菜对准妈妈有着独特的好处，准妈妈在日常膳食中可以经常变换着吃各种蔬菜。

茭白

茭白，又称菱笋，是人们普遍爱吃的蔬菜，它富含蛋白质、碳水化合物、维生素B_1、维生素B_2、维生素C及钙、磷、铁、锌及粗纤维素等营养成分，有清热利尿、活血通乳等功效。用茭白煎水代茶饮，可防治妊娠水肿；用茭白炒芹菜食用，可防治妊娠高血压及大便秘结。

萝卜

萝卜是一种极普通的根茎类蔬菜，但是它的营养及药用价值却很高。它富含木质素，能够大大增强身体内巨噬细胞的活力，从而吞噬癌细胞。同时，萝卜中的钙、磷、铁、糖化酵素及维生素A、维生素B_1、维生素B_2、叶酸等，都是有益于妊娠的营养。

菜花

菜花富含维生素K、蛋白质、脂肪、糖类、维生素A、维生素B_1、维生素B_2、维生素C及钙、磷、铁等营养素。准妈妈产前经常吃些菜花，可预防产后出血及增加母乳中维生素K的含量。它能增强肝脏的解毒能力及提高机体的免疫力，预防感冒，防治坏血病等疾患。用菜花叶榨汁煮沸后，加入蜂蜜制成糖浆，有止血止咳、消炎祛痰、润嗓开音之功效，更是预防新生儿颅内出血、皮下出血、上呼吸道感染的药膳。所以，准妈妈不妨多吃点菜花。

吃点野菜，尝尝自然的味道

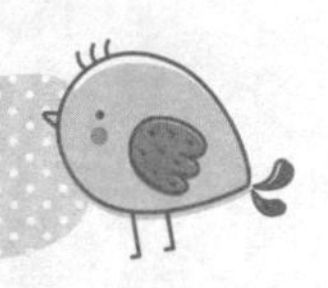

野菜营养丰富，与栽培蔬菜比较，蛋白质高20%，矿物质达数十种之多且含量高。因此，在餐桌上适量添一碟野菜，无疑能为准妈妈和胎宝宝的健康加分。

荠菜

荠菜的花期在4～6月，田边地里，人们经常能看到星星点点的白色荠菜花。它的主要食疗作用是凉血止血、补虚健脾、清热利水。春天摘些荠菜的嫩茎叶或越冬芽，焯过后凉拌、蘸酱、做汤、做馅、炒食都可以，还可以熬成鲜美的荠菜粥。

苋菜

苋菜的根一般为紫色或淡紫色；茎上很少有分枝，有绿色或淡紫色的条纹；叶子为卵形。我们一般吃的都是比较嫩的苋菜茎叶，它们有清热利尿、解毒、滋阴润燥的作用。除了炒食、凉拌、做汤外，苋菜也常用来做馅。常见的苋菜佳肴有：凉拌苋菜、苋菜鸡丝、苋菜水饺等。

水芹

水芹菜又叫水芹、河芹。它的茎是中空的，叶子呈三角形，花是白色，主要生长在潮湿的地方，比如池沼边、河边和水田。水芹菜有清热解毒、润肺、健脾和胃、消食导滞、利尿、止血、降血压、抗肝炎、抗心律失常、抗菌的作用。

今日提醒

准妈妈切记不要盲目食用陌生的野菜，以免给自己和胎宝宝带来伤害。

第171天 推荐几款营养汤

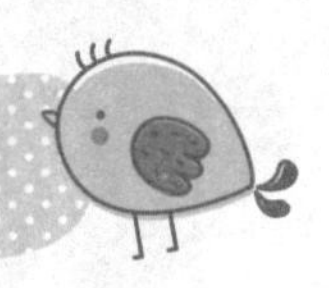

孕中晚期时，准妈妈的妊娠反应基本消失，食欲增强。但此时要注意食物的搭配，做到均衡营养、合理膳食，下面推荐一些适合孕中晚期的营养汤羹。

鲤鱼萝卜汤

原料：鲤鱼1条（重约500克），白萝卜120克，精盐、胡椒粉、葱段、姜片各少许。

做法：

◆ 将鲤鱼去鳞及鳃，剖腹去内脏，洗净；白萝卜洗净切块备用。

◆ 将炒锅置火上，放入鲤鱼、葱段、姜片稍煮，加入萝卜块煮至鱼熟、萝卜烂，加入精盐、胡椒粉即成。

推荐理由：行气、利水、安胎。适用于气滞湿阻所致的脘闷腹胀、食欲缺乏、妊娠水肿。

花生核桃猪尾汤

原料：猪尾骨400克，花生米和核桃仁各50克，盐适量。

做法：

◆ 猪尾骨洗净切块，核桃仁经浸泡去皮。

◆ 先将适量的水煮沸，加入猪尾骨、花生米和核桃仁，重新烧开后，转小火熬1.5～2小时，调味，分2次饮用。

推荐理由：可壮腰健肾、补钙，同时缓解孕期腰酸背痛等症。

出门防撞小窍门

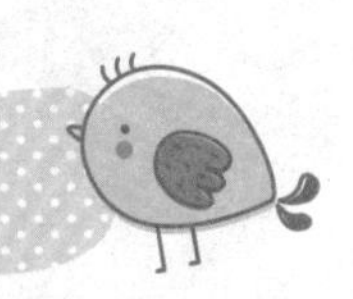

准妈妈身体越来越笨重，一不小心就会摔倒，准妈妈又该如何防止自己被撞伤呢？来学习一下下面的应对方法吧！

坐车出行防撞方法

◆ 避开人群。等车的时候，准妈妈可以站在人少的地方；乘坐地铁或公交车时，应该后上车；上车后，尽量走向人少的地方。

◆ 掌握正确站立姿势。在车上站着的时候，双脚分开与肩同宽，将重心放在下半身，一手扶着立柱，另一只手挡住后背。

公共场所防撞策略

◆ 避开人潮。准妈妈尽量避免周末出门购物；平时如果正巧赶上人多，也不去人多拥挤的地方凑热闹。

◆ 穿着轻便。准妈妈最好穿着轻便，穿防滑、吸震的球鞋，以保护双脚；不穿长裙，以免绊倒自己。

◆ 不提重物。一个人出门时，准妈妈最好别买太多东西，也不要提重物，即便要买，也最好选择一些可以送货到家的物品。

被撞倒后的应对措施

◆ 护住肚子。若准妈妈不慎被撞倒，应立即用手中的包或衣物放在肚子的左右两边或用手立即护住肚子，侧身着地以缓解被撞的冲击力，保护腹中的胎宝宝。

◆ 别用手或膝着地。当准妈妈因重心不稳要摔倒时，不要用手撑地或双膝跪地，否则会损害关节，甚至造成骨折。

◆ 收紧下巴以保护头部。准妈妈不小心被撞即将跌倒时，应赶紧将下巴向锁骨中心缩，以保护头部。

第173天 如何解决准妈妈的“面子问题”

面部色斑、皮肤色素沉淀……这些问题都在影响着准妈妈的形象。要想做最美的准妈妈，就要想办法来解决这些困扰着自己的“面子问题”。

为什么会出现色斑

准妈妈的黑色素代谢缓慢，面部大多会长黑斑，这些黑斑一旦长成，以后也不易恢复。妊娠中后期，准妈妈皮肤变得敏感，对紫外线抵抗力减弱，皮肤容易被晒黑，眼周可能出现黄褐斑，额头和双颊可能出现蜘蛛斑。虽然这些症状在产后会不同程度地减轻，但在孕期，还是要不间断地采取一些必要的保护措施。

消除色斑有方法

专家建议准妈妈可以试一试以下的方法。

◆ 大多数准妈妈的斑痕会在产后3个月内自然减淡或消失，如果退不掉，可以请教医学专家，慢慢调理。

◆ 处理黄褐斑和蜘蛛斑的最好方法就是用妊娠纹霜加以掩饰，切勿试着去漂白，那样会破坏皮肤的分子结构，造成永久性的伤害。

◆ 可以使用一些祛斑产品，但一定要谨慎，由于妊娠期是一个较易发生皮肤炎症的时期，所以，即使是以前靠得住的产品，此时也要慎重使用。

◆ 尽量使皮肤避免刺激，不要化浓妆，散步时一定要涂上防晒油或带上遮阳伞、遮阳帽，以有效防晒。

第174天 驱蚊，也要有方法

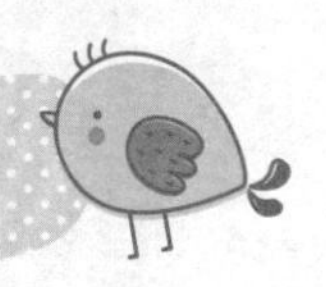

夏季妊娠的准妈妈，因为呼出的气体含有疟蚊所钟爱的物质，而且准妈妈排汗量大，容易滋生细菌，所以常常被蚊子锁定，甚至比未怀孕的女性更易遭蚊子“光顾”。因此，准妈妈应竭尽所能地尝试各种灭蚊方法，以便及时地摆脱蚊子的纠缠。

驱蚊方法应安全

准妈妈最好不要用风油精或清凉油驱蚊，其中的冰片可能会超出准妈妈的承受力，很容易造成早产。

蚊香等化学驱蚊剂要慎用，若一定要使用的话，最好严格按照一定的顺序来操作，即点上蚊香后立即回避1～2小时，回来后立即打扫并开窗通风，以防准妈妈和胎宝宝中毒。

购买蚊香时，要到正规的超市购买，不可贪图便宜，还要注意蚊香的一些成分标识，一般含有机氯、有机磷等成分的蚊香不宜使用。

如何避免蚊虫叮咬

准妈妈最好不去或尽量少去蚊子多的地方，或在晚间蚊子大批出动前回家。

适量运动后及时冲澡，随时保持皮肤的干爽洁净，避免汗液长时间留在体表。

准妈妈应拒绝使用气味儿较重的化妆品或洗浴产品，以免招惹蚊子。

晚上睡觉时最好使用蚊帐。

今日提醒

若被蚊子叮咬得比较严重，准妈妈不仅奇痒无比，还可能会给胎宝宝造成一定的负面影响。

第175天 给胎宝宝唱首《摇篮曲》

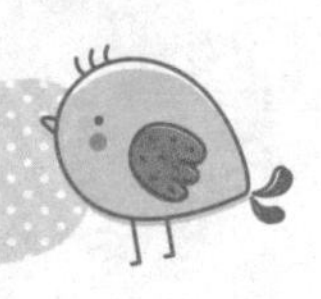

准妈妈的歌声是最好的音乐胎教，而最适合准妈妈唱的歌是《摇篮曲》。据专家介绍，舒伯特《摇篮曲》音域窄、曲调平缓，因此非常适合准妈妈哼唱。

准妈妈唱，胎宝宝学

准妈妈唱《摇篮曲》，腹中的胎宝宝也会学着“歌唱”，这种有氧运动能刺激胎宝宝脑细胞的生长、提高其运动的活力、改善胎盘的血液循环，从而降低胎内感染，并预防胎宝宝窒息及缺氧症的发生。同时，准妈妈在怀孕期间多唱一些曲调平缓、优美轻松的歌曲，不仅有利于身心愉悦，还有利于胎宝宝将来听觉的发展。

不要怕五音不全

许多准妈妈担心自己五音不全，唱歌会“误导”胎宝宝。其实，给胎宝宝唱歌不需要技巧，需要的是准妈妈对胎宝宝的一片深情。只要带着深深的母爱去唱，就是世间最美好的声音。因此，准妈妈们在空余的时间里，不妨经常哼唱一些自己喜爱的歌曲，把愉快的信息通过歌声传送给胎宝宝，使胎宝宝能分享自己喜悦的心情。

唱歌不要过度

唱歌的时候也应当注意，尽量使声音往上腭部集中，把字咬清楚。另外，由于怀孕期间女性声带轻度水肿，耐受性下降，因此准妈妈唱歌不要过度，否则由于缺乏嗓音保健知识，容易出现各种嗓音问题，比如疲劳性喉炎、声带小结，甚至声带息肉等。

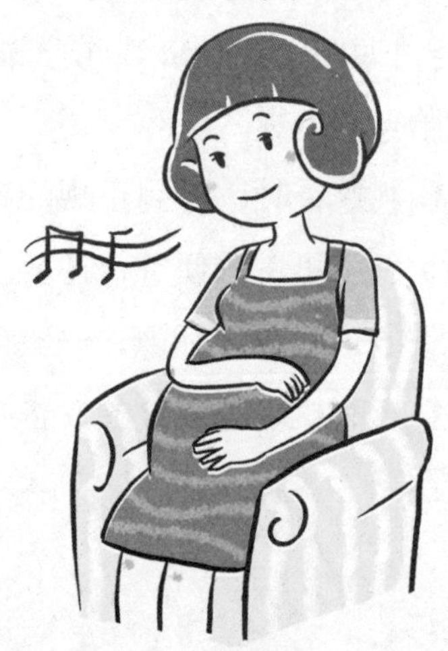

腹泻，小问题会出大麻烦

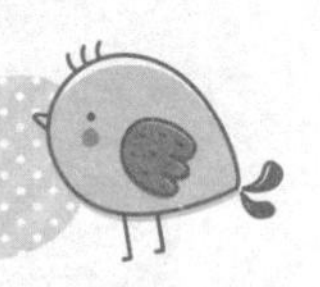

腹泻也许对于普通人来说，并不是什么大问题。但是对于准妈妈来说，如果处理不好，也许会导致大麻烦，所以一定要小心对待。那么，遇到了腹泻该如何应对呢？

腹泻的危害

一般的腹泻只要处理得当，不会对准妈妈造成危害。但如果是严重的腹泻，处理不当可能会导致流产或早产，因此一定要小心对待。

腹泻的原因

过凉和不洁的食物都会导致准妈妈腹泻。最常见的原因是细菌感染，食物中毒或身体其他部位的病毒感染也会引起准妈妈腹泻。腹泻对妊娠来说是一个危险信号，常常提示有流产或早产的可能，应该引起高度重视。准妈妈腹泻最常见的原因还是感染，最常见的病原体有沙门氏菌属、志贺氏痢疾杆菌、弯曲杆菌与病毒等。

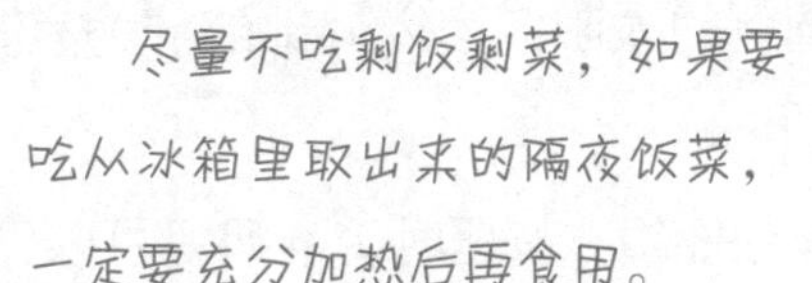

尽量不吃剩饭剩菜，如果要吃从冰箱里取出来的隔夜饭菜，一定要充分加热后再食用。

腹泻的应对

吃了过凉的食物后发生腹泻：一般这种情况的腹泻都会在短时间内恢复正常，因此不用服用特别的药物，只需注意补水，防止脱水。出现了腹泻要及时到医院就医，遵医嘱服用药物。同时要注意胎动，观察胎宝宝的情况及有无早产、流产的征兆。如果治疗后，准妈妈在24～96小时内恢复正常排便，就不必担心了。如治疗无效，应及时到医院就诊。

消除脸部水肿的手指操

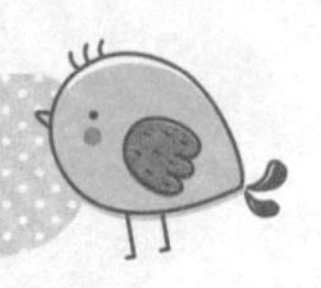

准妈妈在妊娠第7个月，脸部会慢慢出现肿胀现象，准妈妈不用过于忧虑。简易的手指操不仅可以帮助准妈妈轻松地消除脸部水肿，还可以美化脸部的线条。

双手大拇指按摩操

操作步骤：准妈妈用双手大拇指的指根部轻轻按住同侧的太阳穴，以局部酸痛为宜，持续5秒钟即可。

操作要领：按压时，准妈妈可以先向太阳穴的斜上方按压，然后朝外侧慢慢推移。

操作功效：可以有效地消除双眸水肿，并还准妈妈一双迷人的大眼睛。

双手敲打按摩操

操作步骤：准妈妈将两只手紧握成拳，轻轻放置在太阳穴处，然后从太阳穴一直敲打到脸颊，可反复来回敲打数次，注意敲打时力度适度。

操作要领：双拳来回敲打时，准妈妈一定要注意掌握好敲打的力度，不可太过用力，尤其是太阳穴，以免产生不适。

操作功效：可以调整、美化准妈妈的脸部线条，让其脸部线条更纤细、完美。

三指指尖按摩操

操作步骤：准妈妈用食指、无名指、中指的指尖，轻轻按摩整个脸部，重点按摩从嘴角到太阳穴的各个部位。

操作要领：按摩时，可以采用轻轻揉按式，也可以采用画圈式，力度以自我感觉舒服为宜。

操作功效：能够有效地改善水肿的面部，舒缓肌肤，并放松心情。

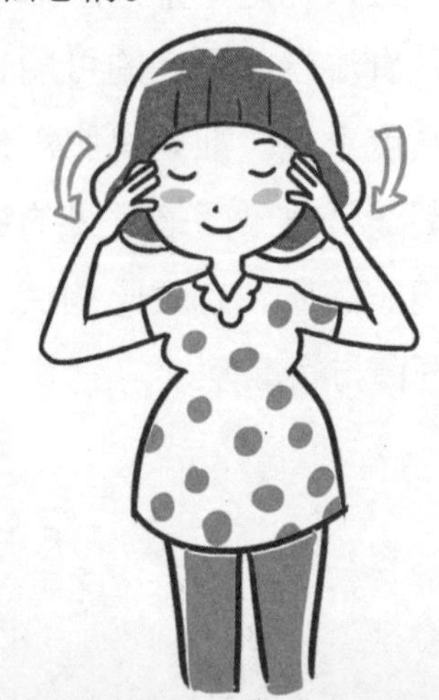

警惕餐具中的安全隐患

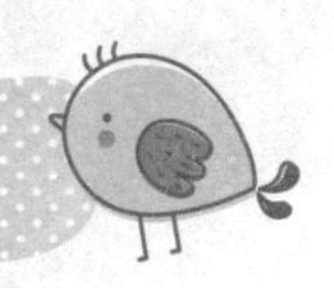

对身体相对虚弱的准妈妈来说，一旦稍不留神用错餐具，不仅会危害自身的健康，还会给胎宝宝的健康甚至生命造成威胁。

一次性餐具易致病

一次性餐具含有大量的有害物质，盛食物的时候，这些有害物质一遇到高温会很容易溶解，长期使用一次性餐具，很可能会导致肠胃、肝脏、胆等脏腑发生病变，甚至致癌。

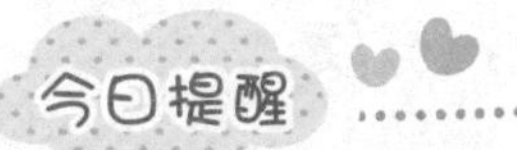

准妈妈的餐具在清洗时最好少用或不用洗洁精，并经常用沸水或专用消毒工具消毒。

陶瓷餐具应慎用

陶瓷餐具中，唯有釉上彩陶瓷所用颜料含铅、镉过多，且铅、镉含量在烧制过程中很容易受到温度和通风条件的影响，稍有不慎就会引起其溶出量超标。

准妈妈如果长期使用釉上彩的陶瓷餐具，铅含量过高很可能会造成准妈妈中毒，而镉含量过高会对准妈妈的肾造成极大损害，甚至会积蓄在骨骼中，导致人体免疫力下降、关节变形等。

彩色餐具易致毒

彩色餐具多喷有颜料或涂漆，而以彩釉为主要原料的颜料和油漆都含有大量的铅和铬，很可能被食物分解，引起中毒。

因为胎宝宝和母体相连，有毒物质很可能会进入胎宝宝体内，极大地影响胎宝宝的智力发育。因此，准妈妈一定不要为色彩鲜艳的餐具所迷惑。

第179天 挑选胸罩有诀窍

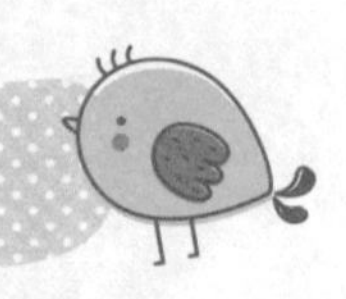

准妈妈在选择购买时要以较为宽松，乳房没有压迫感的胸罩为宜，以避免过紧的胸罩与乳头磨擦而使纤维织物进入乳管，造成准妈妈产后无奶或少奶。

挑选胸罩材质

选用质轻、吸汗、透气的胸罩材料。怀孕期间，准妈妈的体温较平时高，也比平时怕热，易流汗，因此选择穿着舒适的胸罩是健康美丽的首选。另外还应注意肩带的拉力和胸罩的弹性张力，由于准妈妈乳房变重了，乳腺组织日益发达，肩带的设计应宽一些，以加强拉力，给乳房提供足够的支撑，避免下垂。

今日提醒

准妈妈起码要准备2～4个胸罩，以便经常清洗更换。

如何挑选胸罩的尺寸

大部分的传统量度方法都不能使用在选购孕期和哺乳期胸罩上面。虽然一般来说购买胸罩的时候都有专业的人员为顾客量度大小，但对于特殊时期所用的胸罩，准妈妈最好还是到一些妇婴产品商店找专业的销售人员进行咨询选购。这里我们也有一些小建议：

用卷尺量度胸部下面即下胸围绕一圈，得出尺寸。对于罩杯的大小，应该是用卷尺量度胸部最高点处的绕身体一圈的大小，一定要保持卷尺的水平并且贴近身体。

合适的标准是，罩杯的大小能完全贴合胸部，没有多余的脂肪漏出。而下胸围大小合适的标准则是完全贴近皮肤，不会过紧或过松。

了解点早产知识没坏处

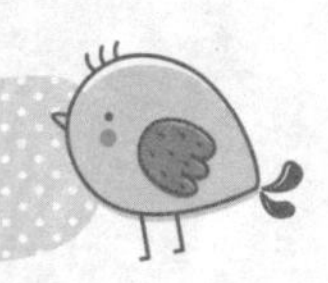

准妈妈如果在怀孕第28～37周之间分娩，即为早产。通常情况下，早产儿身体发育不成熟，且各个脏腑器官的功能发展也不完善。因此，准妈妈要谨防早产的发生。

什么样的准妈妈容易早产

下列准妈妈容易发生早产。

年龄偏小或偏大的准妈妈，如小于18周岁的准妈妈、35周岁以上的准妈妈。

身形偏瘦或矮小的准妈妈，如身高不足150厘米的准妈妈、体重不足45千克的准妈妈。

曾有过流产史、病史或早产史的准妈妈，以及患有某种病症的准妈妈，如妊高征、胎盘前置、心脏病、阑尾炎、肾炎等。

胎位不正或羊水过多的准妈妈等。

了解早产的征兆

当出现下面几点症状时，准妈妈要格外小心。

腹部阵痛：准妈妈没有到达预产期，腹部开始疼痛，且难以忍受。

阴道出血：伴随着腹部阵痛，阴道会发生出血的迹象。这种情况下，准妈妈感到腹部阵痛加重，阴道出血量也会增多，胎宝宝的生命危险也就随之加大；反之亦然。

胎盘破水：准妈妈感到阴道好像有水流出，或多或少，且持续不断。

预防早产的方法

要想预防早产，可以采用下面的方法。

纠正不良的生活习惯，养成按时起居的生活规律。

避免剧烈运动，尤其要节制性生活。

准妈妈的身体日益沉重，不论去哪里，甚至在家里都应该时刻注意自己和胎宝宝的安全。

避免使用震动较大的按摩仪器或乘坐颠簸震动较大的交通工具。

第181天 利用卡片开展胎教

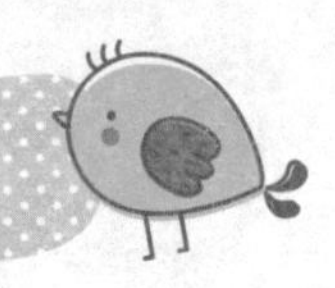

很多人认为卡片教学应该是等到宝宝出生以后，眼睛能视物的时候才进行，其实，在怀孕的时候，准妈妈也可以利用卡片来开展胎教。

利用彩色卡片学习语言和文字

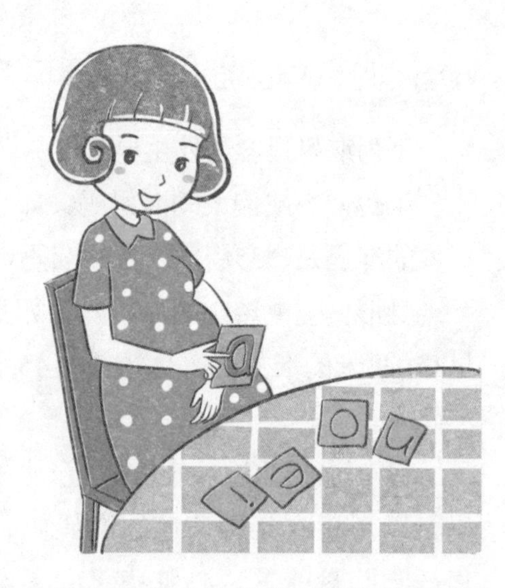

彩色卡片就是用彩色的笔在白纸上写上字母、文字、数字的卡片。首先从汉语拼音的韵母 ɑ、o、e、i、u开始，每天教4～5个，如果父母想发掘胎宝宝的外语天赋，也可教胎宝宝26个英语字母。

如教“ɑ”这个汉语拼音时，准妈妈一边反复地发好这个音，一边用手指书写“ɑ”。即通过视觉将“ɑ”的形状和颜色深深地印在脑海里。因为这样一来，准妈妈发出的“ɑ”的这一字母信息，就会以最佳的状态传递给胎宝宝，从而有利于胎宝宝用脑去理解并记住它。

使用彩色卡片学习数字

这种胎教方法的诀窍，是不要以平面的形象而要以立体的形象传递。例如，在教“1”这个数字时，就可以加上由“1”联想起来的各种事物，如“竖起来的铅笔”、“一根电线杆”等，让“1”这个数字具体又形象；在教“2”这个数字时，可以想象浮在水面上的天鹅的倩影和衣服架子的样子，尽可能从身旁的材料中找出适当的例子来。

第182天 准妈妈进厨房的注意事项

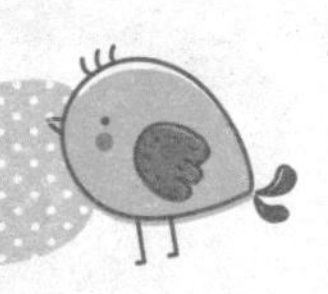

孕中晚期时，准妈妈可以适当在厨房烹饪饭菜。在这里必须向爱做饭的准妈妈提出以下的几个建议。

尽量减少厨房油烟

准妈妈在做菜时，应尽量用蒸、煮、炖等烹饪手段。这样既可减少食用油的用量，还可减少对食物中营养成分的破坏。即便是炒菜，也应改变“急火炒菜”的烹饪习惯，不要使油温过热，使油温不超过200℃（以油锅冒烟为极限），以减轻油烟对母体与胎宝宝的危害，并保证菜中的营养成分得到有效的保存。除此之外，一定要在做饭时通风换气，始终开着抽油烟机，待炒完菜10分钟后再关闭抽油烟机。

少用厨房小家电

电磁炉、微波炉、电烤箱等电子产品虽然让做饭变得更加轻松和快捷了，但是它们所释放出的电磁辐射却同样不容忽视。长时间接受辐射可致胎宝宝畸形，因此，准妈妈最好在怀孕期间放弃使用厨房小家电，最好用煤气灶和轻便的蒸锅。

不宜站立过久

有过做饭经历的准妈妈都知道，即便是两人餐，从择菜洗菜，到煎、炒、烹、炸再到做熟也是很费时的。处在孕中晚期的准妈妈虽然相对安全了，可日渐膨大的腹部也使准妈妈非常容易感到疲惫。因此，做饭时不宜站立过久，譬如择菜这些事情，最好坐在椅子上完成，以免给下肢造成负担。

第183天 加强对胎宝宝的语言刺激

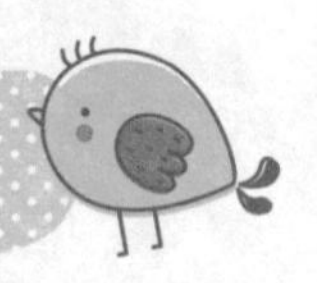

随着孕期的不断深入，胎宝宝对外界的声音已经变得很敏感了，这时，可以逐渐加强对胎宝宝的语言刺激。

进行语言诱导

这种诱导包括两个方面的内容：日常性的语言诱导和系统性的语言诱导。日常性的语言诱导指的是，父母经常对胎宝宝讲的一些日常用语；系统性的语言诱导指的是，有选择、有层次地给胎宝宝听一些简单的儿歌等。

今日提醒

每天都要和胎宝宝说话，只要是准妈妈心里想到的，随时都可以和胎宝宝交流。

把愉快的事情讲给胎宝宝听

在吃饭前，准妈妈可以把吃什么饭菜告诉胎宝宝；散步时，可以把周围环境、花草树木、清新的空气、池塘中的鱼儿，讲给胎宝宝听……总之，可以把生活中的每个愉快的环节讲给胎宝宝听，和胎宝宝共同生活、共同感受，使母子间的纽带牢固，使胎宝宝对准妈妈和其他人有信赖感、安全感，未来对生活的适应能力增强。

语言胎教要循序渐进

胎教要循序渐进地进行，对胎宝宝的语言刺激也是如此。准妈妈应把腹内的宝宝想象成一个大宝宝，娓娓动听地对他讲话，让亲切的话语通过语言神经传递给胎宝宝，使胎宝宝在丰富的语言环境中发育成长。

尿失禁，难以启齿的烦恼

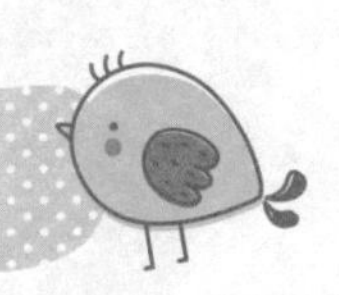

尿失禁，顾名思义，就是排尿失去自我控制，通常也被称作“腹压性失禁”。大多数尿失禁患者会在一些诸如打喷嚏、咳嗽、打嗝等小冲击的刺激下出现自己难以克制的排尿现象。

准妈妈易发尿失禁的原因

准妈妈在怀孕以后，子宫会渐渐变大，不断地压迫膀胱，以致支撑膀胱的骨盆底肌变得松弛，从而造成膀胱的位置下移、尿道的收缩力减弱等，最终导致准妈妈完全不能应对腹压而引发尿失禁。准妈妈的这种尿失禁症状会随着子宫的逐渐变大而越来越严重，到了妊娠6个月，症状会变得非常明显。但是，等到分娩过后，该症状自然就会消失。

应对尿失禁的措施

◆ 备好纸尿裤。专家建议，症状严重的准妈妈在妊娠期要时刻准备好成人纸尿裤，尤其在外出或工作的时候。

◆ 骨盆底肌锻炼法。准妈妈首先选择坐位或仰卧位，然后慢慢地收紧肛门的肌肉，再慢慢地放松肛门的肌肉，各用时5秒钟即可，1天做10次为佳。准妈妈可以选择在妊娠初期进行预防，也可以在尿失禁症状出现后用以缓解。该方法可以有效地改善尿失禁症状，需长期坚持锻炼。

但是有先兆早产、先兆流产及出血、腹胀症状的准妈妈不能做该组练习，准妈妈感到疲劳时也要慎做。

第185天 准妈妈的亲水之旅

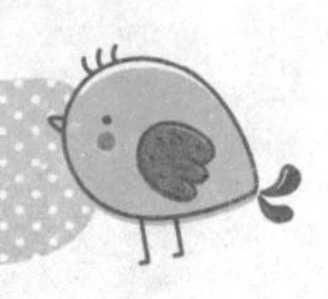

过度的锻炼能使血流从子宫流向肌肉，运动产生的热量使准妈妈体温升高，这些都有害于母婴的健康。因此准妈妈应选择像游泳、简易操等这些和缓的运动方式。

孕中期游泳益处多

对处于孕中期的准妈妈来说，游泳就像散步、做体操一样健康方便。因为比起陆上运动，准妈妈在水中运动的好处是身体负担非常小，这样就能轻松锻炼腰腿部肌肉。另外游泳耗能较多，可以在比较短的时间内去掉准妈妈身体上过多的脂肪，游泳技术好的准妈妈还可以通过潜泳等方式增加肺活量。此外，游泳锻炼还能明显减轻准妈妈妊娠期间的腰痛、痔疮、静脉曲张及有效纠正胎位异常，这些都可以促使准妈妈分娩更加顺利。

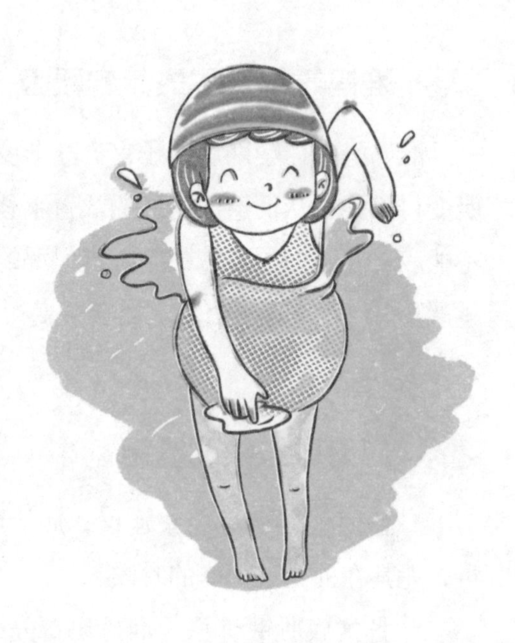

游泳的时间和场地

游泳宜安排在孕期的第5～7个月之间，要选择有专职人员监护且水质有保证的正规泳池。游泳时不宜做剧烈动作，另外最好避开人多及阳光强烈的时段。

游泳时间最好选择在上午进行，因为在这一时间段不易发生子宫收缩。游泳时长掌握在1个小时左右，至于游泳次数则最好听从医生的建议，一般情况下，以每周2次为宜。

上班族准妈妈的简易运动

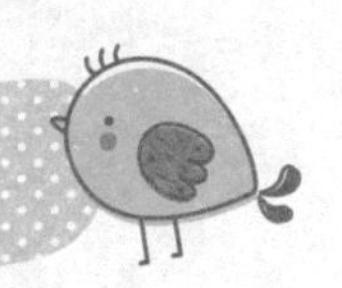

准妈妈经常伏案工作，容易出现颈椎病、腰椎病、下肢水肿加重等疾病。现在就跟随我们一起来做一些简单有效的运动吧。

"米"字操

放下手头的工作，抽出几分钟的时间，一起来做颈椎保健操。头向前、向右、向后、向左顺时针地转动，动作缓慢适度，坚持每天练习，以便养成每天都做的好习惯。

扶椅腿动操

下肢也要活动一下啦。双手轻扶椅背站稳，先缓慢提臀，再将重心转移至左脚，慢慢抬起右脚，让右脚跟尽量靠近臀部，保持20秒。再换另一只脚重复此动作，反复5次。

坐椅伸展操

利用身边的椅子做个伸展运动吧。慢慢地坐在椅子上，身体坐直，收腹含胸，双手向上伸展，保持手心朝上，并让身体尽量向上伸展。然后再将双手放回胸前，向前推出，使腰、背部得到充分的伸展，力度适中，动作缓和。

足部保健操

双腿直立，脚尖并拢，双手扶椅背。徐徐提身用脚尖站立，保持1分钟；然后下放，身体重量先由脚掌外侧承受再过渡到全脚掌。

坐姿，用脚趾夹住某一物品（如手帕）。然后用力将该物体向两脚中间拨动，直至两脚相触。

双膝微屈，两脚掌前部夹住放在地上的一书本。然后徐徐抬高身体，用脚尖站立，再徐徐复原。

第187天 走出去，别困在家里

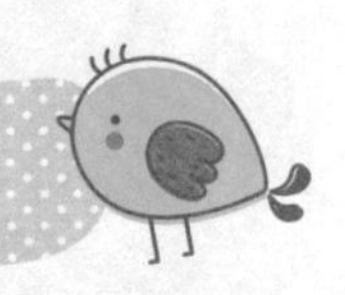

将自己困在家中对准妈妈和胎宝宝来说，并不是一件好事，准妈妈应该有自己的社交圈和各种活动，让自己“动起来”，而不是让整个孕期都沉浸在无声的静态中。

扩展个人兴趣

准妈妈如能扩展出诸多兴趣，如音乐、下棋、摄影、画画、刺绣或烹饪等，既可以丰富孕期生活，也有利于身心健康，更是一项有利于胎宝宝健康发育的科学胎教。

扩展社交圈

准妈妈怀孕后要多与人交流，可与同期怀孕的朋友们分享感受；也可向已经生过孩子的“前辈们”请教，获取经验；或参加一些专门为准妈妈举办的活动，以排解准妈妈产前忧郁症状。

今日提醒

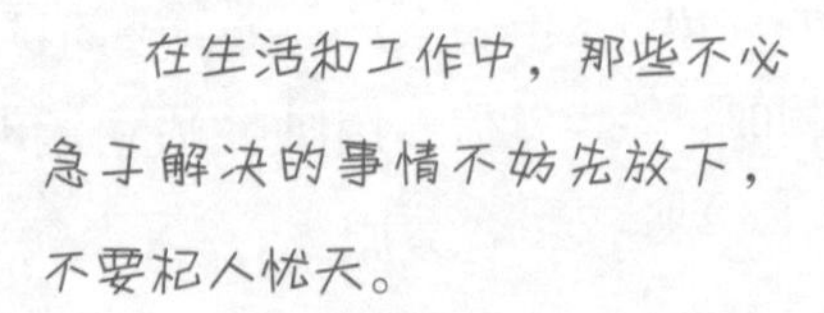

适当上网放松

准妈妈可以在一些知名的母婴网站或论坛里发帖子交流经验；在网上挑选母婴用品，将自己的旧东西拿到网上去交换或变卖；还可以写博客，记录自己与宝宝的成长日记，及时地将自己的喜、怒、哀、乐传达给亲朋好友，以缓解压力，增添生活情趣。但不要长期坐在电脑前，一天的上网时间不应超过两个小时。

参加减压训练班

现在，有非常多针对准妈妈举办的训练班，有孕期健身的，还有孕期减压的，准妈妈可以通过训练班上教授的调节呼吸或是瑜伽等方法，达到身心放松的目的。

第188天 为产假做好工作计划

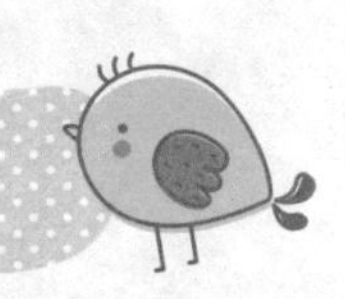

做好周密而全面的产假计划，对准妈妈来说，是健康的前提和保障，也是顺利度过产假的基本保证。

确认工作接替者

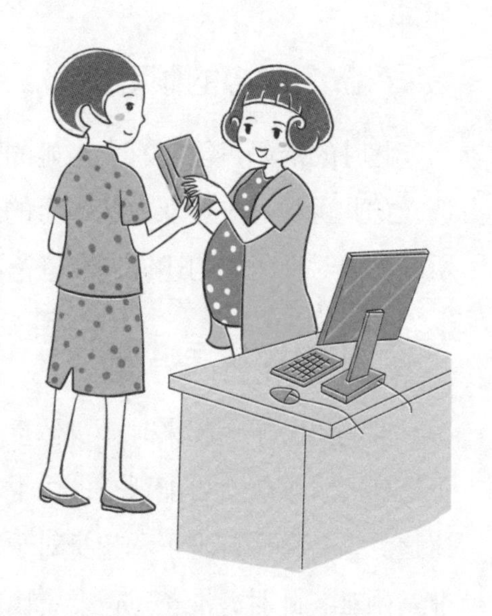

作为一个有职业道德的准妈妈，在请产假前，一定要事先告诉主管，并确定具体的休假时间。事前通知是为了让领导及时找到工作接手人或代理人，以免耽误工作，从而影响公司的整体进度安排。因为职务和职位有诸多差别，准妈妈的工作接手人或代理人可以是一个人，也可以是多个人，可由不同的人负责不同的工作内容。

交接工作应明确

与临时接替自己工作的同事交代工作内容和相关注意事项，是休产假前的一个至关重要的环节。工作接手人或代理人一般都会在准妈妈休产假前来报到，这段时间准妈妈可与其充分沟通，最好让接手人或代理人了解工作的基本流程和环节，带着他（她）提前进入工作状态，以适应工作环境和工作性质。同时，准妈妈还要介绍工作接手人或代理人让同事们认识，并帮其建立良好同事关系，介绍的过程中，一定要讲明其身份与具体的工作内容，尤其要点出他（她）是在自己请产假期间正式接替工作的人。同时，最好能写一个工作交接单，以免交接出现遗漏情况。一切交代清楚后，准妈妈就可以轻松地休产假了。

第189天 照顾准妈妈要细心

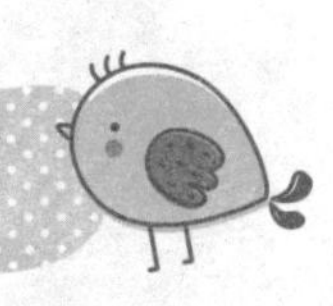

男人一向都是大大咧咧的，随便惯了，但面对准妈妈，准爸爸一定要拿出十足的耐心和细心。

做个耐心的倾听者

此时的准妈妈需要有人当她的听众，分享她的快乐与忧虑，而准爸爸正是最佳人选，如此可拉近夫妻双方胎宝宝的距离，培养出彼此互相信赖的关系与亲密的感情。所以，面对准妈妈的述说，准爸爸不要有厌烦心理，要当好听众。

小心搀扶准妈妈

准妈妈肚子大起来时，身体重心也发生了变化，在下楼梯的时候极有可能踩空；由于子宫的增大，有可能压迫到坐骨神经，坐下和起身对于准妈妈来说也会变得非常困难。此时，准爸爸爸要拿出男子汉的本色，用坚实的臂膀搀扶住准妈妈，给她最有力的支撑！

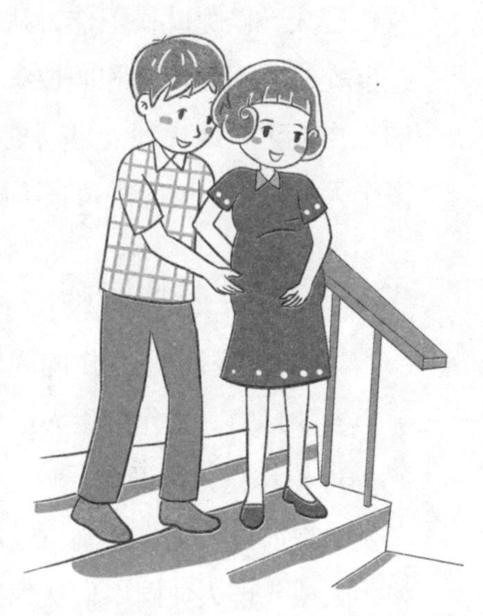

帮准妈妈穿衣系鞋带

有些孕妇装，特别是孕妇裙都是在背后有个拉链。行动越来越“笨”的准妈妈想要自己拉好拉链还是挺吃力的，系鞋带也同样有难度。

有眼力的准爸爸，这时如能主动上前帮准妈妈的忙，一定会让她心情舒畅。关键是要主动，别总是等着准妈妈要求做这做那时才出手。

准妈妈上班时怎么吃

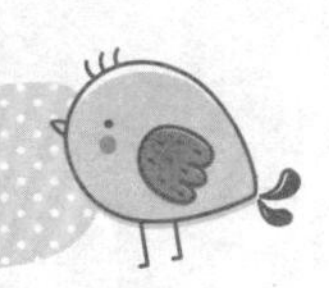

现在，很多准妈妈还正处于紧张繁忙的工作中。那么，上班族准妈妈如何才能吃得更健康、更营养呢？

自己带食品包

自带食品包不仅可以为经常发生的饥饿做好准备，避免出现尴尬，还能适当补充工作餐中缺乏的营养。以下的食物可选择装入食品包中：

◆ 袋装牛奶。吃工作餐的职场准妈妈需要额外补充一些含钙食物。把牛奶带到办公室饮用是个不错的选择。如果办公室没有微波炉加热，别忘了所挑选的牛奶应该是经过巴氏杀菌消毒的。

◆ 水果。新鲜水果对准妈妈好处多多。如果办公室清洗不方便，早上出门前清洗后，用保鲜膜包裹。

◆ 饱腹食物。可选择全麦面包、消化饼干等粗纤维的面食。核桃仁、杏仁等坚果也不错，不仅体积小、好携带，而且含有准妈妈需要的多种营养元素。

注意搭配

上班族的准妈妈少不了要经常在外就餐，而在外就餐大多偏重淀粉类食物，蛋白质和蔬菜类食物则较少。这样不仅容易造成营养素摄取不均衡，影响胎宝宝的生长发育。为了弥补这种缺憾，准妈妈在就餐时要注意各种食物的搭配。另外，外面餐饮中的汤类食物中通常含盐和味精较多，进餐时要注意，汤不宜喝得太多。

战胜静脉曲张

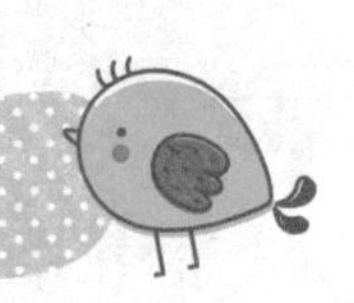

静脉曲张在孕期很常见，这主要是由于当子宫增大，流向子宫的血流量增加，静脉压力增高后，使下腔静脉的压力相应升高，导致静脉壁扩张而扭曲，形成静脉曲张。

如何缓解静脉曲张

已患静脉曲张的准妈妈可以采用下面的方法缓解。

◆ 不要穿紧身的衣服：腰带、鞋子都不可过紧，而且最好穿低跟鞋。

◆ 不要长时间站或坐：尤其是在孕中期和孕晚期，要减轻工作量并且避免长期一个姿势站立或仰卧。坐时两腿避免交叠，以免阻碍血液的回流。

◆ 采用左侧卧位：休息或睡觉的时候，准妈妈采用左侧卧位有利于下腔静脉的血液循环。

◆ 避免高温：高温易使血管扩张，加重病情。

◆ 控制体重：如果超重，会增加身体的负担，使静脉曲张更加严重。

踢腿能防静脉曲张

第一式：

第一步，坐在椅子上，上半身保持放松挺直，而双脚合拢伸直，脚尖向上，脚跟着地，稍停5秒钟。

第二步，第一步完成后，将双脚脚尖着地，同样稍停5秒钟，进行这套运动时要有拉扯的感觉，有助血液循环。

第二式：

第一步，坐在椅子上，上半身保持挺直放松，然后提起右脚向前踢出。

第二步，第一步完成后，将脚再向后踢，右脚完成后再换左脚重复前面的两步动作，每只脚每次各做10次。

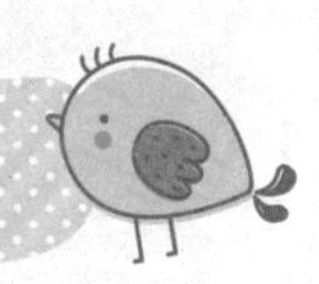

第192天 准妈妈的多彩世界

对人体视觉影响最大的是色彩，准妈妈要重视色彩在胎教中的作用，巧妙地利用色彩来进行胎教。

准妈妈穿衣的色彩

准妈妈在怀孕初期，最适合的颜色是粉红色，粉红色能够引起大家的关爱与照顾。到了怀孕中期，可以选择黄色，除了让自己心情舒畅之外，黄色属于沟通的色彩，可以让准妈妈和胎宝宝轻易地沟通交流。到了怀孕晚期，可以选择绿色来放松待产。此外，浅蓝色、白色都是孕期可以运用的颜色。值得强调的是，穿对了色彩，无形中就是在做胎教，准妈妈衣着得体且色彩宜人，相信胎宝宝也会心情愉悦。

准妈妈活动场所的色彩

家是准妈妈主要的活动场所，也是准妈妈实施胎教的主要环境，因此居室的色彩设计就必须着重考虑。对准妈妈来讲居室的主色调应该以冷色调为主如：浅蓝色、淡绿色等。在主色调的背景上，不妨布置一些暖色调，如黄色、粉红色等，这样一来，当准妈妈在工作和劳动之余，可以尽快摆脱烦躁情绪，减轻疲惫，在精神和体力上都得到休息。

所以，在胎教中准妈妈可以让自己处于某些特殊的色彩环境里，以此来刺激体内的激素发生变化从而取得较好的胎教效果。

今日提醒

选择几幅风景优美的画或者是书法作品挂在卧室，从而使准妈妈获得美的享受。

准爸爸需要牢记的事

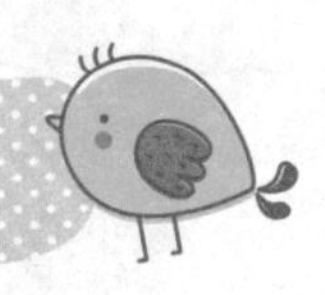

为了准妈妈和胎宝宝的健康与安全，准爸爸需要做的事有很多，牢记下面这些事情和数字吧。

这些事别忘了做

◆ 关注准妈妈的着装是否合适，如果准妈妈脚水肿、变大，要换一双合脚的鞋。

◆ 继续有计划地给胎宝宝做循序渐进的胎教。让胎宝宝听柔和的音乐，跟胎宝宝讲话，提醒准妈妈养成良好的生活习惯及饮食习惯。

◆ 可以陪准妈妈做一次轻松、安全的旅游。

◆ 陪准妈妈参加产前准妈妈课堂，多了解孕期及生产知识。

◆ 给胎宝宝起名字。

◆ 准妈妈可能出现乳房肿胀和妊娠纹，帮她按摩乳房，在她的肚子上擦乳液。

◆ 与其他父母交流育儿经验。

这些数字要记牢

下面这些数字准爸爸一定要记牢，因为这些数字都是与准妈妈和胎宝宝紧密相关的。

◆ 胎动最频繁最活跃时间：妊娠28～34周内。

◆ 胎动正常次数：每12个小时30～40次，不应低于15次。

◆ 早产发生时间：妊娠28～37周内。

◆ 胎心音正常次数：每分钟120～160次。

◆ 过期妊娠超过预期天数：最好不要超过14天。

◆ 准妈妈洗澡的适宜水温：42～43℃。

◆ 准妈妈每周增加体重正常值：应少于0.5千克。

◆ 孕期体重增加总值：不宜超过15～20千克。

准妈妈“消肿”进行时

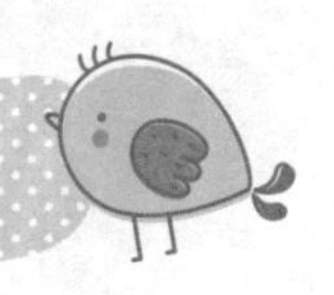

怀孕后，激素分泌量增加，使准妈妈体内能够积累更多的钠盐，以至于吸收更多的水分滞留在身体里，从而导致水肿。现在，开始学习如何“消肿”吧。

平躺，把脚抬高

静脉血是依靠肌肉的收缩力和血管里的“阀门”而被送回心脏的，因此，平躺后把脚稍稍抬高能够使血液更容易回到心脏，水肿也就比较容易消除了。

坐着的时候，把脚稍稍垫高

为了使腿部积存的静脉血能够回到心脏，坐在椅子上的时候，可以把脚放到小台子上；坐在地板上的时候，就用坐垫等把脚垫高。

按

通过按摩促进血液循环，对于水肿的预防是很有效的。做按摩时的技巧是，从脚向小腿方向逐渐向上，帮助血液返回心脏。若在睡前进行的话，可以解除腿部酸痛，有助于睡眠。此外，洗澡时按摩也是个不错的选择。

游 泳

游泳也是锻炼腿部的一种运动，会使静脉血更容易回到心脏。所以，在得到医生的允许之后，就试着游游泳吧！

适当散步

借助小腿肌肉的收缩力可以使静脉血顺利地返回心脏，因此，散步对于水肿的预防是很有效果的。

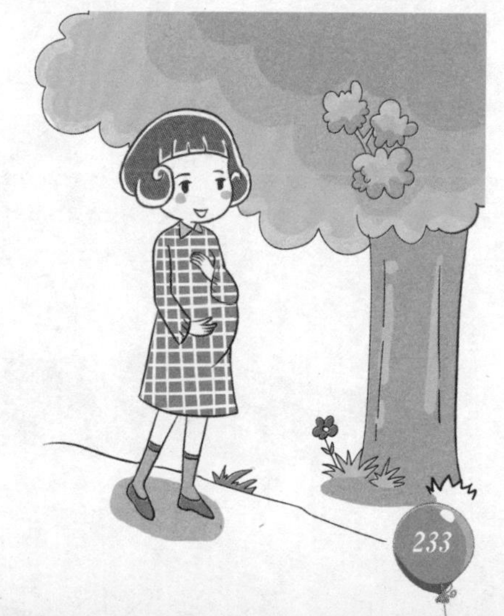

第195天、第196天 一起来做夫妻运动操

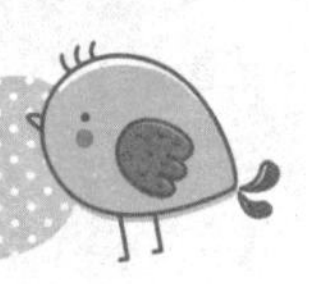

准爸爸不要一直充当准妈妈运动的保护者和监督者，应该抽出时间与准妈妈一起做做运动操，这样不仅能够舒缓身体机能，还可以帮助平稳准妈妈的情绪。

前后推手运动

◆ 准爸爸和准妈妈面对面端坐，双方均右腿伸直、左腿弯曲，面对面而坐，双手掌心相对。

◆ 准爸爸用左手轻轻地将准妈妈的右手向后推，一直推至准妈妈胸前。

◆ 准妈妈用右手轻轻地将准爸爸的左手推回至准爸爸的胸前，同时，准爸爸用右手轻轻地推动准妈妈的左手。如此反复操作即可。

操作功效：推掌动作可以加速手掌的血液循环，使得手掌变得温热，从而起到按摩手掌穴位的功效，以达到调节内脏功能、刺激腺体、促进准妈妈内分泌平衡的目的。

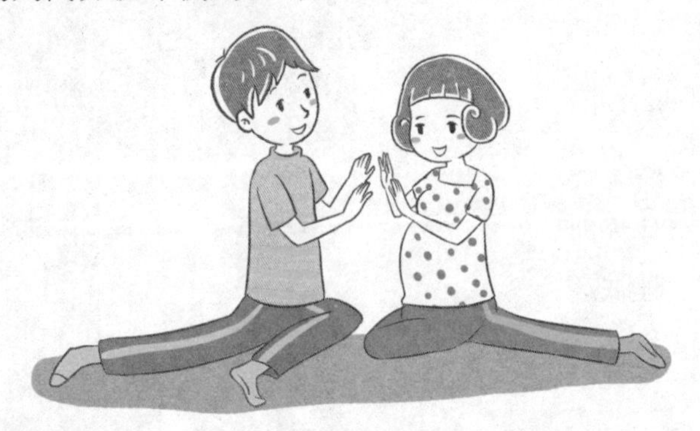

能量交流运动

◆ 准爸爸和准妈妈面对面端坐，准爸爸将双腿伸直，并略微分开，准妈妈将双腿放在准爸爸的双腿上，两手掌心相对。双方面带微笑凝视着对方的双眼，感受着两人能量正通过手掌和双眼进行传递和融合。

◆ 端坐一会儿后，准妈妈可以躺在准爸爸怀里，好好地放松放松。

操作功效：通过这个练习，可以增进夫妻感情，更能够通过丈夫和妻子的热量交换，起到促进血液循环，改善机体功能，促进准妈妈身心放松。

孕8月

换个心情，迎接孕育新阶段

从怀孕第29周开始，胎宝宝的眼睛已经完全睁开了。准妈妈也进入了孕晚期。也就是说，距离胎宝宝诞生的日子已经越来越近了，准妈妈，开始迎接孕育新阶段吧。

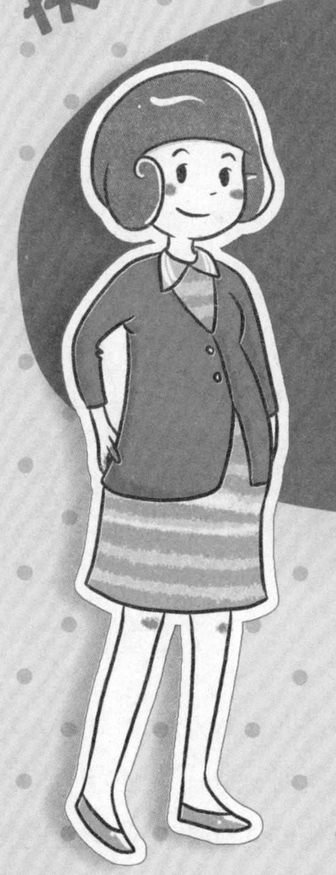

了解新阶段的新变化

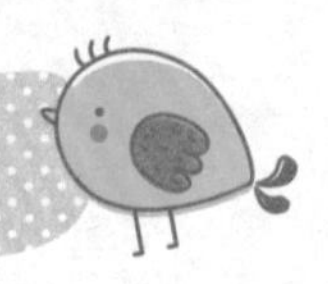

这一期间，准妈妈子宫的宫底上升到胸与脐之间，宫底高度为26～32厘米。子宫不断增大使腹壁绷紧，腹部出现浅红色或暗紫色的妊娠纹。

偶尔的肚子发紧不要紧张

在妊娠末期的3个月里，准妈妈会感觉肚子偶尔会一阵阵地发硬发紧，这是假宫缩。表明腹部正在练习生产，而收缩并不意味快要临产或开始临产。真正的临产宫缩与这种感觉是不同的，它们是规律的，5分钟左右一次，持续时间大于30秒，疼痛会逐渐加重，并不会消失。这种规律宫缩在到达预产期时才出现。

该每两周做一次体检了

从这个月开始，要每两周做一次产检了，以便医生及时了解胎宝宝的情况，在突发状况时采取适当的对策。在以后几次检查中，准妈妈要注意多多学习分娩知识，并向主任医生请教一些分娩的注意事项，学习一些能够减少阵痛的分娩姿势。

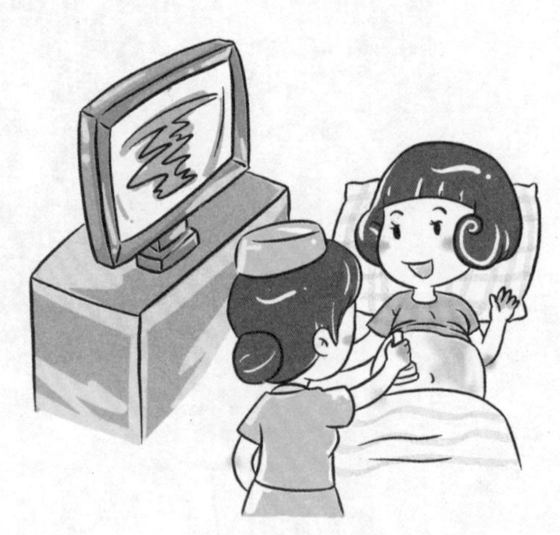

此时的胎位情况

有的准妈妈因自己的胎宝宝现在还是头朝上而担心临产时胎位不正。其实，这时的胎宝宝可以自己在妈妈肚子里变换体位，有时头朝上，有时头朝下，还没有固定下来。大多数胎宝宝最后都会因头部较重，而自然头朝下就位的。如果需要纠正的话，在产前检查时医生会给予适当的指导。

孕晚期的饮食原则

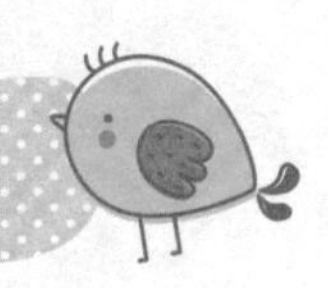

怀孕晚期胎宝宝生长得更快了，需要的营养达到最高峰，再加上准妈妈需要为分娩储备能源，所以准妈妈在膳食方面要作相应调整。

孕晚期的饮食重点

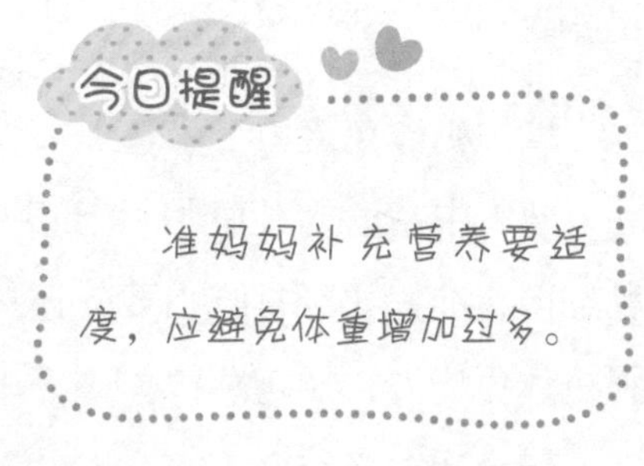

◆ 适当增加豆类蛋白质，如豆腐和豆浆等。

◆ 注意控制盐分和水分的摄入量，以免发生水肿。每天饮食中的盐应控制在5克以下。

◆ 建议准妈妈选择体积小、营养价值高的食物，如动物性食品；减少营养价值低而体积大的食物，如土豆、红薯等，这样可减轻被增大的子宫顶住胃的胀满感。

◆ 对于一些含能量高的食物，如白糖、蜂蜜等甜食宜少吃，以防止食欲降低，影响其他营养素的摄入。

准妈妈无需大量进补

在怀孕的最后3个月里，准妈妈每天的主食需要增加到300～400克，牛奶也要增加到2瓶，荤菜每顿也可增加到150克。但是，准妈妈也无需大量进补，准妈妈的过度肥胖和巨大儿的产生对母子双方健康都不利。体重增加每周不应超过500克，体重超标极易引起妊娠期糖尿病。新生宝宝的重量也非越重越好，3000～3500克为最标准的体重。从医学角度看，超过4000克属于巨大儿，巨大儿产后对营养的需求量加大，但自身摄入能力有限，所以更容易生病。

第199天 白萝卜适合准妈妈

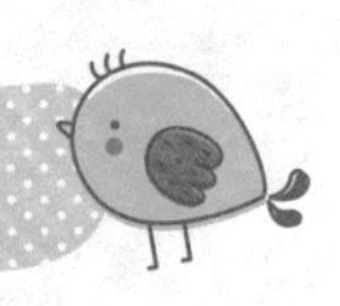

白萝卜含有钾、磷、叶酸等多种营养物质，是一种既经济又营养的食物，自古就有“小人参”的美称。准妈妈常吃白萝卜，对自己和胎宝宝都很有好处。

对怀孕的好处

增加机体免疫力

萝卜中富含的莱菔子素能够抑制多种细菌，准妈妈经常吃白萝卜还可以增强机体免疫力，预防感冒。

健全造血系统

白萝卜富含维生素C，对胎宝宝形成细胞基质、产生结缔组织、发育心血管以及健全造血系统都有重要作用。此外，白萝卜还能促进机体对铁的吸收。

健胃消食

白萝卜中的芥子油和膳食纤维都能促进肠胃蠕动，可帮助消化、润肠通便，是准妈妈的理想食品。

促进胎儿视网膜发育

白萝卜富含胡萝卜素，即维生素A，对眼睛很有好处，能够促进胎宝宝生长发育，维护上皮细胞的完整性，促进胎宝宝视网膜的发育。

最佳食用方法

◆ 萝卜可生食，炒食，做药膳，煮食，或煎汤、捣汁饮，或外敷患处。烹饪中适用于烧、拌、做汤，也可用作配料和点缀。萝卜种类繁多，生吃以汁多辣味少者为好，平时不爱吃凉性食物者以熟食为宜。

◆ 对准妈妈来说，白萝卜最好的吃法就是用它醋拌凉菜或做沙拉，生吃时每次不能超过200克。熟吃则可用来烧萝卜汤、和牛羊肉一起炖块或者炒萝卜丝，也可以做成饺子馅。

外出就餐的注意事项

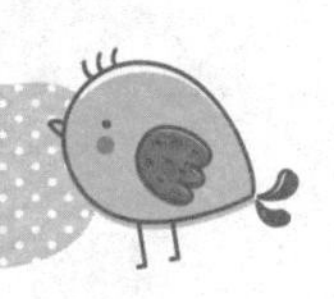

有些时候，准妈妈不得不在外面就餐，这时就需要注意以下几个方面的问题。

避免单一的料理，最好选择套餐

单一的料理营养不够丰富，容易引起营养失衡。为了摄取均衡的营养素，最好选择菜肴种类多样的套餐，并尽可能选择蔬菜多的食物。

避免西餐，选用中餐

西餐与中餐相比，常常用油或黄油过多，会导致热量超标。在选择中餐时注意避免盐分较多的菜肴。

不要摄入过咸的食物

妊娠过程中必须小心谨慎，不要摄取过量的盐分。尽量少吃泡菜. 避免煎制食品和酱制食品。

尽可能节制快餐

汉堡、比萨、鸡排等快餐一方面热量过高；另一方面营养价值较差。同时，和沙拉、饮料一起食用的时候，往往一顿饭会吃下两顿的热量，因此最好避免。

用水取代冷饮

与冷饮或含糖量较高的果汁相比，饮用水和淡茶对身体更有益处，可作选择。

饭前吃个水果

为了弥补外出就餐时新鲜蔬菜的摄入不足，准妈妈可以在饭前30分钟吃个水果，以补充维生素。

今日提醒

外出就餐时，注意提醒服务员自己有哪些忌口。

现在，就别远行了

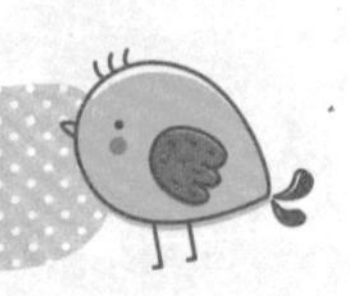

现在，准妈妈可能明显感觉到容易疲惫了，那是因为生理变化导致，对环境的适应能力相应也降低，如稍稍站久一点就会觉得腰酸背痛。因此，到了孕晚期，准妈妈应在家中安心待产，不宜再远行了。

远行容易身心俱疲

因为长时间坐车，车里的汽油味儿会使准妈妈感到恶心、呕吐、食欲降低。长时间在路上颠簸也会使准妈妈的睡眠质量降低，休息不好就容易产生烦躁的情绪，从而使身心俱疲。此外，长时间坐着或站着，也会使下肢静脉血液回流减少从而使下肢水肿症状加剧。

今日提醒

如果此时工作上有需要出差的任务，准妈妈就要推辞掉了。

流产、早产危险加大

一般情况下，不论是做汽车还是坐火车，乘车的人都会较多，车上较拥挤。现在准妈妈的腹部隆起，容易因挤压或颠簸而流产、早产。而且，公共交通工具上的空气比较污浊，致病的细菌病毒也散布各处，会使准妈妈受到感染的概率增大。乘车远行时，万一发生早产等情况，因离医院较远，也会给母婴安全带来威胁。因此，从现在开始，准妈妈就不宜远行了。

就近散心

如果想去散散心，可在周末时间，让准爸爸开车，到距离较近的公园或郊外玩一玩。但要注意随身携带医院的电话号码和一些防寒保暖的衣物。

定期检查，及时发现问题

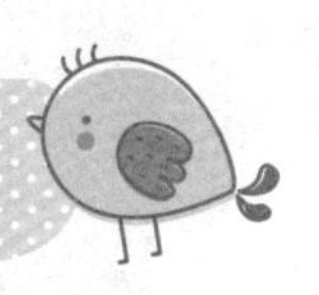

准妈妈如果在定期身体检查后发现如下症状，应根据医生的建议及时采取措施。

贫 血

诊断出患有贫血以后，准妈妈需要更积极地补充铁剂。贫血严重的准妈妈，其铁剂的服用量更要遵循医嘱。注意在服用铁剂的前后1小时内，不要喝绿茶、红茶、咖啡等饮料，因为这些饮料会影响铁的吸收。另外，调整饮食也是很重要的事情，应当多吃含铁量高的动物肝脏或瘦肉、紫菜及裙带菜等海藻类，多食菠菜、胡萝卜等黄绿色蔬菜及鱼贝类等。

蛋白尿

诊断出蛋白尿之后，准妈妈首先要做的就是稳定身心。解除疲劳，充分休息可改善心脏的血液循环，恢复心脏的原有功能。防治蛋白尿的饮食疗法，要求减少食盐的摄取量，充分补充高质量的蛋白质。不过，动物性蛋白质会增加血液中胆固醇的含量，导致血压上升，因此应多摄取植物性蛋白质，如豆腐等。另外，准妈妈还应多吃有助于蛋白质吸收的维生素和矿物质。

高血压

要预防高血压，最重要的就是营养均衡的饮食和充分的休息。在饮食上，首先要减少盐分、糖分和脂肪的摄取量，降低热量的摄取，多摄取高质量的蛋白质。上午、下午各休息30分钟左右也有利于高血压的治疗。

进入生活慢节奏

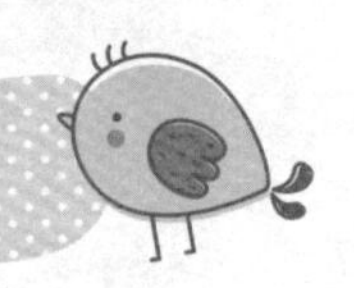

进入孕晚期后，准妈妈要加倍地小心谨慎，尽量让自己慢一些、稳一些，一切以胎宝宝的安全为重。

行走时避免跌倒

腹部的日渐增大，准妈妈的身体变得笨拙，保持平衡也很困难。因此，为安全起见，不要攀登高处，也不要在地面湿滑的地方活动。登台阶的时候，最好用一只手扶住栏杆，然后将身体的重心移到向前跨出的腿上，再慢慢移动。准妈妈必须穿矮跟的、舒适的鞋子，并选择底部有凹凸物可以防滑的鞋子，不要穿拖鞋出门。

注意行走姿势

准妈妈在这个时候要保持正确的走路姿势可不是一件容易的事，可以试试下面这个姿势，或许会有所帮助：收紧臀部肌肉，将臀部稍稍提起，这样可以减轻脊柱的负担。同时，切忌每日进行超负荷、超强度的行走，这会适得其反的。

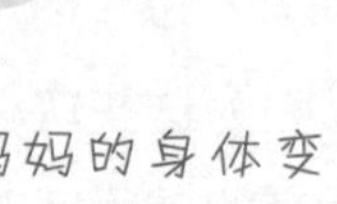

今日提醒

准妈妈的身体变得笨拙，保持平衡也很困难。因此，为安全起见，不要攀登高处，也不要在地面湿滑的地方活动。

让生活进入慢节奏

在孕期的最后阶段，准妈妈尽量不要让身体太劳累、太紧张，保持生活慢节奏，这对应付气短有帮助。无论做什么事情，哪怕一件很小的事情，也最好给自己安排出比平时多一倍的时间，使自己做事情的时候可以轻轻松松、慢节奏地完成。

第204天 你的胎位正常吗

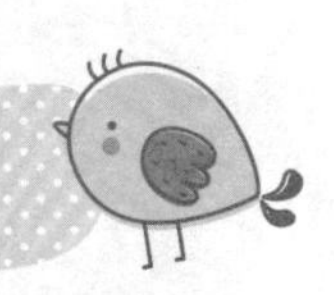

胎位正常与否十分重要，它关系到分娩能否顺利进行。在孕28周前胎宝宝尚小，羊水相对较多，即使胎位不正大多也能自行转正，但若在孕30周后仍胎位不正，就要在医生指导下进行自我矫正。

胸膝卧位矫正胎位法

胸膝卧位法适用于孕30周后胎位仍为臀位或横位，无脐带绕颈的情况。具体操作为：准妈妈于饭前、进食后2小时或早晨起床及晚上睡前，先排空尿液，然后放开腰带，双膝稍分开（与肩同宽），平躺在床上，胸肩贴在床上，头歪向一侧，大腿与小腿呈90°，双手下垂于床两旁或者放在头两侧，形成臀高头低位，以使胎头顶到母体的横膈处，借重心的改变来使胎宝宝由臀位或横位转变为头位。每天做2～3次，每次10～15分钟，一周后进行胎位复查。每次矫正前后都应注意胎动和胎心变化，如发现异常，应及时去医院。

侧卧位矫正胎位法

侧卧位法适宜于横位和枕后位。具体做法为：侧卧时可同时向侧卧方向轻轻抚摩腹壁，每天做2次，每次10～15分钟。经过以上方法矫正仍不能转为头位，需由医生采取外倒转术。若至临产前胎位仍不能正常就难以自然分娩，要提前住院，由医生选择恰当的分娩方式。

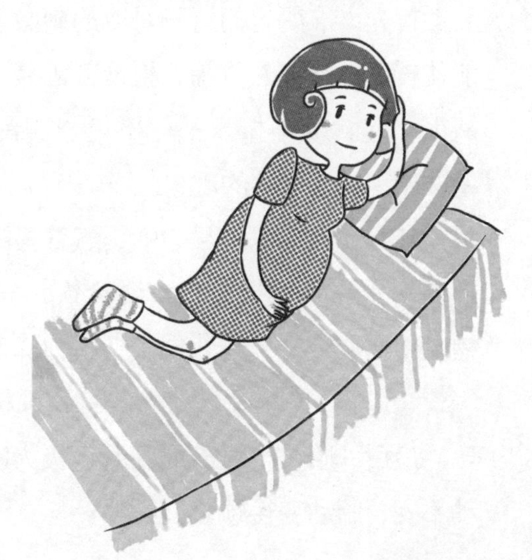

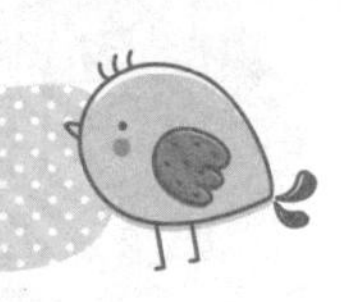

第205天 避免刺激性食物

现在，准妈妈不仅要合理饮食，适度进补，以避免巨大儿的产生，同时还要注意避免吃一些刺激性的食物和调料。

不吃刺激性调料

刺激性调料主要是指葱、姜、蒜、辣椒、芥末、咖喱粉等调味料，这些辛辣物质会随母体的血液循环进入胎宝宝体内，给胎宝宝造成不良刺激。就准妈妈而言，怀孕后大多呈现血热阳盛的状态，而这些辛辣食物从性质上说都属辛温，而辛温食品会加重血热阳盛的状态，使准妈妈的体内阴津更感不足，会使准妈妈口干舌燥，生口疮、痔疮，心情烦躁等症状加剧。这样，自然不利于胎宝宝的正常发育。

避免冷饮的刺激

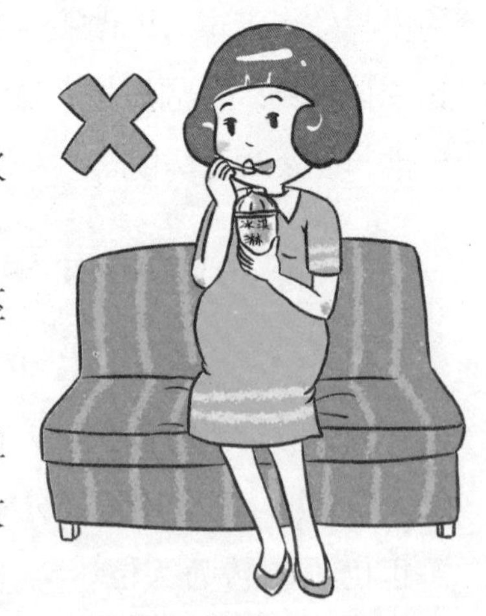

首先，准妈妈的胃肠对冷的刺激非常敏感。多吃冷饮能使胃肠血管突然收缩，胃液分泌减少，消化功能降低，从而引起食欲不振、消化不良、腹泻，甚至引起胃部痉挛，出现剧烈腹痛的现象。

其次，准妈妈的鼻、咽、气管等呼吸道黏膜往往充血并伴有水肿，如果大量贪食冷饮，充血的血管会突然收缩，使血液减少，导致局部抵抗力降低，使潜伏在咽喉、气管、鼻腔、口腔里的细菌与病毒乘机而入，引起嗓子痛哑、咳嗽、头痛等。

最后，胎宝宝对冷的刺激也极为敏感，当准妈妈吃冷饮时，胎宝宝会在子宫内躁动不安，胎动变得频繁。

准妈妈喝茶有讲究

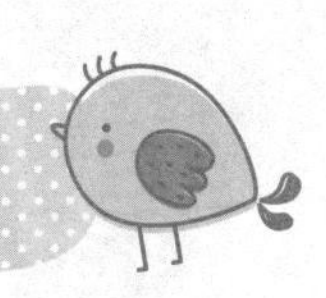

有些准妈妈怀孕前有喝茶的习惯，怀孕后完全禁止显然是不可能的，那么，准妈妈应该怎样健康、科学地喝茶呢？

适当喝点绿茶

茶叶中含有茶多酚、芳香油、矿物质等营养成分，准妈妈每天喝3～5克的淡绿茶，对加强心肾功能、促进血液循环、帮助消化、预防妊娠水肿、促进胎宝宝生长发育都是有益处的。此外，绿茶中含有锌元素，锌对胎宝宝的正常发育起着非常重要的作用。因此，如果孕前准妈妈喜欢喝茶，那到了孕期，不妨每天少喝一点淡淡的绿茶。

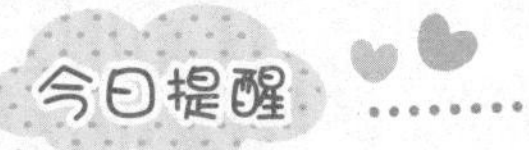

喜欢喝茶的准妈妈，可以在吃完饭1小时后适量饮一点淡绿茶，这就能有效解决鞣酸妨碍铁吸收的问题了。

不要喝浓红茶

如果准妈妈饮茶过量，而且茶过浓，特别是饮用浓红茶，就会对胎宝宝产生危害。茶叶中含有2%～5%的咖啡因，每500毫升浓红茶大约含咖啡因0.06毫克。咖啡因具有兴奋作用，饮用过量的浓红茶会刺激胎宝宝增加胎动，甚至危害胎宝宝的生长发育。茶叶中含有鞣酸，鞣酸可与准妈妈食物中的铁元素结合成为一种不能被人体吸收的复合物。因此，准妈妈过多地饮浓红茶，还会引发妊娠期贫血，胎宝宝也可能出现先天性缺铁性贫血。

第207天 准妈妈的“四不宜”

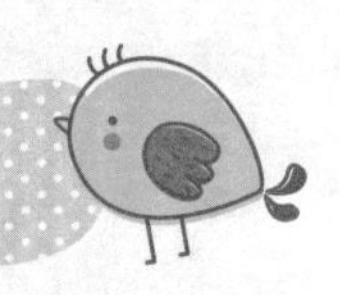

进入到孕晚期后，距离分娩的日子就一天天地近了，准妈妈的身体方面越来越笨重，情绪方面也容易焦虑、忧郁。准妈妈此时要注意下面的四种不宜行为。

不宜懒惰

有些准妈妈害怕早产，因而整个孕期都不敢活动。实际上，活动量过少，更容易出现分娩困难。因此，在整个孕期，准妈妈都应保持适量的运动，不宜过度安胎，不宜长时间卧床休息。

不宜焦急

越到孕晚期，准妈妈越焦急。没到预产期就焦急地盼望能早点分娩，到了预产期，更是终日寝食不安。其实，分娩日期在预产期的前后有一个活动范围，提前10天或错后10天左右，都是正常的现象。俗话说“瓜熟蒂落”，因此，准妈妈不必过于着急。

不宜忧虑

调查表明，准妈妈在生活、工作上遇到较大的困扰，或者是发生了意外的不幸事件，都会使准妈妈产生精神不振、忧愁、苦闷等不良情绪，这种情绪可能影响顺利分娩。因此，准妈妈的家人在这个特殊时期，要给她更多的关心和爱护。

不宜孤单

一般情况下，准妈妈在临产前一段时间会出现一定程度的紧张心理，此时她们非常希望能有来自亲人的鼓励和支持。所以，家人在准妈妈临产前应尽可能拿出更多的时间来陪伴她，照顾她的衣食起居，使准妈妈感觉不是自己一个人在迎接考验，让她的孤独感消失。

寓教于乐的游戏胎教

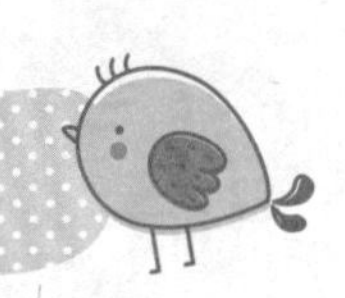

游戏胎教是一种寓教于乐的方式，通过亲子互动游戏刺激宝宝脑部的发育。借助游戏对宝宝有好的刺激，可望增加未来宝宝动作的敏感度。

游戏胎教的最佳时间

准妈妈怀孕7～8个月时是胎动最明显的时候，所以在此时进行游戏胎教，效果最明显。胎宝宝一般需要8～12小时的睡眠，所以如果在饭后1～2小时陪胎宝宝玩耍，准妈妈可以明显地感受到胎动，胎宝宝的手脚也会随着准妈妈的动作而产生不同的反应。

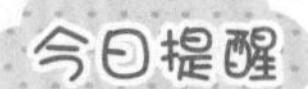

如果时常以游戏来刺激胎宝宝手脚的反应，让胎宝宝在游戏中成长，对其脑部发育也有相辅相成的作用。

游戏胎教的方式

游戏胎教最好是在有音乐的良好环境中进行，以不危险、有趣味性为原则。

准妈妈用一只手压住腹部的一边，然后再用另一只手压住腹部的另一边，轻轻挤压，感觉胎宝宝的反应。这样做几次，胎宝宝可能有规则地把手或脚移向准妈妈的手，胎宝宝感觉到有人触摸他，就会踢脚。

准妈妈以有节奏性的东西拍打肚子，感觉胎宝宝的反应，通常重复几次下来，胎宝宝会有反射动作。

准妈妈用两、三拍的节奏轻拍腹部，如果轻拍肚子两下，胎宝宝可能会在准妈妈手拍的地方回踢两下，如果轻拍三下，胎宝宝可能会回踢三下。

准妈妈应该怎样过春节

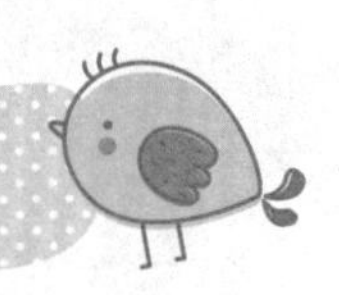

准妈妈和胎宝宝一起过春节，确实是一件很不容易的事，春节期间的出行安全和饮食安全，都是不可避免的大问题。

饮食小提醒

准妈妈一定要克制大鱼大肉、少吃甜食等。为了防止便秘，准妈妈应该吃得清淡点，且要多吃蔬菜水果，多喝白开水等。

准妈妈在怀孕期间要忌酒，尤其在过节的时候，要抵挡住盛情难却的情形。

起居小提醒

准妈妈每天的睡眠时间以8小时为宜，春节期间也不能例外。准妈妈切不可贪玩，累了就要及时休息。

另外，对于两地分居的夫妻来说，春节是一个团圆的好日子，这时一定要注意节制性生活，尤其是怀孕的最初3个月和后3个月的准妈妈，应禁止性生活。如果准妈妈身体不慎出现不适，如腹部阵痛、有水状的阴道分泌物或阴道出血等，准妈妈千万别因为过年忌看病而耽误病情，应该及时就医。

出行小提醒

购置年货要小心：准妈妈如果去超市、商场等人多的大型场所时，要尽量保护自己的安全，尤其不要被人挤压和碰撞，还要防止感染疾病。

在孕晚期如果真的要选择出远门欢度春节的准妈妈，一定请先听取医生的意见，在医生允许的情况下才可以出行。同时，孕晚期出行要有人陪同，并且要注意选择较舒适的交通工具。

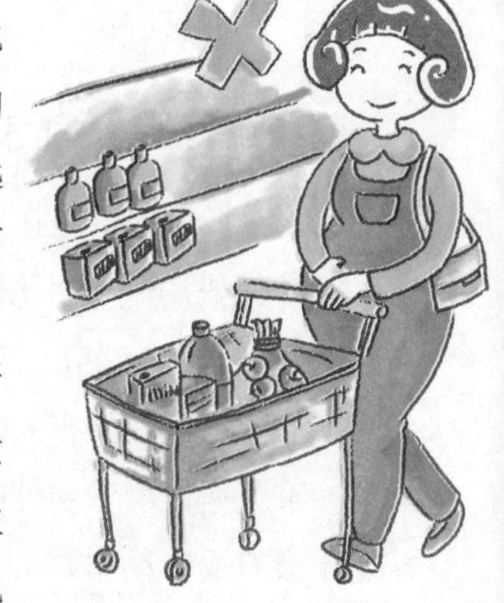

做做肩背疼痛缓解操

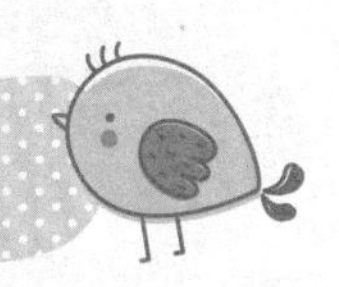

随着妊娠时间的增加，肩背部的疼痛会逐渐严重，一些保健按摩操就可以轻松地缓解准妈妈的肩背部疼痛症状。

脊柱伸展操

准妈妈和准爸爸背靠背坐在垫子上，可以屈膝，也可以盘腿，关键应以准妈妈的舒适体位为原则。

准爸爸用两个手臂紧紧地勾住准妈妈的手臂。

双方分别轮流进行前弯和后仰的动作，并进行有规律的呼吸。

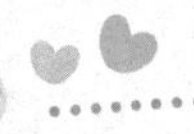

今日提醒

长时间地保持一个姿势，或久坐不动，或久站不动，或久卧不动，都会使肩背部的肌肉因产生疲劳而酸痛明显。

肩膀扭转操

准妈妈取站位，双脚自然分开，与肩同宽，膝盖弯曲。

准妈妈将双手搭在同侧肩膀上，开始左右转动两侧的肩膀，反复进行数次。

准妈妈调整呼吸，放松数秒后，立即站直身体，双脚保持之前的宽度分开。

准妈妈将右臂弯曲呈90° 后抬起，左臂自然地搭在右臂弯曲的肘关节上。

准妈妈的脸紧接着转向左侧，并开始缓缓转动肩膀。

肩部伸展操

准妈妈和准爸爸取面对面的站位，准妈妈的双手自然地搭在准爸爸的同侧双肩上，为了保证准妈妈的舒适度，准妈妈也可将手搭在准爸爸的手臂上。

双方同时向下运动，至双方身体下降到相当水平再复原。

第211天 用音乐唤醒胎宝宝的心灵

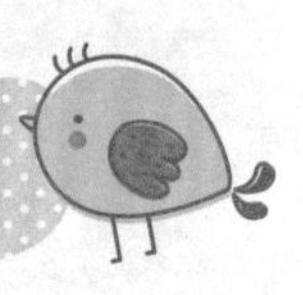

音乐可以唤醒胎宝宝的心灵，打开智慧的天窗。因此，准妈妈别忘了多和胎宝宝一起欣赏优美的乐曲。

让胎宝宝感受莫扎特的《春泉》

莫扎特的音乐清明高远，淳朴优美，真挚温暖，有如天籁一般，常常被誉为“永恒的阳光”。《春泉》就是其中比较有代表性的一首曲子。莫扎特的音乐有人性的关怀，有真、善、美。沐浴在这样的音乐光芒里，胎宝宝和准妈妈可以感受到平静与祥和。

与胎宝宝一起欣赏《欢乐颂》

准妈妈不妨来听听《欢乐颂》这样的音乐，它所表现的不是缠绵的情意，而是歌颂蕴涵仁爱、欢乐与自由的伟大理想：“欢乐女神圣洁美丽，万丈光芒照大地，我们心中充满热情，来到你的圣殿里。你的力量能使人们消除一切分歧，在你光辉照耀下面，人们团结成兄弟。”音乐表现的是一种崇高、圣洁的美。准妈妈除可产生欢乐之情外，更可增添信心和勇气。

欣赏圆舞曲《蓝色多瑙河》

圆舞曲《蓝色多瑙河》旋律优美动人，节奏富于动感，适合准妈妈在怀孕中、晚期听，准妈妈在欣赏这首作品时，通过想象能感受鲜明的音乐形象，从而进一步理解奥地利人民热爱生活、热爱故乡的深厚感情。

性生活，停止了吗

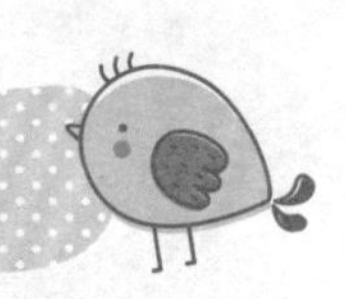

有些准妈妈在妊娠期由于不懂得性生活、性心理的变化特点，往往因性生活不当而造成流产、早产。因此，孕期性生活需要夫妻双方正确认识和对待。建议孕晚期的夫妻停止性生活，以免发生意外。

孕晚期应禁止性生活

妊娠后期应禁止性生活，特别是临产前的一个月。此时子宫较为敏感，受到外界的直接刺激，极易突然加强收缩而导致胎膜早破和早产。早产儿抵抗力低，容易感染疾病，难以喂养，死亡率高。而且因临近分娩期，准妈妈的子宫下降，阴道缩短，子宫口逐渐张开，若这时同房，羊水感染的可能性较大。而准妈妈在产褥期发生严重感染，则会带来生命危险。如果准妈妈合并一些妊娠的异常情况如前置胎盘、胎盘早剥等，性交容易引起准妈妈大出血。因此，妊娠晚期同房直接威胁着母、胎安全，应严格禁止。

孕晚期避免性刺激

子宫在孕晚期容易收缩，因此要避免给予机械性的强刺激。对于准爸爸来说，目前是应该忍耐的时期，密切接触只限于对准妈妈温柔地拥抱和亲吻。温柔的皮肤接触可使夫妻心心相印，心理上得到满足。

今日提醒

为了不影响准妈妈和胎宝宝的健康，夫妻间不但要学会克制情感，而且最好分床睡，以避免不必要的性刺激。

姿势正确防疼痛

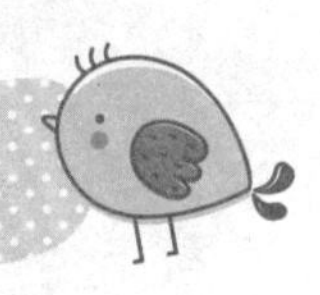

现阶段，很多准妈妈正在遭受膝盖疼痛和耻骨疼痛的折磨。准妈妈如果在日常生活中注意姿势，是可以预防和缓解这些疼痛的。

预防膝痛的正确姿势

由于准妈妈在进入孕晚期后身体会越来越沉重，站立时会不自然地将双腿伸直，这样会令膝盖软骨劳损，于是常常感觉膝盖部位疼痛。准妈妈可以参考下面这些正确的姿势。

准妈妈坐下，屈膝呈90°，在膝部内侧肌肉隆起处，以拇指打圈揉按膝盖旁的血海穴位，分别以顺时针及逆时针揉按30圈，以感到酸胀为宜。

准妈妈扶住身旁的桌子或椅子，轮流单脚站立，另一只脚向后呈90°弯曲，然后放松伸直，这个动作要重复20次。如果准妈妈需要长时间站立，则每半小时就要做1次。

准妈妈在站立时要避免自己上半身向前倾，而双腿又绷得过直，这样会使膝盖部位受力过多，造成疼痛。

预防耻骨疼痛的正确坐姿

为了缓解痛楚，准妈妈要采用正确的坐姿。

准妈妈坐下时，宜平放双脚，避免耻骨受压。

跷脚或交叉脚的坐姿，都会加重耻骨痛的症状。

准妈妈坐下时，应靠向椅背。

准妈妈坐后不要向前倾，这样会使耻骨受到压迫。

第214天 让胎宝宝爱上蔬菜

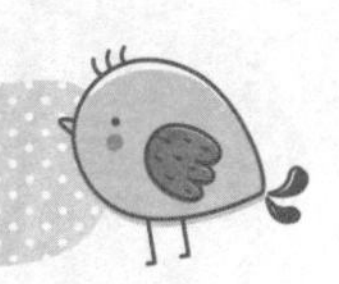

只要准妈妈在怀孕时刻意多吃些蔬菜，将有助于培养出未来宝宝对这些蔬菜口味的终生喜好。

拒绝苦味源于天性

西蓝花、芹菜和甘蓝等蔬菜对健康非常有益，但是它们特殊的苦涩味道往往令不少宝宝十分抗拒。苦味通常由植物毒素里所含的生物碱造成，这些毒素是植物为了防止自己被吃掉而分泌出来的。在进化过程中，人类渐渐对这种苦涩的味道产生本能的抗拒，因此宝宝出生后会拒绝具有苦味的食物。

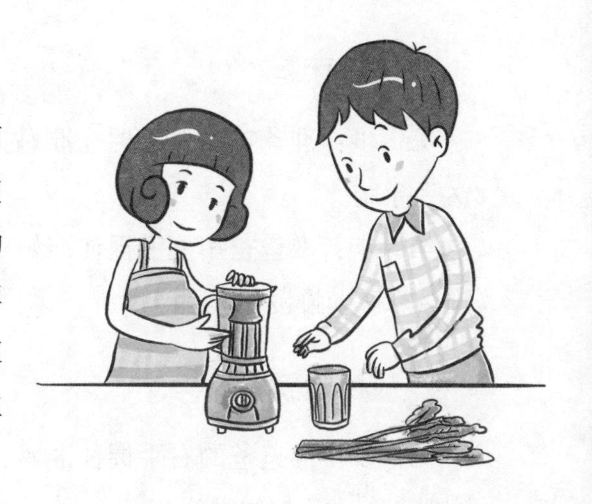

借助母体饮食传递蔬菜味道

美国科学家曾做过一次试验，让一组正在怀孕的妇女定期喝胡萝卜汁，然后通过追踪研究发现，她们的宝宝出生后比那些没有定期喝胡萝卜汁的妇女的宝宝更喜欢喝胡萝卜汁。另外一次针对水果的试验也显示，哺乳期间吃生桃子的女性，她们的宝宝也更乐意接受生桃子。

通过实验证明，虽然婴儿天生不喜欢苦的味道，但如果母亲希望她们的宝宝喜欢吃富含营养的各种蔬菜，特别是绿色蔬菜，她们首先得给机会让宝宝适应这些蔬菜的口味。如经常喝芹菜汁的准妈妈，生下来的宝宝也更容易接受芹菜的味道，同样，准妈妈对大蒜的喜爱也可以“传染”给宝宝。

第215天 一起享受“放松时间”

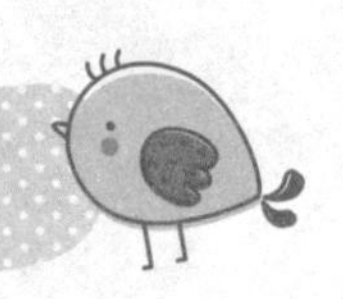

准爸爸可以与准妈妈一起做一些运动帮助她放松，这样既能减轻准妈妈身体上的痛苦，也能改善夫妻双方的焦虑情绪。

放松手腕

第一步：准爸爸用右手握住准妈妈左手手腕。

第二步：准爸爸用左手捏住准妈妈的左手关节慢慢上下运动。

放松脚腕

第一步：准爸爸的右手握住准妈妈的脚腕，左手握住脚趾。

第二步：握住脚趾前后运动，放松肌肉。

放松肘部

第一步：准爸爸用左手托住准妈妈的左肘，右手握住手腕。

第二步：将肘部按正常的运动方向弯曲后伸直。

放松膝盖

第一步：准爸爸用右手握住准妈妈的膝盖，左手握住脚腕。

第二步：按关节运动的方向将膝盖弯曲再伸直。

放松脖子

第一步：准妈妈仰面躺下，准爸爸用双手托住妻子的脖子。

第二步：轻轻地托起脖子又放下，如此反复数次。

放松大腿

第一步：准爸爸左手握住准妈妈的膝盖，右手握住脚腕。

第二步：按关节运动方向做画圈运动。

羊水过多或过少怎么办

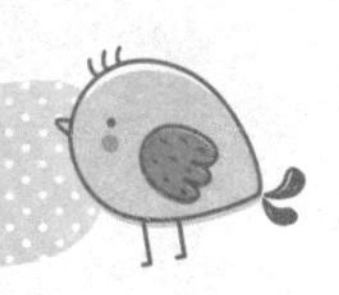

在孕晚期时，准妈妈有可能会出现羊水过多或过少的现象，那该怎么办呢？

羊水过多怎么办

妊娠期羊水量超过2000毫升者，称为羊水过多。一般来说，羊水量超过3000毫升时准妈妈才会出现症状，羊水量越多或是羊水量增加越急剧，症状越明显。如果几天内子宫迅速胀大，则一旦过度膨胀，横膈上升，可引起准妈妈行走不便、呼吸困难及不能平躺等情况。

在多数情况下，羊水缓慢增多，症状也比较缓和，压迫症状不明显，准妈妈能逐渐适应。当羊水过多时，产前检查时胎位常常摸不清，胎心音遥远或听不清则及早进行B超检查，看胎宝宝有无畸形，如果有胎宝宝畸形则应及早终止妊娠。如果有其他原因，则应进行治疗。

为什么会出现羊水过少

怀孕足月时，羊水量少于300毫升者，引起羊水过少的原因可能有以几种情况。

◆ 胎宝宝畸形。如先天性肾脏缺损、肾脏发育不全、输尿管或尿道狭窄等泌尿器官畸形，会致使胎宝宝尿少或无尿。因胎宝宝尿液是羊水的组成部分，所以，羊水量也就少了。

◆ 胎膜本身病变，也可引起羊水过少。羊水过少如果发生在孕晚期，子宫四周压力直接作用于胎体，易引起胎宝宝斜颈、曲背、手足畸形及肺发育不全等，也会导致胎宝宝宫内窘迫、新生儿窒息及围生儿死亡等。

第217天 食用冬瓜来利尿

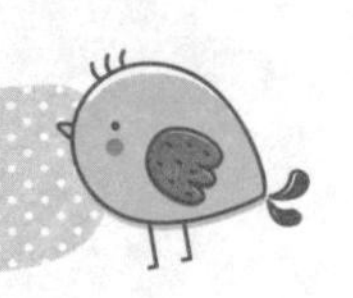

冬瓜因其利尿，且含钠极少，所以是慢性肾盐水肿、营养不良性水肿、孕妇水肿的消肿佳品。

对怀孕的好处

清热利尿

冬瓜与其他瓜菜不同的是，不含脂肪，含钠量极低，有利尿排湿的功效。对于因为排尿困难而造成水肿的患者，把冬瓜作为治疗的辅助食物，可使症状得到缓解，达到消肿而不伤正气的作用。适合下肢水肿的准妈妈食用。

降压降糖

冬瓜属于高钾低钠型蔬菜，有护肾、降血糖、降血压的作用，对肾脏病、高血压、水肿、糖尿病患者大有益处。适合有妊娠高血压综合征和妊娠糖尿病的准妈妈食用。

预防便秘

冬瓜不含脂肪，膳食纤维含量很高，所含的粗纤维，能刺激肠道蠕动，促进排泄。

最佳食用方法

- 冬瓜与芦笋同食对孕期高血压、高血脂、糖尿病、肥胖病，以及咳嗽、肾脏病等均有很好的食疗效果。
- 体重过大的准妈妈在食用冬瓜的同时搭配豆腐，能有益肠胃消化，还能起到减脂轻体的作用。
- 将冬瓜子晒干研细末，调入牛奶、豆浆或其他食品中，每日早晚各服一次，每次6～10克，连续服食两个月，可令皮肤白皙、细腻光滑。

今日提醒

冬瓜的吃法很多，可以炒、煮、炖汤、煨食，也可用来捣汁饮。

第218天 防治宫缩有妙招

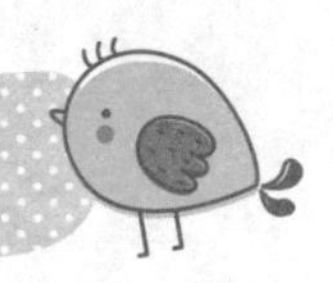

如果准妈妈出现轻微宫缩，经过适当休息还是不能缓解，就应该从日常生活的一些细节处入手，及时地采取措施加以防治。

放慢脚步

行走过程中，准妈妈感到宫缩得厉害，有一种强烈的缩成一团的感觉，就可以试着放慢脚步予以缓解。尤其是喜欢快步走的准妈妈，一定要以自己的身体状况为主。

防止受凉

不论是天气过冷、穿得过少还是冷气开得太大等导致的受凉，都很容易引发宫缩。准妈妈一定要注意身体的保暖，在自己感到凉或容易受凉的时候，最好及时地穿上袜子、盖上毯子等。

正确呼吸法

当宫缩发生时，准妈妈可以取仰卧位，轻轻地闭上双眼，用鼻子深深地吸气，然后长时间地屏住气息，等到憋不住的时候长长地呼气。

如何判断宫缩是否正常

只要准妈妈在卧床休息1小时后即可恢复、宫缩的次数不超过10次/天，没有出现腹痛、出血或破水症状、宫缩间隔时间没有缩短等，均可以判断出此次宫缩为正常的生理反应。

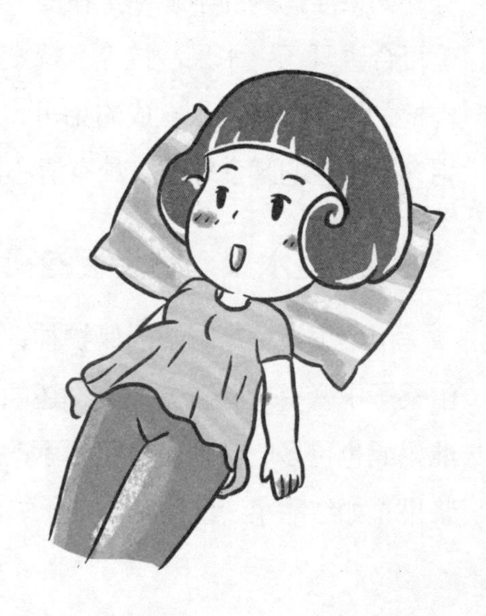

第219天 水果牛奶营养好

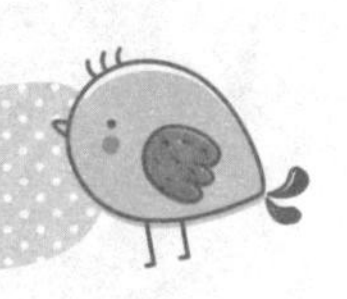

这时候，准妈妈可以适当多吃一点水果和牛奶，既能补充营养，又不会发胖。

多喝牛奶豆浆

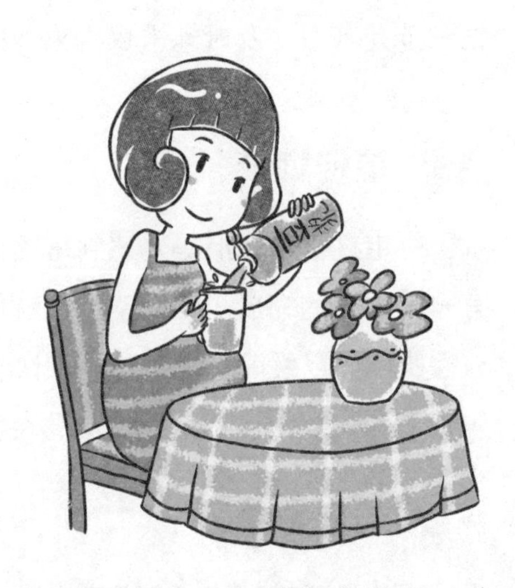

在孕晚期，假如准妈妈缺钙的话，可能会引起腿部抽筋、肢体麻木等症状，因此准妈妈在平时的膳食中可以适量喝些牛奶，对乳糖不耐受的人则可以选择喝酸奶、奶粉、奶酪等。另外，豆浆也是不错的选择。

选择水果菜肴

如果准妈妈的孕晚期是在夏天，就可以选择一些水果菜肴，比如蜂蜜水果粥、香蕉百合银耳汤、水果沙拉等。蜂蜜水果粥的做法是，准备好半个苹果、半个梨、少许枸杞，然后放入粳米煮成的粥里，水滚后熄火，等温热的时候加入一匙蜂蜜。这样的粥含有丰富的膳食纤维，具有清心润肺、消食养胃润燥的作用。

这些水果对胎宝宝的视力有益

山桑子被称为眼睛的保护神，能够加速视紫质再生的能力，以促进视觉敏锐度。山桑子中含有的花青素成分，还能有效抑制破坏眼部细胞的酵素。除了山桑子之外，准妈妈也可多吃其他富含花青素的食物如红、紫、紫红、蓝色等颜色的蔬菜、水果或浆果，如红甜菜、红番茄、茄子、黑樱桃、红巨峰葡萄、加州李、油桃等。

加强自我监护

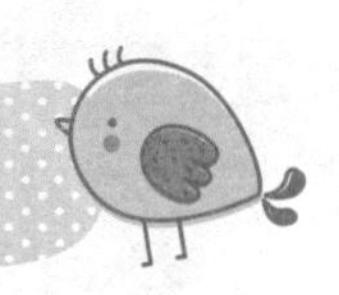

现在，距离分娩的日子越来越近了，但准妈妈不能放松警惕，不仅要做好自我监护，还要随时关注胎宝宝在肚子里的健康状况。

胎动监测

准妈妈要进行自我监护，以便随时了解胎宝宝在子宫内活动的情况。

◆ 从孕28周至临产为止，每天找空闲时间（建议晚餐后，因为此时胎动较频繁），采左侧卧或静坐姿势，由准妈妈自已数胎动的次数。

◆ 每日早、中、晚各记胎动次数1次，每次记1小时。

◆ 将早、中、晚3次记录的胎动次数相加，再乘以4，就等于12小时的胎动次数。

◆ 胎动次数在12小时内一般为30次，这说明胎宝宝在子宫内的情况良好。如果测12小时内胎动次数为20次或比原来减少了50%，说明胎宝宝在宫内有缺氧的现象，应立即就诊，不能等待胎动消失后才到医院检查。

胎心的自我监护

建议准妈妈用多普勒胎心仪注意胎心变化，每次听胎心的时间应大于1分钟，如在10分钟内发现胎心率总是低于120跳/分钟或高于160跳/分钟，请立即就医。另外，出现以下情况之一时，应立即去医院，进行检查。

◆ 阴道流水及流血。

◆ 有规则的子宫收缩（5分钟1次）、腰痛、下腹坠胀、腹痛及有血性分泌物，表示产程即将开始。

注意清洁，预防感染

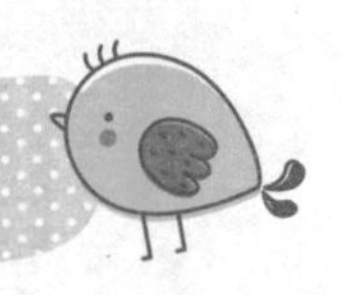

进入孕晚期后，很多准妈妈由于身体笨重，对日常的身体清洁也开始忽视起来，越到这个时候，准妈妈越要注意清洁，以预防各种感染性疾病。

关注嘴唇的卫生

空气中不仅有大量的尘埃，而且其中还混杂着不少的有毒物质，如铅、氮、硫等元素，它们会落在准妈妈的嘴唇上，而一旦进入准妈妈的体内，会使胎宝宝因此而无辜受害。所以，准妈妈要注意嘴唇的卫生。外出时，最好在嘴唇上涂上能阻挡有害物的护唇膏。如果要喝水或吃东西，一定要先用清洁湿巾擦拭干净嘴唇。

注意乳房的清洁

准妈妈要注意乳房的清洁。洗澡时，注意用温水冲洗乳房，动作要轻柔，不要用力揉搓，以免引起子宫收缩。为了防止以后哺乳时发生乳头皲裂，擦洗乳头后可涂一些油脂。

保持外阴部的清洁

准妈妈体内雌激素会随着孕周增加而逐渐增多，促使子宫颈、子宫内膜的腺体分泌，尤其是到孕晚期，白带会越来越多。如果护理得不恰当，就可能引起外阴炎和阴道炎，导致胎宝宝在出生经过阴道时被感染。因此，准妈妈最好每天用温开水清洗外阴，但不要清洗阴道内。

第222天 父与子的游戏时间

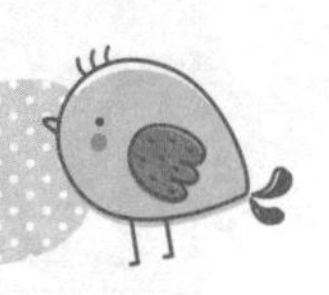

准爸爸在照顾准妈妈衣、食、住、行的同时，一定要抽出时间来，与胎宝宝一起做游戏。

和胎宝宝“藏猫猫”

准爸爸轻轻拍打准妈妈腹中的胎宝宝，然后对胎宝宝说：“爸爸要藏起来了，小宝宝找找看。”然后把脸贴在妻子另一边的腹壁上，让胎宝宝寻找。如果胎宝宝正好踢到爸爸的脸颊，一定要对胎宝宝给予表扬，如果胎宝宝没有找到，也要耐心轻抚胎宝宝，鼓励他（她）继续。这种游戏胎教训练，不但增进了胎宝宝活动的积极性，而且有利于胎宝宝智力的发育。

通过数胎动与胎宝宝交流

准爸爸在数着胎动的时候，可以发挥自己的想象，想象着正和胎宝宝对话，对胎宝宝的美好祝福与愿望都可以在胎动时说出来。由准爸爸通过准妈妈的腹部轻轻地抚摸胎宝宝，并实施对话：“哦，小宝宝，爸爸来啦，这是小脚丫，这是小手，让爸爸摸摸。啊！会蹬腿了，再来一个……”心理学家特别指出，让准爸爸多对胎宝宝讲话，这样不仅可增加夫妻间的恩爱，共享天伦之乐，还能将父母的爱传到胎宝宝那里，这对胎宝宝的情感发育有很大的好处。

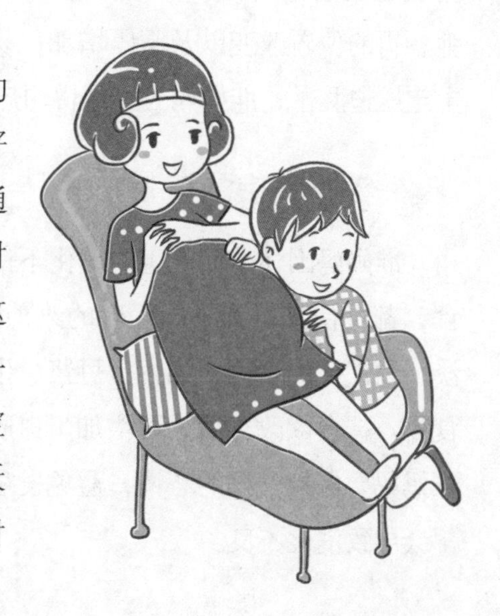

第223天、第224天 消化不良怎么办

进入孕后期，由于逐渐增大的子宫压迫胃肠，妨碍了消化活动，很多准妈妈会出现消化不良的现象，怎么办呢？

引起消化不良的因素

随着妊娠的进展，准妈妈的胃肠道会受到增大子宫的推挤，而胃液分泌及胃肠道蠕动在孕期也有不同程度的改变，这与胎盘分泌大量孕酮引起全身平滑肌普遍松弛有关，胃肠道张力随之降低，蠕动减弱，胃排空时间及肠运输时间延长，又因胃贲门括约肌松弛、胃的位置改变以及腹压增加，易导致胃内容返流至食管。尤其到了后期，由于胎宝宝压迫肚子，准妈妈会感到胃灼热。这时注意别吃得太多，别吃辛辣食物。

今日提醒

准妈妈最好多听音乐或欣赏美术作品，以使自己心情愉快，也能间接地改善消化不良。

消化不良的应对方案

准妈妈因怀孕而产生的消化不良，一般不需要药物治疗，只要通过合理的调配饮食，都可使其得到不同程度的改善。食欲不振时要少吃多餐，择其所好，吃一些清淡、易消化的食物，如粥、豆浆、牛奶以及水果等。少吃甜食及不易消化的油腻荤腥食物。待食欲改善后，可增加蛋白质丰富的食物，如肉类、鱼虾和豆制品等。此外，准妈妈要保持良好的心情，避免发生不愉快的事情，因为任何精神方面的不良刺激，都会导致消化不良。

孕9月

多点耐心，看到胜利的曙光

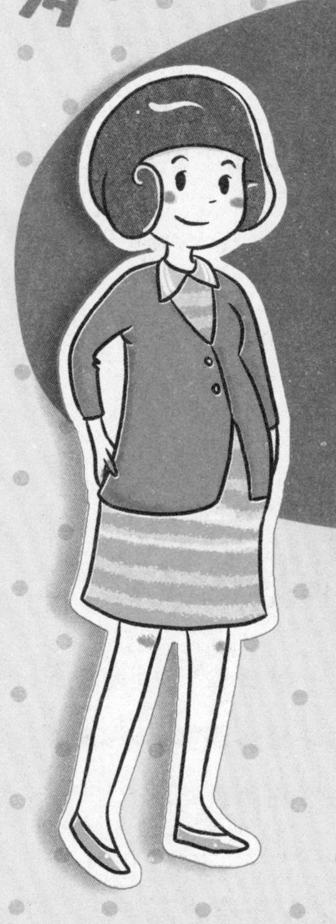

自确定怀孕的那天以来，准妈妈一直等待与准备的那个月份已经越来越近了。第九个月也许会成为准妈妈感觉最漫长的一个月。多点耐心，再坚持一下吧，胜利的曙光就在前方。

让饮食多点花样

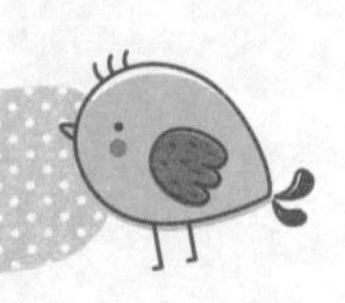

为了让准妈妈和胎宝宝能够有足够的营养，应该给准妈妈多提供一些食物品种，并在日常饮食上多变换花样。

每天的饮食要多品种

这里介绍一种一日食谱，准妈妈可以参考一下（全日用油25克）。

早餐：牛奶250克，加白糖10克；麻酱烧饼1个，用标准粉100克，芝麻酱10克。

加餐（上午10点左右）：鸡蛋羹，用鸡蛋1个。

午餐：米饭，用大米150克；肉末雪里蕻，用瘦猪肉70克、雪里蕻100克；素炒油菜，用油菜150克；鲫鱼汤，用鲫鱼50克、香菜10克。

加餐（下午3点左右）：牛奶250克，加白糖10克。

晚餐：米饭，用大米150克；炒鳝鱼丝，用黄鳝100克、柿子椒50克；素炒西蓝花，西蓝花150克；紫菜汤，用紫菜10克、虾皮10克。

水果：橘子100克。

加餐多点花样

准妈妈可以将煮鸡蛋、牛肉干、鱼片干、豆腐干、全麦饼干、青稞粉、藕粉都增添到加餐的食谱当中。每顿加餐时，尽量将蛋白类的食物，包括蛋、肉等控制在25克以内，淀粉类的食物也应控制在25克左右，同一类的食物不要重复食用，变着花样吃最好。每天都换换样儿，补充营养又不会吃腻。

今日提醒

一般来说，加餐在早餐和午餐之间或者下午3点钟左右吃比较好。

第226天 警惕爱好中的隐患

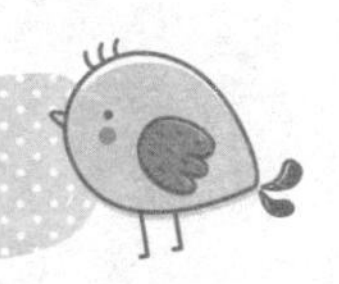

从怀孕到产假结束，有着很漫长的时光，有些准妈妈愿意在朋友小聚时打打麻将，还有的愿意在闲暇之时种植花草等，以使得孕期生活过得丰富多彩，殊不知其中却潜藏着各种生活隐患。

室内不宜摆放的花草

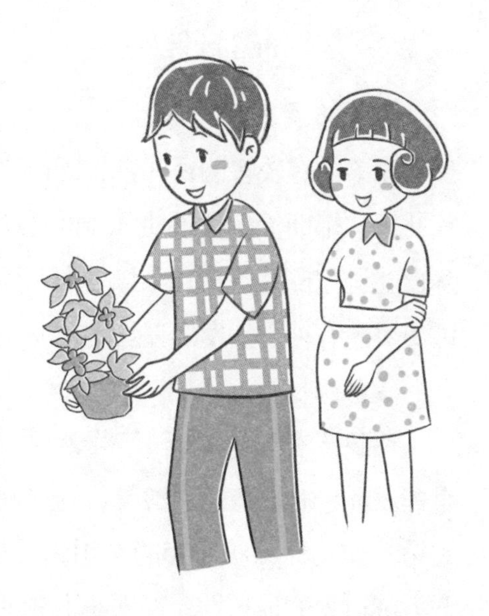

在准妈妈的居室里，不宜摆放花草。因为有些花草会使准妈妈产生不良反应，如茉莉花、丁香、水仙、木兰等花卉，具有浓烈的香味，会影响食欲和嗅觉，甚至引起头痛、恶心、呕吐。又如万年青、仙人掌、五彩球、洋绣球、报春花等花卉，会引起皮肤过敏反应，一不小心接触后会发生皮肤瘙痒、皮疹等过敏现象。

忌长时间打麻将

准妈妈本来就腹部充盈，玩麻将时，若长时间处于坐位，胃肠蠕动减弱，胃酸返流刺激粘膜，引起厌食、呕吐、咽喉与上腹部烧灼感。同时腹部的压迫，使盆腔静脉回流受阻，围绕肛门下端的静脉充血凸出，而发生痔疮，在大腿内侧及小腿背侧则出现静脉曲张和下肢的严重水肿，甚至小腿抽筋。打麻将往往身不由己，正常的生活规律被打乱，睡眠昼夜颠倒，饮食上变得不定时定量，冷热饥饱失调，结果准妈妈和胎宝宝都得不到充分的休息和充足的营养，而且不规律的睡眠、饮食会损伤胃肠道的消化吸收功能，从而影响胎宝宝的健康生长。

第227天 准妈妈不能缺少芹菜

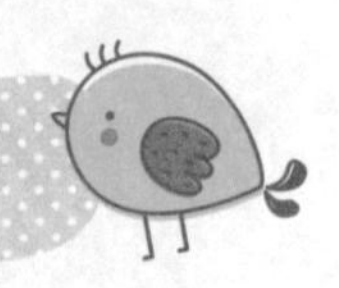

芹菜含有比较多的维生素A及钾元素，而热量却较低，对于帮助准妈妈预防妊娠高血压及糖尿病，芹菜是不可缺少的蔬菜。

对怀孕的好处

补钙补铁

芹菜含有较多的铁和钙，因此，它也是补铁补钙和辅助治疗缺铁性贫血的佳蔬。准妈妈多食能避免皮肤苍白、干燥、面色无华，而且可使目光有神，头发黑亮。

镇静降压

芹菜含有维生素P和芹菜素甲、乙，还含有挥发油、甘露醇、肌醇等，这些物质有一定的镇静作用和保护血管的作用；维生素P可降低毛细血管的通透性，增强小血管的抵抗力，还具有辅助降压作用。对由妊娠高血压综合征引起的先兆子痫等并发症，也有预防作用。

有助于控制体重

芹菜含有刺激体内脂肪消耗的化学物质，再加上其富含粗纤维，利于排泄粪便，从而能减少脂肪和胆固醇的吸收，因而有助于控制增长过快的体重。

最佳食用方法

- 芹菜叶柄可用冷水或热水焯后制作沙拉；可和各种肉、其他蔬菜一起炒、炖；也可做成芹菜汁或者与其他蔬菜汁液混合饮用。
- 芹菜与花生搭配，可改善脑血管循环、延缓衰老。适合患有妊娠高血压、高血脂的准妈妈食用。

今日提醒

在烹调时，可先将芹菜放沸水中焯烫，以减少油脂对蔬菜“入侵”的时间。

第228天 拍孕期写真，留住美好瞬间

准妈妈拍孕妇照已经逐渐成为了流行，孕妇照可以让准妈妈们体会到将要做母亲的幸福感，是可以留做纪念的好方法。

准妈妈拍照之前准备

◆ 一定要跟客服人员沟通并预定时间，要选少人的日子去拍比较好，这样不会等太久。

◆ 一定要选择专门给孕妇拍摄的影楼，这样专业性较有保证，而且有很多孕妇服装可供选择，服装消毒等方面也更让人放心一些。最重要的是，拍摄间的镁光灯不会有辐射，降低危险性。

◆ 化妆前要跟化妆师沟通自己想要的妆容，要跟摄影师沟通自己想要的效果，化妆品尽量少用，不要用含铅的，尤其是唇彩，小心吃到肚子里。

准妈妈拍摄的注意事项

◆ 既然是拍“大肚照”，一定至少要有一组露出肚子的照片。千万别害羞，遮遮掩掩的，这样反而不好。就那样大方地露出来，甚至还可以涂些亮亮的橄榄油，大胆地秀出肚子。

◆ 孕妇照和婚纱照或是个人写真是不一样的，准妈妈要表现出即将为人母的幸福、美好的感觉和圣洁的母爱。

◆ 要出外景就要尽早，另外最好带上墨镜，这样除了可以做道具还能遮太阳呢。

◆ 和摄影师的沟通很重要，专业的摄影师能很快将准妈妈带入角色，让准妈妈可以轻松愉快地享受整个过程，留下最美好的瞬间。

第229天 腹式呼吸，让自己静下来

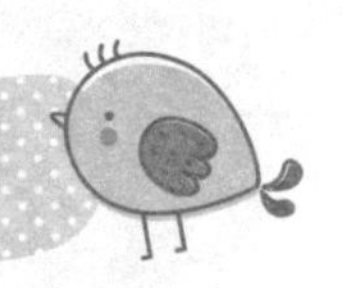

练习腹式呼吸、保持心情宁静，准妈妈可以通过这些方式来让自己的心情平静下来，以一种平和的心态来迎接宝宝的降临。

腹式呼吸的好处

所谓腹式呼吸法是指吸气时让腹部凸起，吐气时压缩腹部使之凹入的呼吸法。采用腹式呼吸有以下好处：

扩大肺活量，改善心肺功能。能使胸廓得到最大限度的扩张，使肺下部的肺泡得以伸缩，让更多的氧气进入肺部，常做有助于改善心肺功能。

> **今日提醒**
>
> 准妈妈常做腹式呼吸能给胎宝宝提供更充分的氧气，对胎宝宝脑部发育也很有帮助。

可以改善腹部脏器的功能。它能改善脾胃功能，有利于舒肝利胆，促进胆汁分泌。腹式呼吸可以通过降腹压而降血压，对高血压患者很有好处。另外也助于安神益智。

正确的腹式呼吸方法

开始吸气时全身用力，此时肺部及腹部会充满空气而鼓起，但还不能停止，仍然要使尽力气来持续吸气。然后屏住气息3秒，此时身体会感到紧张，接着利用6秒的时间缓缓地将气吐出。吐气时宜慢且长而且不要中断。做完几次前述方式后，不但不会觉得难受，反而会有一种舒畅的快感。

第230天 这些行为，还在继续吗

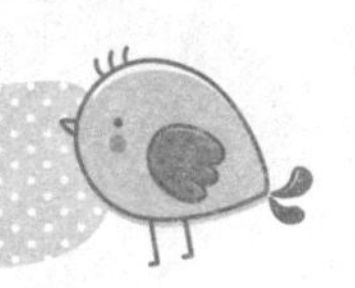

已经怀孕这么久了，一些不良的生活陋习准妈妈还在继续吗？立即停止吧，否则不但会直接影响自己的身体健康，同时也会对胎宝宝的生长发育造成极大的危害。

长时间看电视

准妈妈每天要少看电视，以免影响母婴健康和促发下肢水肿。长时间地看电视，可能会引起流产和早产，导致胎宝宝发育异常；看电视时间太长会影响准妈妈的下肢血液回流，加重下肢水肿，甚至出现下肢静脉曲张。

不要太依赖空调和电扇

准妈妈的新陈代谢非常旺盛，容易出汗，因此，进行必要的降温是可以的。但是，如果吹电风扇的时间过长，或空调的温度过低，都会给准妈妈的健康带来不利影响，会出现头晕头痛、浑身乏力等症状。如果是从非常炎热的户外进入屋子，马上接受电扇或空调的冷气，汗液蒸发会使皮肤温度骤然下降，导致表皮毛细血管收缩，而使血压升高。

涂指甲油危害胎宝宝

指甲油以及其他化妆品往往含有一种名叫酞酸酯的物质。这种酞酸酯若长期被人体吸收，不仅对人的健康十分有害，而且最容易引起准妈妈流产及生出畸形儿。所以孕期或哺乳期的妇女都应避免使用标有“酞酸酯”字样的化妆品，以防酞酸酯引起流产或胎宝宝畸形，尤其是男孩，更容易受“伤害”。

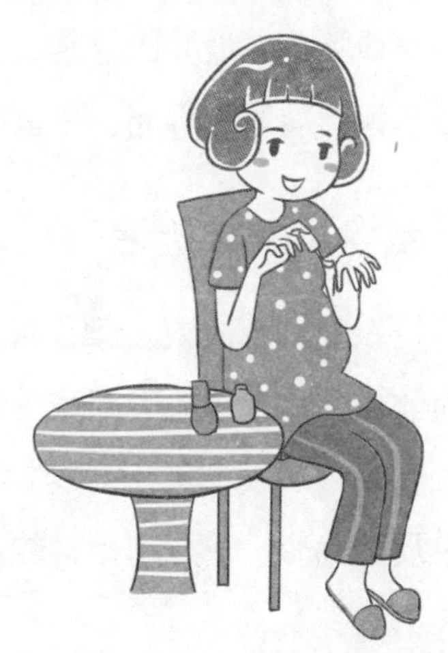

第231天 胎盘早剥，很危险

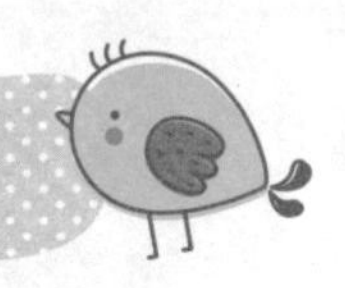

医学上将胎盘在分娩之前部分或完全从子宫剥落的现象称为胎盘早期剥离。胎儿通过胎盘获取氧气和营养，如果胎盘比胎儿先娩出，胎儿就会失去维持生命的依托，非常危险。

胎盘早剥的原因与症状

准妈妈的年龄越大、分娩次数越多，发生胎盘早期剥离的情况就越繁杂。此外，妊娠性高血压等并发症极有可能导致胎盘早期剥离，跌倒或碰撞等造成的准妈妈外伤也是原因之一。其他原因还包括早期羊膜破水、准妈妈嗜烟酗酒、子宫囊肿等。

当发生胎盘早剥时，初期会感到腹部略有不适，有暗红色的出血。严重时，伴随剧烈疼痛，同时子宫由于内出血会变硬鼓胀。出血量达到1000毫升以上时，会导致血压下降、频脉、血液凝固异常、急性肾功能不全等症状。胎盘剥离达到2/3以上时，准妈妈会感到撕裂般的疼痛，子宫收缩发硬甚至会使准妈妈晕厥。

胎盘早剥的防治

- 妊娠晚期准妈妈应禁止性生活，工作中或生活中注意安全，不要到人员密集、拥挤的公共场所，避免腹部遭受碰撞等外伤，而导致胎盘早剥。
- 妊娠中、晚期，出现腹痛和阴道出血时，应及时就诊，有胎盘早剥的高危因素者更应及时就诊，千万别贻误就诊时间，以免酿成严重后果。

此时腹痛要警惕了

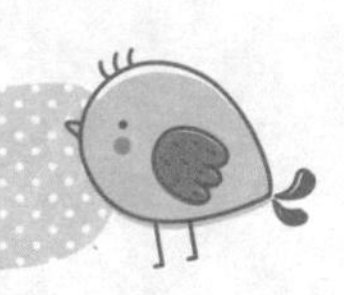

接近临产，准妈妈出现腹痛的次数会比孕中期明显增加。那么，造成这些腹痛的具体原因有哪些？准妈妈又该如何应对呢？

子宫压迫肋骨

随着胎宝宝的长大，准妈妈的子宫也在逐渐增大。而增大的子宫又不断地刺激肋骨下缘，可引起准妈妈肋骨钝痛。一般来讲，这属于生理性的，不需要特殊治疗，睡觉时采取左侧卧位有利于缓解疼痛。

假临产宫缩

到了孕晚期，准妈妈可能因假宫缩而引起下腹轻微胀痛，它常常会在夜深人静时作祟，而于天明的时候消失，宫缩频率不一致，持续时间不恒定，间歇时间长且不规律，宫缩强度不会逐渐增强，不伴下坠感，白天症状缓解。而临产的宫缩有节律性，每次宫缩都是由弱至强，维持一段时间，一般30～40秒，消失后进入间歇期，间歇期为5～6分钟，并逐渐缩短，每次宫缩持续时间逐渐加长。

胎　动

胎动于孕28～34周间最显著。在孕20周时，每日平均胎动的次数约为200次，在32周时则增加为375次，每日的胎动次数可能介于100～700次之间。自32周之后，胎宝宝逐渐占据了子宫的空间，他（她）的活动空间也将越变越小，但是他偶尔还是会很用力地踢准妈妈一下。当他（她）的头部撞在准妈妈骨盆底的肌肉时，准妈妈会突然觉得受到了重重的一击。

第233天 培养胎宝宝的艺术细胞

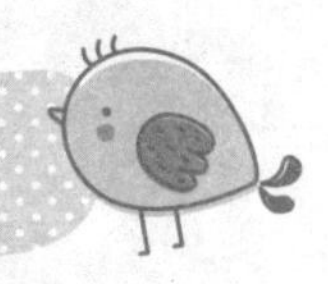

准妈妈一定知道音乐是一种艺术胎教，但是你知道还有其他艺术胎教的方式吗？绘画和编织也是艺术胎教。

画画的胎教作用

心理学家认为，画画不仅能提高人的审美能力，使人产生美的感受，还能通过笔触和线条，释放内心情感，调节心绪平衡。

画画的时候，不要在意自己是否画得好，准妈妈可以持笔临摹美术作品，也可随心所欲地涂抹，只要感到自己是在从事艺术创作，感到快乐和满足，就可以画下去。在绘画的过程中，准妈妈还可以向胎宝宝解释自己画的内容。当然，准妈妈如果能临摹一些儿童画，那就不妨看看自己的笔下有没有童趣和稚拙感，通过笔触进入胎宝宝的世界。

编织艺术与胎教

经胎教实践证明，孕期勤于编织的准妈妈，所生的宝宝会比在孕期不喜欢动手动脑的准妈妈所生的宝宝，在日后的教育培养上更“手巧、心灵”一些。

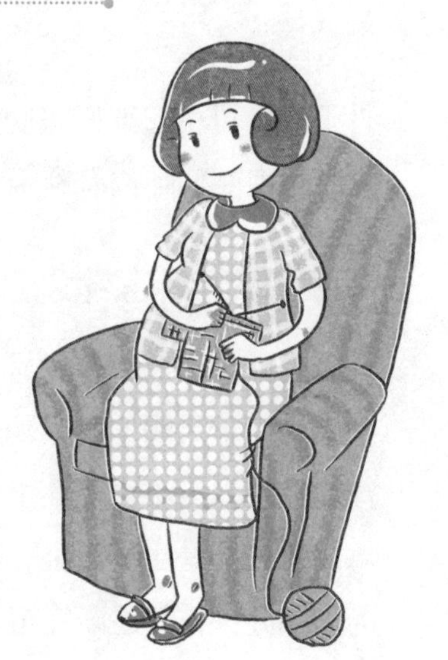

编织的物品：

◆ 设计图案，给未来的宝宝织毛衣、毛裤、毛袜或线衣、线裤、线袜。

◆ 用钩针钩织宝宝的生活用品等。

◆ 绣花，在家可以做点十字绣，给宝宝绣条方巾也可以。

◆ 编织其他美术品，如壁挂（各种娃娃等）或贴花等。

孕晚期的工作安排

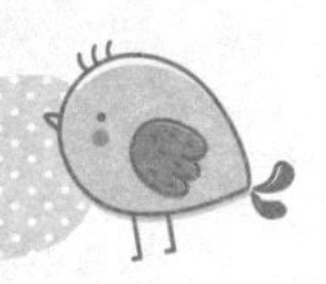

预产期越来越近了，而有些准妈妈还要继续工作，在这样的情况下，准妈妈要注意些什么呢？

适时停止工作

一般来说，准妈妈健康状况良好，一切正常，所从事的工作又比较轻松，可以到预产期前4周左右再停止工作。如果休产假的时间过早，反而会由于休息时间过长，导致体重增加并引起肥胖，还会有产生妊娠高血压疾病的危险。同时，必须想到，如果过早进入产假，那么返回工作岗位的时间就会提前，这样与宝宝在一起的时间就会相应缩短。但是，若准妈妈患有较严重的疾病，或产前检查发现有显著异常，或有严重的妊娠并发症，则应提前休息。何时开始休息要听从医生的意见，如果出现先兆早产、妊娠高血压疾病等异常情况，医生建议休息或住院监护时，准妈妈应绝对服从医生的指挥而停止工作。

休假之前整理好工作

在休产假之前，准妈妈应对这期间的工作进行整理，并将自己担当的事情毫无纰漏地完成。此时应当注意的一点是，不要因为对同事感到愧疚，而做一些自己力所不能及的事情。事先制订计划，然后井井有条地结束各项工作。这样才不会浪费一直以来的努力。在待产期间，以平和的心态充分地休息，为生下健康的宝宝做好身心两方面的准备。

第235天 孕晚期的B超检查

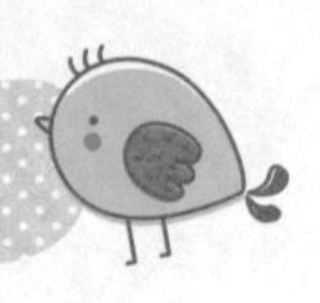

今天，建议准妈妈再去做一次B超检查，以监测胎宝宝的生长情况。

孕晚期B超检查的意义

大多数胎宝宝异常都是随着妊娠周数增加，逐渐显现器官形态上的变化，而即便是此时通过B超检查发现存在胎宝宝畸形，仍具有一定的临床意义。

◆ 对于某些异常较易合并染色体异常或先天性病毒感染，可抽取羊水或脐带血检验，作为临床处理的重要依据。

◆ 对于某些异常可尝试在产前给予药物、输血、引流、或甚至于实施子宫内矫治手术，争取一些让胎宝宝更加成熟的时间，避免器官畸形过度恶化而无法挽救。

◆ 而对于大多数健康的胎宝宝来说，孕晚期的B超检查能密切追踪胎宝宝健康情形，有助于选择适当的生产时间与途径。

确定检查的重点

孕晚期的B超检查应该包括以下几项重点。

◆ 胎宝宝生长状况：发生子宫内生长受限的胎宝宝，到了怀孕后期会显现出与正常胎宝宝之间的生长差，可通过超声波检查得到判断。

◆ 胎盘位置与构造：孕晚期时，子宫逐渐扩大，此时才能够判定胎盘位置是否正常。

◆ 羊水量多少：孕晚期检查出羊水量太多或太少，都有可能是胎宝宝异常的一种警讯。

◆ 胎位：若发现胎位不正应及早设法矫正。

◆ 脐带监护：是否有脐带绕颈情况。

第236天 警惕子宫内感染

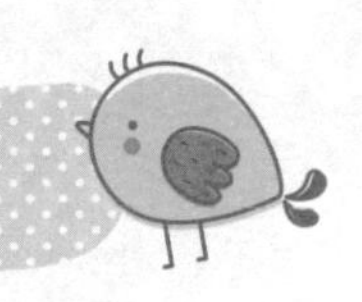

在孕晚期，有些情况可以引起准妈妈子宫内感染，如胎膜早破以及准妈妈贫血体弱、抵抗力差等。也有少数准妈妈的羊水抗菌能力较差，阴道内的致病菌可乘虚突破防线进入子官内，引发感染。

子宫内感染的症状及影响

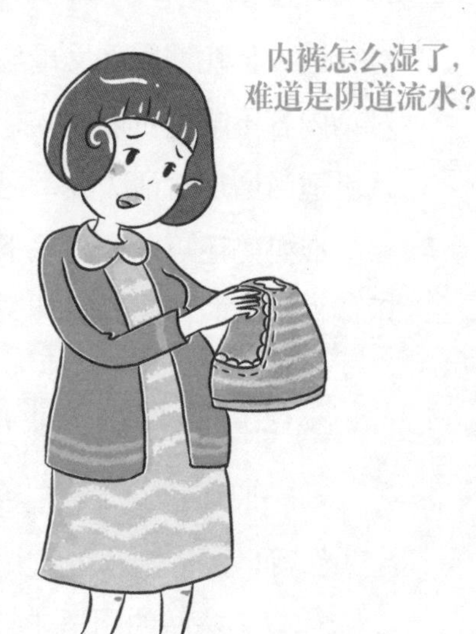

准妈妈一旦有子宫内感染，会出现体温升高，白细胞增多，心率加快，子宫体有压痛。胎膜已破者，可有混浊的羊水流出，味臭。当临产羊水流出时，胎心可加快。出现以上情况的，必须入院检查、治疗。

早期感染时，如采取及时的治疗，对准妈妈一般没有太大的影响。如果感染严重，不及时用药物，致病菌可经过胎盘进入母体血液循环，导致败血症、中毒性休克以至死亡。羊水中的细菌进入胎宝宝体内后，可发生子宫内肺炎、败血症、脑膜炎等。有的胎宝宝虽然在刚出生时看上去没有什么异常，但到新生儿期时，可出现上述感染现象，甚至会导致死亡。

预防子宫内感染的方法

子宫内感染是可以预防的。当孕晚期时，准妈妈应严禁性生活，还要注意休息、情绪和营养。当发现有阴道流水时，切不可粗心大意，应及时到医院检查，以便采取及时的防治措施。分娩前还要注意避免过多的肛门与阴道检查，以防由于检查工具不卫生等原因造成宫内感染，也可减少由于检查对子宫体造成的刺激。

第237天 语言交流让胎宝宝更聪明

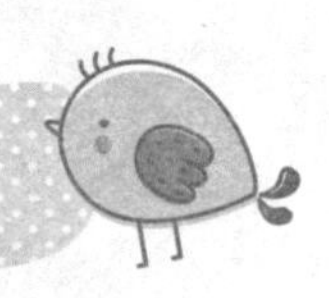

胎宝宝此时对声音已十分敏感。所以，准妈妈不要放松与胎宝宝的语言交流。

经常与胎宝宝做语言训练

进入孕晚期后，父母与胎宝宝对话要继续，每天定时刺激胎宝宝，每天1～2次，对话内容不限，可以问候，可以聊天，可以讲故事、读诗歌。随着妊娠期的进展，每天可适当增加对话次数，把每天快乐的感受告诉胎宝宝。

准妈妈还可以充当一下朗诵演员，给胎宝宝朗读一段自己喜欢的优美散文。在音乐伴奏或歌曲伴唱的同时，朗读诗词以抒发感情，也是一种很好的胎教音乐形式。

准妈妈常用招呼用语

◆ 一般用语。“宝宝，你好”“早安”“再见”“你早，小宝宝”“晚安，我的宝贝”等。

◆ 复杂一些的用语。起床时说：“早上好！可爱的小宝贝”等；早上打开窗户时说：“太阳升起来了……”；吃饭时说：“小宝宝，吃饭喽，妈妈做了好多好多好吃的东西”等。

◆ 带情节的用语。如“小宝宝，现在是早晨，天气晴朗，一会儿爸爸去上班了，你跟着妈妈要听话，下班爸爸再给你讲故事。”或“今天是星期天，是休息日，爸爸妈妈带你去公园，呼吸新鲜空气，看看绿绿的草地，红红的花朵，好吗？”

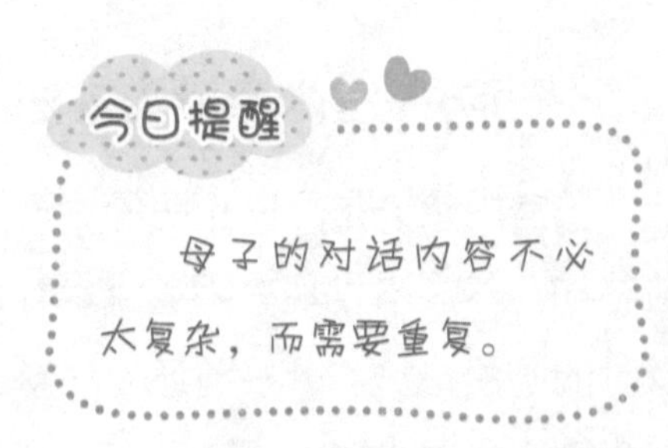

今日提醒

母子的对话内容不必太复杂，而需要重复。

第238天 脐带监护要重视

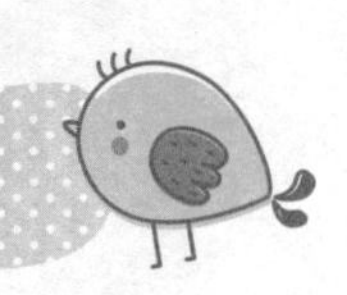

胎宝宝的健康平安是准妈妈最大的期盼，但是像脐带扭转、缠绕等意外事故，事前毫无警讯，准妈妈应该对这样的情况有所了解。

脐带过长或过短带来的问题

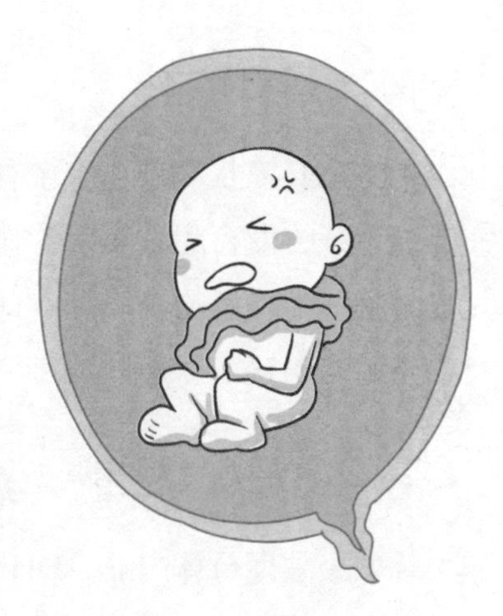

每个胎宝宝的脐带长短不一，大都介于30～70厘米之间。脐带太短可能会因为牵扯而导致胎位异常、胎盘早期剥离、脐带内出血或分娩后子宫外翻，脐带太长则较易并发脐带打结、缠绕、脱垂、血管栓塞等问题。

分娩时看到脐绕颈的宝宝并不稀奇，原则上，胎头的活动性较小，只要脐带没有被勒紧，通常不会危害胎宝宝健康，但若脐带缠绕胎宝宝的四肢，或者不只是缠绕了一个部位，则较有可能因为胎宝宝肢体的活动方向维持固定不变而导致脐带扭转，从而发生意外。

警惕脐带扭转

由于胎宝宝在子宫里会自己活动，正常状况下脐带本身就存在着某种程度的扭转，但是一旦扭转的程度严重到阻碍脐带的血流，很快地就会胎死腹中。发生脐带扭转的位置大都是在靠近胎宝宝身体的部分，扭转处血管管径缩小，缺乏胶状物质包覆。脐带扭转属于一种突发的意外状况，导致扭转的真正原因不太清楚。虽然脐带问题无法预测和避免，但应该通过科学的方法监测胎动、胎心率，及早发现异常情况，以挽救胎宝宝生命。

第239天 补充DHA，胎宝宝更聪明

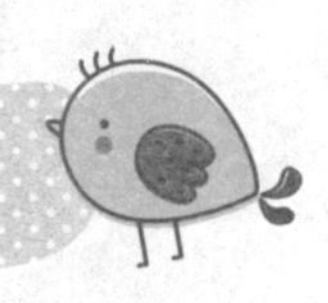

DHA是一种人体内重要的脂肪酸，具有优化胎宝宝大脑锥体细胞膜磷脂构成的作用。DHA、EPA、卵磷脂、脑磷脂等物质组合在一起，被统称为“脑黄金”。

DHA的益处

DHA具有提高新生宝宝智力及预防早产等功效。DHA对大脑细胞，尤其是对神经传导系统的发育起着重要的作用，可以保障视网膜及大脑的正常发育。孕晚期是胎宝宝大脑细胞增殖的高峰期，此阶段是胎宝宝神经髓鞘化最为迅速的一段时期，此时需要充足的DHA，来满足胎宝宝大脑发育的需要。

缺DHA的危害

如果孕期母体内缺少DHA，为胎宝宝的视网膜和脑细胞膜发育提供营养的磷脂质就会出现不足的情况，这对胎宝宝大脑及视网膜的发育十分不利，甚者会导致流产、早产、死产以及胎宝宝发育迟缓。

DHA的建议摄入量

准妈妈和哺乳期女性每日DHA补充量为200～300毫克，断奶期及非母乳喂养的婴幼儿DHA每日补充量为100毫克左右。

富含DHA的食物

DHA主要存在海洋鱼体内，而鱼体内含量最多的则是眼窝脂肪、其次是鱼油。另外，鸡、鸭、竹节虾等水产品也含有DHA。各种食用油中，以橄榄油、核桃油、亚麻油中含有必需亚麻酸最多，在人体内可以衍生为DHA。富含亚麻酸、天然亚油酸的核桃仁等坚果类食品，摄入人体后经肝脏处理也能够生成DHA。

第240天 出现这些情况要引产

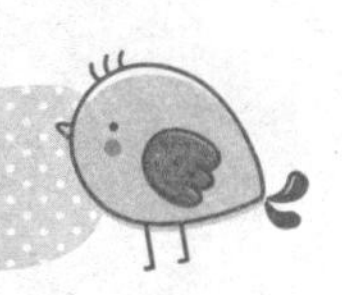

在孕晚期，如果准妈妈出现以下几种情况，为确保母体健康或使胎宝宝脱离宫内险境，必须终止妊娠，实施引产手术。

妊娠期高血压疾病的子痫前期

妊娠高血压多出现在妊娠中后期。如经过治疗后病情无好转，继续妊娠则容易发生抽搐（子痫）或胎盘早剥，继而引起子宫大出血，并会导致胎宝宝窒息甚至死胎。所以，准妈妈如果患此病且治疗无效时，就应该引产。

羊水过多

羊水过多时，子宫底会急剧升高，压迫准妈妈的胃，甚至使心脏移位，结果导致准妈妈心悸、憋气，难以平卧，影响睡眠和饮食，严重者还可能存在胎宝宝畸形。这种情况下应立即引产，终止妊娠。

胎宝宝死亡

若准妈妈感觉胎动已经消失，经医生检查后确定胎宝宝已死在子宫内，应立即引产，以确保准妈妈生命安全。

患有严重疾病

患有糖尿病或其他严重器质性疾病的准妈妈，因身体虚弱、精力不济、体力不支，继续妊娠对准妈妈本身与胎宝宝都不利，应当考虑引产。

此外，如果经过超声波检查测得胎宝宝发育畸形的准妈妈，也要进行引产。引产应由医师确定执行。

今日提醒

准妈妈平时要做好自我监护，及时发现异常情况。

第241天 小痔疮有大危险

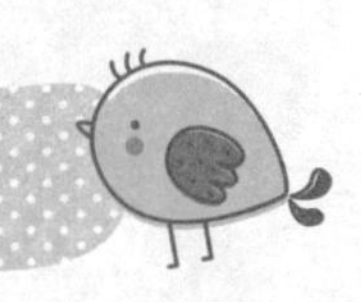

孕晚期时，很多准妈妈会出现痔疮，从而严重地影响正常生活和行动，个别的甚至引起流产、早产或其他并发症。

养成良好的饮食习惯

准妈妈日常饮食中应多吃新鲜蔬菜水果，尤其应注意多吃些富含粗纤维的食物，也要多吃些粗粮，如玉米、地瓜、小米等。准妈妈应该注意不吃或少吃辛辣刺激性的食物和调味品，同时还要养成多饮水的习惯，最好喝些淡盐水或蜂蜜水。

养成良好的排便习惯

准妈妈要养成定时排便的好习惯。排便时间要相对固定，一般可定在某一次进餐后为好。排便习惯一旦形成后，不要轻易改变，到排便的时间，即使无便意也要坚持如厕。但每次蹲厕所时间一般不要超过10分钟。如果一次排不出来，可起来休息一会儿再去。千万不要蹲在厕所里看书、看报，反而增加腹压和肛门周围血流的压力，导致痔疮或加重痔疮。

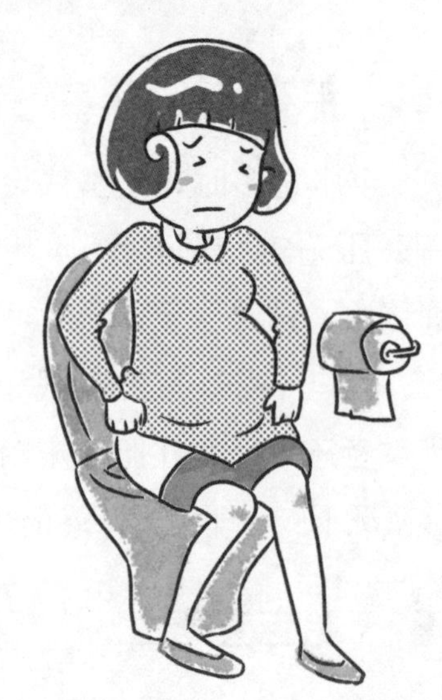

适当进行一些体力活动和肛门保健

准妈妈应防止久坐不动，提倡适当进行户外活动。适量的体力活动可增强体质，促进肠蠕动而增加食欲，防止便秘。每日早晚可做两次缩肛运动，每次30～40遍。这样有利于增强盆底肌肉的力量和肛门周围的血液循环，有利于排便和预防痔疮。

水肿加重怎么办

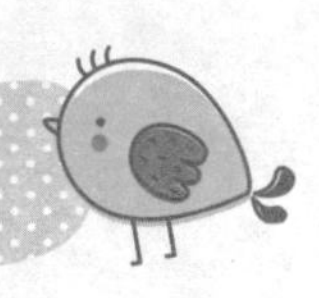

到了孕晚期，有些准妈妈可能会发现自己的脚、脸、手肿得更厉害了，脚踝部更是肿得严重，这几乎让准妈妈无法行动。这可怎么办呢？

什么是生理性水肿

据统计，约有75%的准妈妈，在妊娠期间或多或少会有水肿的情形发生，且在妊娠七八个月后，症状会更加明显。这一般是正常的生理性水肿，主要是由于子宫压迫造成的，产后会自愈，所以准妈妈不用担心。

什么是病态性水肿

病态性水肿是由疾病造成的。例如，妊娠期高血压疾病、肾脏病、心脏病或其他肝脏方面的疾病，这些疾病不仅会对准妈妈的身体造成不同程度的影响，对胎宝宝的健康也会有危害。而且，病态性水肿的症状不仅呈现在下肢部位，双手、脸部等都有可能发生。如果用手轻按肌肤时，肌肤反应多会呈现下陷、没有弹性等现象。

运动可去水肿

准妈妈进行适量运动，可以使多余的水分挤出，再由汗液排出体外。

◆ 第一式：先平躺在床上，双脚合拢伸直，将所有脚趾向内抓紧；抓紧数秒后，将所有脚趾放松。

◆ 第二式：躺卧在床上，双脚伸直分开，双脚脚掌先向内打圈，再向外打圈；将双脚合拢伸直，慢慢将双脚提高；提高后稍停一会儿，将双脚慢慢放下。

第243天 分娩准备，你开始了吗

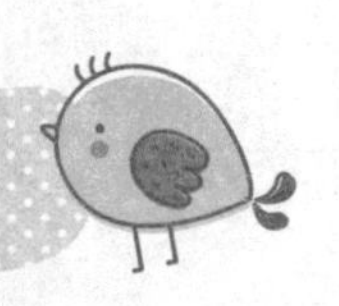

随着预产期的临近，必须准备的事情不止一两件，需要顾及方方面面。

决定产后的护理事宜

一般来说，拜托娘家、婆家、亲戚中具有产后护理经验的人进行产后护理的情况较多。近来，选择产妇护理中心和月嫂的情况也逐渐兴盛起来。

在产前，要对产妇护理中心的资质和费用等条件进行仔细的斟选，可以直接进行实地考察，选定一个设施及服务完善的场所。另外，选择产妇护理中心时，如果可以，最好向曾经用过这里服务的人了解服务水平。

选定生产的医院

准妈妈生产的医院通常就是平时接受产前检查的场所，但是有些准妈妈因为在外地工作就近做产检，或者打算回娘家或婆家附近生产后顺便坐月子的，可于预产期之前一两个月告知产检医师，并且要求在准妈妈手册上详细填写先前产前检查的相关资料。

准备好住院时的物品

怀孕后期发给准妈妈的待产须知上，除了列举即将生产的各种征兆外，还注明住院待产时应携带的物品，包括挂号证、夫妻双方的身份证、医保卡、母子健康手册以及个人日常用品、换洗衣物、产垫等，将这些提早准备妥当才不至于临时手忙脚乱。

今日提醒

在宝宝出生前，应抱着万事俱备，只欠“分娩”的心态去做好充分的准备。

第244天 细节上的点滴关爱

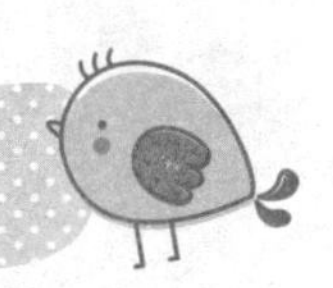

在临近分娩的时候，准爸爸在生活上对准妈妈的照顾要更小心、更细致，一些细节方面的事情都不能忽视。

睡觉时帮准妈妈关灯

这一阶段，有些准妈妈整天忧心忡忡，更容易失眠，而夜里开盏灯，心里踏实。可是这样做，却会减弱准妈妈的免疫力，干扰准妈妈的生物钟，不利于其身体健康，给妊娠、分娩带来危险。因为，人体大脑中松果体的功能之一，就是在夜间当人体进入睡眠状态时，分泌大量的褪黑激素。褪黑激素的分泌，可以抑制人体交感神经的兴奋性，使得血压下降，心跳速率减慢，心脏得以喘息，使机体的免疫功能得到加强，机体得到恢复，甚至还可能有毒杀癌细胞的效果。但是，松果体有一个最大的特点，即只要眼球一见到光源，褪黑激素就会被抑制，而停止分泌。

所以，做准爸爸的就要注意了，当准妈妈睡觉时，一定要帮她把灯关掉。

帮助准妈妈洗头

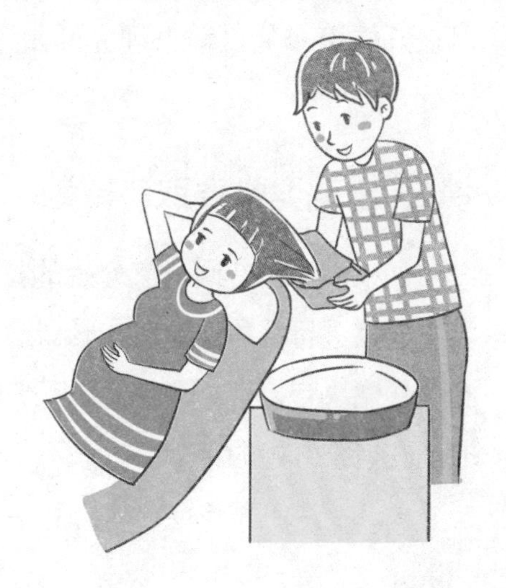

洗头对一般人来说，是再简单不过的事情，不过对于挺着大肚子的准妈妈来说，可就不那么简单了。这时，准爸爸应该主动出手帮忙。准妈妈可以躺在躺椅上，由准爸爸来帮着洗头，这对于准爸爸来说是举手之劳，不仅解决了准妈妈洗头难的问题，也能让洗头过程充满爱意，成为夫妻交流感情的好机会。

第245天 准妈妈要转院，应该怎么办

由于各种各样的原因，有时准妈妈不得不在产前换到另外的医院。放弃一直以来接受定期检查的医院，换一家新的不熟悉的医院，会有诸多不便。

及时通知转院决定

需要转院分娩时，准妈妈应该事先通知当前所在医院，这样才有充足的时间向医生了解何时转院最合适、应该注意哪些方面等事项。另外，转院之前最好得到主治医生的认可和关于妊娠过程的诊断记录表。因为如果没有介绍信，那些在原来的医院已经接受过检查的项目，在新的医院里可能需要重新检查一遍。

应在待产医院接受检查

决定转院时，应该事先选择新的医院。接受检查时，向医生详细说明自己妊娠以来的身体状况，还应该和医生商量何时住院以及采取怎样的分娩方式等问题。最迟在妊娠第35周以前办理完转院手续，并且最后一个月的身体检查也应在这家医院进行。

出现异常要取消计划

如果准妈妈有回老家分娩的打算，在出现异常情况时，应和主治医生商量是否可以在老家进行分娩。这时应该综合考虑胎宝宝的状态、位移距离、交通工具等问题，然后作出决定。但如果在妊娠后期出现了妊娠高血压疾病的症状或早产危险时，最好取消在老家分娩的计划。

第246天 流鼻血了，怎么防

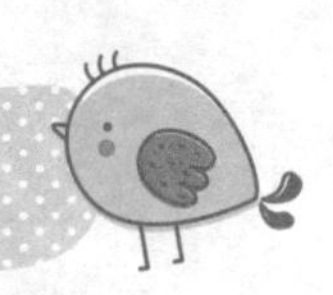

秋冬季节，天干物燥，很多准妈妈会出现鼻子干燥不适的感觉，有时候，揉着揉着，鼻子便可能会出血。准妈妈应该及早采取科学的行动，积极加以防治。

学会止血方法

◆ 止血前，准妈妈可以先将血块挤出，再捏紧鼻子，抬起头。

◆ 为了有效地止住鼻血，准妈妈可以在鼻孔里塞上一小块纱布。

◆ 鼻血一旦控制住了，准妈妈应该立即在鼻内涂抹维生素E软膏。

◆ 用拇指和弯曲的食指紧紧地捏住鼻翼，朝脸的方向用力压。即使很想知道鼻血是否止住了，也不要松开手，以免妨碍凝血过程。如果按压20分钟后，鼻血还没止住，就需要去看医生了。

◆ 采用冰敷时，可将冰袋压在鼻子和脸颊上。这样可以帮助收缩血管，但在冰敷时要注意，不要躺下或向后仰头。不然，可能会因为咽下血而引起恶心，甚至呕吐。

使用润滑剂润滑鼻腔

秋冬季节，气候比较干燥，可使用润滑剂来预防鼻腔干燥。专家建议使用凡士林油或一种特殊的水质鼻腔润滑剂，这些均可在药店买到。含盐的鼻喷雾、滴液也具有一定的润滑鼻腔的作用，可以适当使用。但不要过度使用含有药物的鼻腔喷雾或帮助鼻子通气的产品，它们会使鼻腔干燥，加剧对鼻子的刺激。

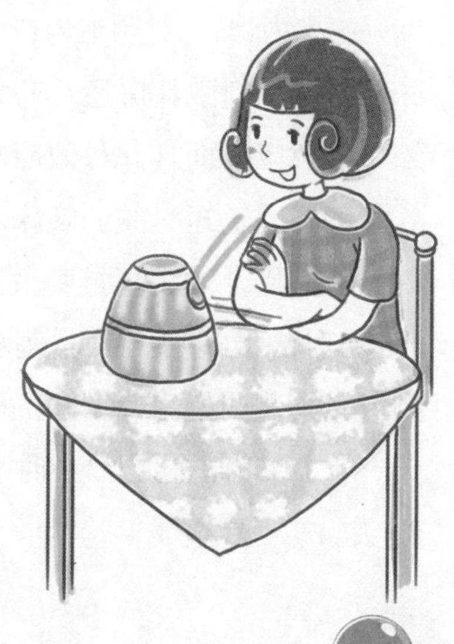

第247天 刺激乳头有好处

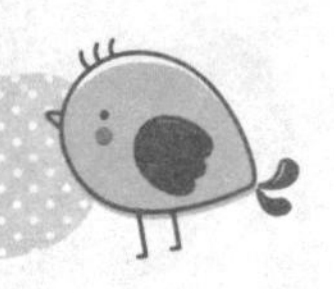

在妊娠最后数周即临分娩之前，准妈妈如果能有意识地刺激乳房，可以降低过期妊娠的发病率。

刺激乳头的作用

这个结论是在通过临床实验之后得到的：将200名妊娠准妈妈分为两组，每组100名，其中一组用手指刺激自己的乳房、乳晕及乳房的其他部位，左右乳房每隔15分钟交替刺激一次，共持续1小时，每日3遍。另一组不做乳房刺激的准妈妈作为对照组。结果显示，前一组过期妊娠率为5%，对照组为17%。

同时，刺激乳房还具有使产程缩短的效应，而且此种效应与刺激乳头的时间长短有关。临床观察表明，从39周开始，每日刺激乳头多于3小时的准妈妈，从其刺激开始到分娩出婴儿为止平均时间为4.6天，而每日刺激少于3小时者则为8.5天。

刺激乳头的方法

下面介绍两种简单的刺激乳头的方法。

牵拉乳头法

用一手托住乳房，另一手的拇指和中、食指抓住乳头向外牵拉，每日2次，每次重复10～20次。

伸展乳头法

将两拇指相对地放在乳头左右两侧，缓缓下压并由乳头向两侧拉开，牵拉乳晕皮肤及皮下组织，使乳头向外突出，重复多次。随后将两拇指分别在乳头上下侧，由乳头向上下纵形拉开。

刺激乳头时，注意力度不可过重。

胎教方式要灵活多样

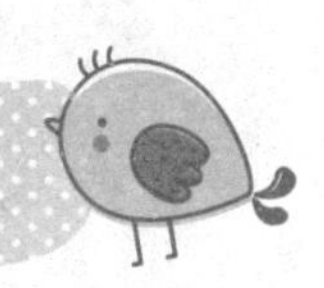

在进行胎教时，要灵活多变地采用胎教方式，不宜固定某一种方式不变。进行音乐胎教时可以多选择一些经典的曲目，同时还可以进行一些语言胎教，将多种胎教方式组合起来。

教胎宝宝背儿歌

到了孕9月，准父母就可以开始教胎宝宝背诵简单的儿歌。儿歌背诵要押韵，多次重复才能有印象。先背一首，重复7～10天，然后背第二首，背诵第二首的同时也要经常重复第一首。只要有1～2首经常重复背诵就足够了，不要过多，也不要背得过快。要一个字一个字地说清楚，特别要把押韵的字重读。

英语胎教进行时

准妈妈可以讲一些很简单的英语，例如："This is Mommy" "It's a nice day" "Let's go to the park" "That is a cat"，将自己看见、听见的事情，以简单的英语对胎宝宝说话。如果已经替即将出生的宝宝取好了英文名字的话，准妈妈就更可以常常呼唤胎宝宝的英文名啦！

把大自然的声音录下来

自然界的声音即使重复听，胎宝宝也不会厌烦，而且对这种天籁之音能够保持愉快的心情。因此，与人为的机械声音相比，大自然的声音效果更好。最好将大自然中各类天籁之音录下来放给胎宝宝听：鸟儿的啁啾声、草丛里昆虫的唧唧声、萧萧的风声、淅沥的雨声等。

第249天 前置胎盘怎么办

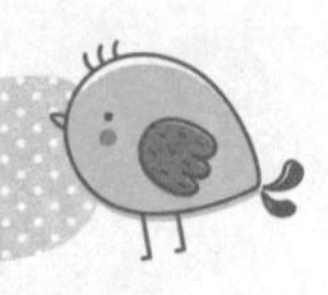

前置胎盘有可能引起大出血，绝不能掉以轻心。出现前置胎盘的原因大致有以下几种：曾经接受过子宫手术、由于溃疡导致子宫出现损伤或炎症、受精卵发育和着床不良等。

前置胎盘的症状

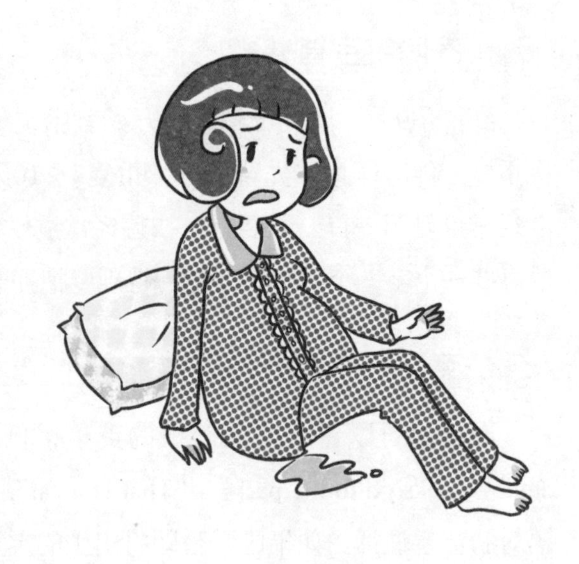

前置胎盘的临床表现是平时非常健康的准妈妈，在毫无预感的情况下睡眠过程中感觉到褥子潮湿，起身可见衣服上沾满了血迹。虽然第1次出血不太严重且会自行停止，但如果持续出血就会伴随休克甚至会导致准妈妈死亡。还有的时候不是持续出血，而是时有时无反复出现，因此只要发生出血，就应立即去医院接受检查。

前置胎盘的治疗

部分前置胎盘和边缘前置胎盘也有可能进行正常分娩，但是完全前置胎盘就必须进行剖宫产手术。在妊娠第37周以后进行剖宫产手术，这样既能使宝宝存活，也会止住出血，减轻对子宫的损伤。如果第37周以前没有出现严重的出血和阵痛，那么准妈妈可以适当延长妊娠时间，到37周以后再接受剖宫产手术，因为宝宝过早出生死亡率较高。前置胎盘在妊娠后期可以通过超声波检查准确地检查出来。

孕晚期补铜很重要

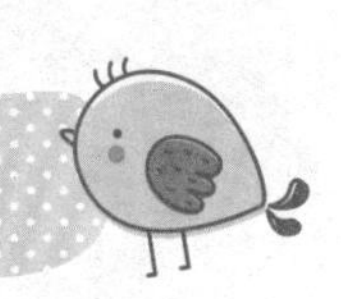

铜是妊娠期必不可少的营养物质。胎儿通过母体的胎盘来吸收铜，铜对于胎宝宝的生长和发育是必要的，在胎宝宝出生前的三个月更为重要。

缺铜的危害

准妈妈血液中的铜含量过低时，会造成胎宝宝体内缺铜，影响胎宝宝新陈代谢中某些酶的活性及铁的吸收、运转，造成胎宝宝缺铜性贫血。据产科医生研究，准妈妈会因缺铜而削弱羊膜的厚度和韧性，导致羊膜早破，引起流产或胎宝宝感染。故准妈妈要想出一个健康聪明的小宝贝，也须借助铜元素的一臂之力。

铜建议摄入量

孕期准妈妈保持体内铜的平衡是决定胎宝宝和初生宝宝成长快慢的一个主要因素，但也不能过量，否则会引起胃肠紊乱等不良反应。因此，准妈妈每天的摄入量，最好不要超过3毫克。

富含铜的食物

富含的铜元素的食物包括：坚果类的核桃、腰果等；豆类的豌豆、蚕豆、黄豆、黑豆、绿豆等；还有蔬菜类中的蘑菇、荠菜、油菜、芥菜、茴香、芋头、龙须菜等；动物的肝、血、猪肉、蛤贝类（蛤蜊、牡蛎、田螺），肉类及鱼类等。

今日提醒

铜与锌、铁等一样都是大脑神经递质的重要成分。如果摄取不足可致神经系统失调，大脑功能会发生障碍。

第251天、第252天 准爸爸时刻准备着

准妈妈距离分娩越来越近了，在这个关键时刻，准爸爸可要时刻准备着。

建立紧急联络方式

为了应对家中无人照顾时准妈妈突然发生阵痛或破水，准爸爸必须事先建立紧急联络方式，手机一定要随身携带，住家距离医院较远者，应预留出租车的电话号码，或者知会附近的亲朋好友，必要时伸出援手。延误送医可能会导致急产。

今日提醒

准爸爸应该按时回家，有要事外出时也要随时与准妈妈保持联系。

学会放松自己

第一次迎接新生命，任何人都会感到紧张，准爸爸虽然只能旁观，但他的紧张、忧虑也是很自然的。然而，在准妈妈面临分娩时，作为她的精神支柱，如果准爸爸自己先紧张起来，就一定会影响妻子的情绪，使她更加不安、惶恐。因此，准爸爸一定要学会放松自己，自己先放松，才可能去放松临产阵痛妻子的紧张情绪，给她最大的安慰与支持。

帮准妈妈调节环境

在分娩前后，大多数准妈妈都希望自己处在一个舒适的环境下：光线柔和，室温适宜，环境清静，有亲人陪伴，有舒缓的音乐……在家中待产时，准爸爸就可以根据妻子的喜好，把家中环境调节到最佳。在临产前，和妻子一起去了解一下病房、产房的环境，熟悉自己的医生。熟悉的环境能让人感觉舒服、放松。

孕10月

苦尽甘来，迎接小天使的降临

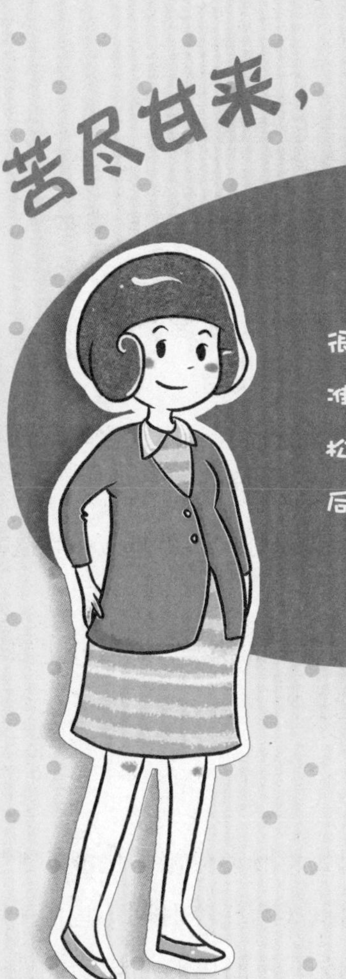

顺利来到怀孕的最后一个月，很快就要见到小宝宝了，这时候的准妈妈是不是多少有点儿紧张？放松心情，一起来平安度过孕期的最后一月吧。

第253天 补充营养，储备能量

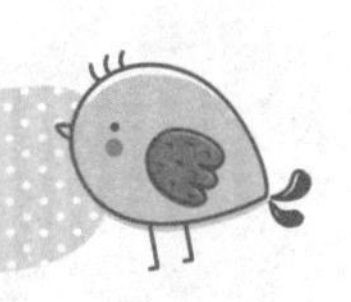

临近分娩，准妈妈不要由于对新生命的即将来临过于激动而忽略了对营养的补充。

保证足够的营养

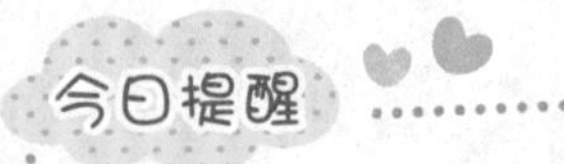

随着住院日期的迫近，准妈妈要准备一些零食和饮料好带去医院。

到了孕37周，准妈妈便进入了一个准备收获的“季节”。这时候，保证足够的营养，不仅可以供给胎宝宝生长发育的需要，还可以满足自身子宫和乳房的增大、血容量增多以及其他内脏器官变化所需求的“额外”负担。如果营养不足，不仅所生的宝宝常常比较小，而且准妈妈自身也容易发生贫血、骨质软化等营养不良症，这会直接影响准妈妈临产时正常的子宫收缩，容易发生难产。

准妈妈还应继续坚持这样的饮食原则：少食多餐。越是临产，就越应多吃些富铁食物（如紫菜、芹菜、海带、黑木耳等）。

因为此时准妈妈的胃肠受到压迫，可能会有便秘或腹泻的状况，所以一定要增加进餐的次数，每次少吃一些，而且应吃一些容易消化的食物。

不要吃油性大的食物

临产期间，由于宫缩的干扰及睡眠的不足，准妈妈胃肠道分泌消化液的能力降低，蠕动功能也减弱，吃进的食物从胃排到小肠的时间（胃排空时间）也由平时的4小时增加至6小时左右，极易存食。因此，最好不吃不易消化的油炸或油性大的食物。

把安全放在第一位

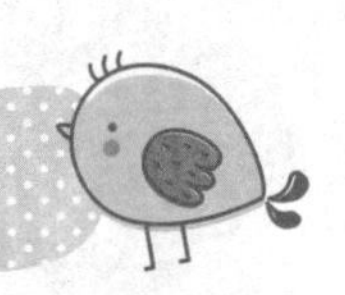

越是到了最后关头，准妈妈越是不能掉以轻心，在生活中要注意行动的安全性，把安全问题放到第一位。

保持身体的平衡

由于现在准妈妈的腹部变得硕大而笨重，站直身体都会感觉吃力，保持身体的平衡也变得困难。因此在整理家务时，绝对不要攀登高处。遇到某些费力的事情，或者需要从高处拿物时，应该请准爸爸或其他家人帮忙。另外，出门时应穿矮跟的鞋子，以免摔倒或扭伤脚。上下有坡度的地方也要格外小心。

不要独自出门

现在，由于难以保证恰好在预产期分娩，因此准妈妈在产期临近时最好不要独自外出，尽量和准爸爸或身边的其他人一起出门。一旦出现必须独自出门的情况时，应告诉周围人们自己的行踪。

保持身体的清洁

产期越来越近，子宫的分泌物增多，身体笨重易出汗，这时应该勤洗澡，这不但能避免卫生上出现问题，也能保持心情舒畅。

不宜提早入院

首先，医疗设施的配备是有限的，如果每个准妈妈都提前入院，医院不可能像家中那样舒适、安静和方便。其次，准妈妈入院后较长时间不临产，会有一种紧迫感，尤其看到后入院者已经分娩，对她也是一种刺激。

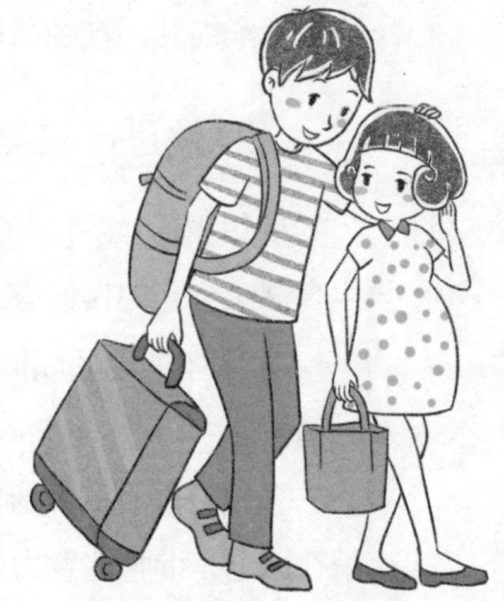

第255天 轻松一点，避免产前焦虑

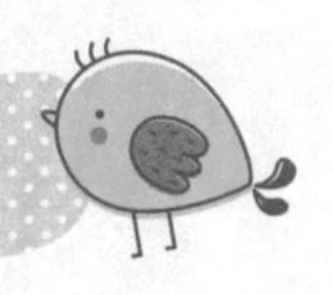

据调查显示，有98％的准妈妈在妊娠晚期会产生焦虑心理，如果善于调节自己的情绪，会使焦虑心理减轻。

产前焦虑症的表现

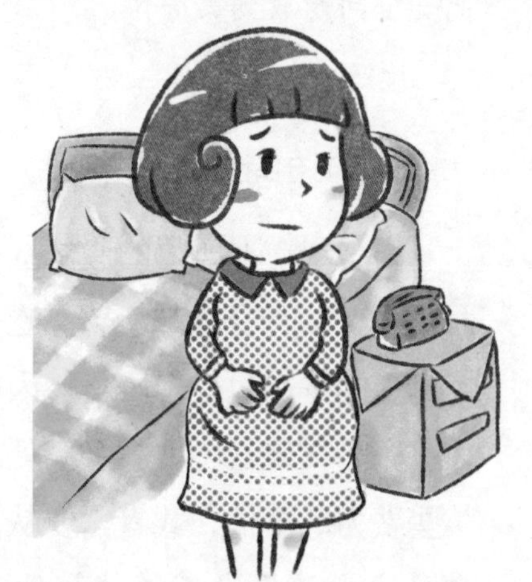

产前心理焦虑会有以下的典型的心理特征：注意力难以集中；惊恐性的幻想或空想；感到自己处于失去自我控制的地步；害怕会出现晕厥或昏倒；害怕自己有病，胎宝宝有病，担心胎宝宝将要死亡；担心自己在他人面前出洋相或做出愚蠢的举动；害怕自己会孤独，会无人理睬；害怕宝宝性别不如意遭到家人非难；担心某些可怕的事情会降临在自己的身上，等等。

产前心理焦虑还会有以下几方面的心理性表现：心跳加快使人发慌；胸口疼痛、压迫或有紧缩感；神经质地发抖或因害怕引起颤抖；便秘或腹泻等。

如何消除产前焦虑

◆ 要纠正对生产的不正确认识。准妈妈应学习有关知识，增加对自身的了解，增强生育健康宝宝的自信心。

◆ 有产前并发症的准妈妈，应积极治疗并发症，与医师保持密切联系，有问题时及时请教。

◆ 多做一些有利健康的活动，如编织、绘画、唱歌、散步等，不要闭门在家，整日躺在床上，而把注意力集中到对未来的担忧上。

第256天 平稳呼吸，传递爱心

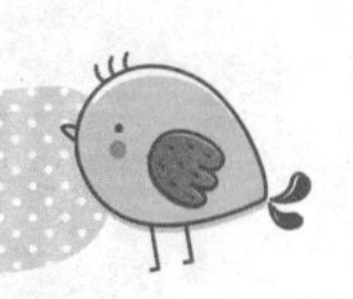

胎教的最大障碍是准妈妈有杂乱、不安的心情。因此，准妈妈要想办法让自己安定下来，以稳定、平和的心态来开展胎教。

运用胎教呼吸法

准妈妈要尽量使腰背舒展，全身放松，微闭双目，手可以放在身体两侧。准备好以后，用鼻子慢慢地吸气，以5秒钟为标准，在心里一边数1、2、3、4、5，一边吸气。肺活量大的人可以吸气6秒钟，感到困难时可以吸气4秒钟。吸气时，要让自己感到气体被储存在腹中，然后慢慢地将气呼出来，用嘴或鼻子都可以。总之，要缓慢、平静地呼出来。呼气的时间是吸气时间的两倍。也就是说，如果吸气时是5秒的话，呼气时就是10秒。就这样，反复呼吸1～3分钟，准妈妈就会感到心情平静，头脑清醒。

向胎宝宝传递生活的美好

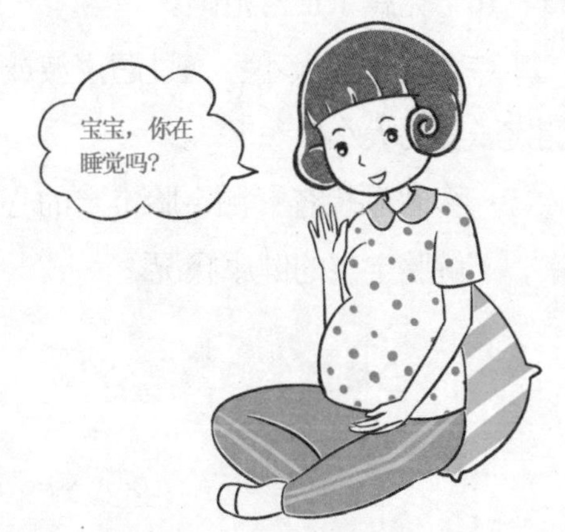

准妈妈轻轻地抚摸胎宝宝，同时与胎宝宝对话“哦，小宝宝，起来活动活动吧，对啦，小手在哪里，小脚丫在哪能里呢？让妈妈摸一摸。啊！会蹬腿了，再来一个……”最好每次都以相同的词句开头和结尾，这样循环反复，不断强化，效果比较好。可以适当增加对话的次数，可以围绕父母的生活内容，逐渐教给胎宝宝周围的每一种新鲜事物，把所看到的、所感觉到的东西对胎宝宝仔细说明，把美好的感觉反复传授给胎宝宝。

临产前的身体检查

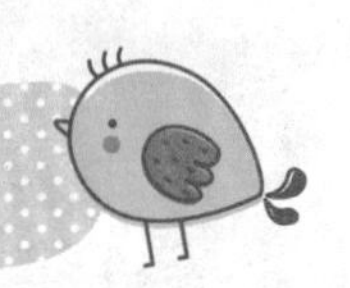

现在真正到了分娩前夕了。在预产期之前接受检查，能判定分娩何时开始、适用何种分娩方式。另外通过最后一个月的检查，还可以明确实施自然分娩的可能性。

最后一个月的身体检查

最后一个月的身体检查包括以下几个项目。

◆ 血压检查：留意有无突然的血压变化。

◆ 尿检：检查有无感染，测量蛋白质含量（高血压的参照值）和糖分含量（糖尿病的参照值）。

◆ 体重检查：妊娠最后一个月体重增长到11～16千克属于正常范围。

◆ 测定子宫大小：通过超声波或内诊检查，测定子宫的大小。

◆ 多普勒检查：测定胎宝宝的心跳强度和频率，了解胎宝宝的健康状况。

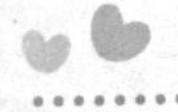

今日提醒

从最后一次月经来潮算起，达到或超过42周的妊娠被称为过期妊娠。

过期妊娠怎么办

过期妊娠可能产生两方面不利的影响：一是胎宝宝过大，造成难产。二是胎盘功能减退，胎宝宝供氧及营养不足，从而增加胎宝宝病死率。

准妈妈在接近预产期时应到医院进行产前检查，如果超过预产期两周仍未出现宫缩，应到医院进行进一步检查，此时进行胎盘功能检查和胎宝宝状况的检查对于制订处理方案是很必要的。如确诊为过期妊娠，且胎宝宝大、颅骨较硬、羊水较少，尤其是对于高龄初产妇或伴有妊娠期高血压疾病者，医生可能会建议采取引产或剖宫产等措施。

第258天 与胎宝宝进行思维沟通

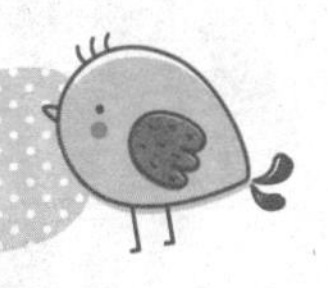

胎宝宝与准妈妈是心灵相通的，所以准妈妈可以通过意念相通的特点，给胎宝宝来点“思维沟通”，从而让胎宝宝充分感受美好的事物和最温暖的爱。

准妈妈不妨多做“白日梦”

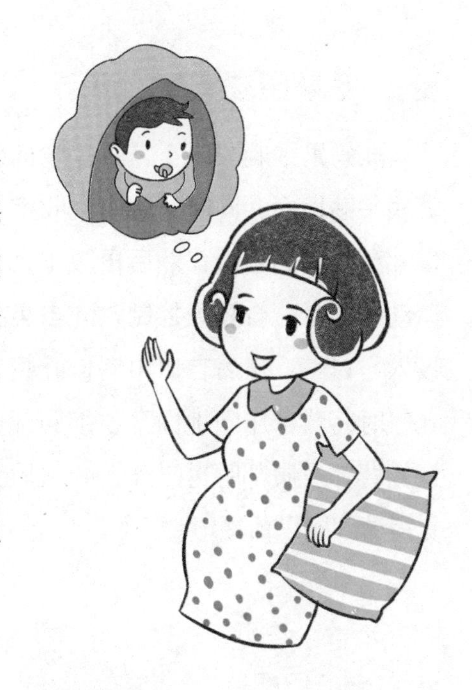

胎教专家们建议准妈妈们，在胎宝宝的性格培养上，不妨经常做做“白日梦”。在清醒状态下所出现的一系列带有幻想情节的心理活动，在心理学上叫遐想。从心理学观点来说，做白日梦是一种相当有效的心理松弛方法，对松弛身心、解决问题大有益处。准妈妈们愉快了，胎宝宝自然会愉快。准妈妈不妨经常想想自己未来的宝宝长得是多么可爱，身体多么结实，头脑多么聪明。或者幻想一下以后一家三口的欢乐生活。

和胎宝宝一起玩记忆游戏

准妈妈可以找一本有图画的书，随机地翻阅，记住几张自己喜欢的图画，然后再随机地翻阅，看看能不能再找到它们。玩过几次，肚中的胎宝宝似乎也能领略到这个游戏的趣味性，等他们出生后，妈妈就可以拿来做实验。尤其是学步期的幼儿对图画书中的图画特别感兴趣时，他们常常把注意力集中在每本书里的一两张图画上。到那时妈妈不妨再看看，宝宝是否还会认得他曾在妈妈肚子里“看”过的画呢？

第259天 教你几招产前运动

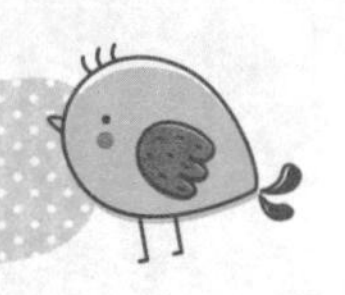

这里教准妈妈几招产前运动，可以帮助准妈妈缓解腰酸背痛，增强骨盆底部肌肉和大腿的力量，以消除分娩时的肌肉紧张。

缓解腰酸背痛的运动

准妈妈平躺在床上，膝盖弯曲双脚底平贴地面，同时下腹肌肉收缩使臀部稍微抬离地板，然后再放下，作运动时同时配合呼吸控制，先自鼻孔吸入一口气，然后自口中慢慢吐气，吐气时将背部压向地面至收缩腹部，放松背部及腹部时再吸气，吐气后会觉得背部比以前平坦。

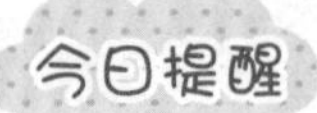

今日提醒

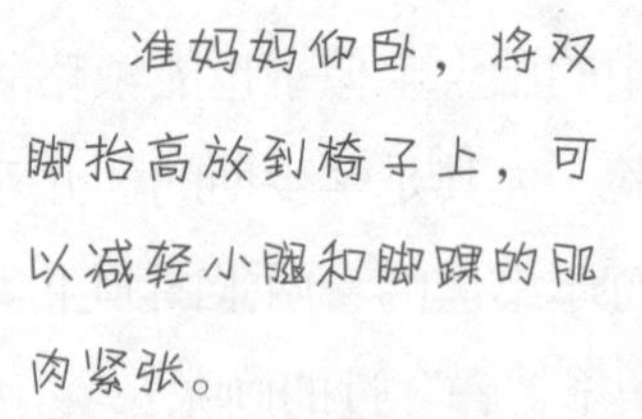

准妈妈仰卧，将双脚抬高放到椅子上，可以减轻小腿和脚踝的肌肉紧张。

腿部运动

准妈妈平躺在床上，两手置身旁两侧，深吸一口气再大力吐出。慢慢抬起右腿，脚尖向前伸直，同时慢慢自鼻孔吸入一口气，注意两膝要站直。然后脚掌向上屈曲，右腿慢慢放回地上同时自口中呼出一口气。接着左腿以同样动作做一次。注意吸气和呼气要与腿的抬高与放下相配合进行，当抬腿时两脚尖尽量向前伸直，腿放下时脚掌向上屈曲，膝盖要保持挺直，每脚各做5次。

锻炼腹部肌肉

准妈妈躺在床上，立起双膝轻轻张开，右手放在下腹部，左手放在头下。保持腰背部不离开床面，然后按照从耻骨到头的顺序慢慢抬高。一边吸气一边恢复到原来的姿势，然后反复做数次。

第260天 分娩前的饮食原则

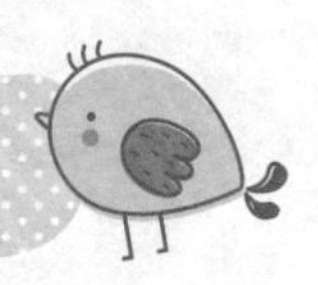

马上就要分娩了，准妈妈千万不能因为心理紧张而忽略饮食，或者因为紧张而饮食不正常。准妈妈应该轻松一点，要知道，正常、科学地饮食才能为分娩提供能量，才能让分娩过程更顺利。

不宜过多服用鱼肝油

以前，人们将鱼肝油作为准妈妈和初生宝宝必补的营养物质，认为有增强体质的功效，于是，怀孕以后，有些准妈妈为了能使胎宝宝优生，便盲目地服用鱼肝油。实际上，这样做的结果却适得其反。因为长期服用大剂量的鱼肝油，会引起毛发脱落、皮肤发痒、食欲减退、感觉过敏、眼球突出、血中凝血酶原不足和维生素C代谢障碍等。所以，怀孕期间不宜过量服用鱼肝油。

补充各种营养素

这时准妈妈宜采取少食多餐制，每日可增至5餐以上。这时不仅需要增加热量的供给，更应注意优质蛋白质、铁、钙和维生素等营养素的补充。

灵活进食应对宫缩

分娩前，由于阵阵发作的宫缩痛，常影响准妈妈的胃口，所以要学会在宫缩间歇期进食的“灵活战术”。饮食以富含糖分、蛋白质、维生素并且易消化为好。可根据自己的爱好，选择蛋糕、面汤、稀饭、肉粥、藕粉、点心、牛奶、果汁、苹果、西瓜等多样食品。每天进食4～5次，少食多餐。

第261天 产前夫妻一起放松

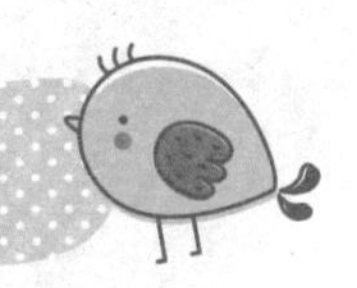

现在，准爸爸要扮演好自己的“妇产顾问”角色，将分娩常识灌输给准妈妈。也许准爸爸的努力实际上没有多大帮助，但积极的态度却能够消除准妈妈的紧张情绪。

给准妈妈积极的心理暗示

如果准妈妈认为生孩子是痛苦的，那么在临产前，她就会不自觉地想到疼、想到各种危险与不顺利，那么，各种痛苦就会被她扩大，这是一种心理暗示，无形中也给分娩加大了难度。

所以，准爸爸要经常给准妈妈带来好消息，不要去听信别人说的某某人生孩子的时候痛得死去活来，这些往往是在事后被扩大的，而且这些人也往往在分娩前就听信了类似的传闻。

给胎宝宝讲一些幽默笑话

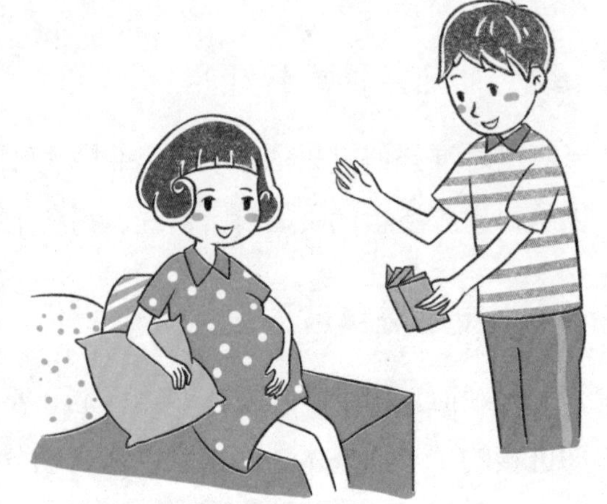

准爸爸闲暇时，不妨放松一下心情，读一些幽默笑话，给胎宝宝听，也给准妈妈和自己听，心情好了，胎宝宝在腹中自然也会怡然自得。比如，可以给胎宝宝讲这样类似的幽默小故事：“小丽现在特爱臭美，今天早上一起床就要穿裙子，说‘妈妈你把我打扮得漂亮一点。’到了幼儿园，传达室的张爷爷刚夸她发卡漂亮，她就急急忙忙要脱大衣，还说，‘妈妈我热死了，热死了。’其实就是要显摆显摆她的裙子呀。”

第262天 减轻阵痛的姿势

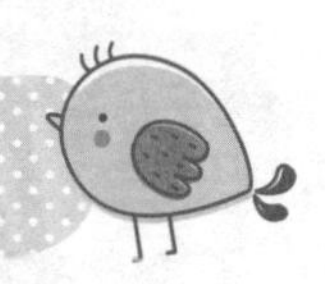

下面在介绍一些可以让准妈妈感觉轻松的姿势，当遇到阵痛难忍的时候，不妨试一试。

借助身边的东西

准妈妈可以借助身边的东西来缓解阵痛。

◆ 用球压迫肛门：准妈妈可以将网球放在肛门下坐上，出现疼痛时就加重力量，压迫肛门。

◆ 利用桌子：准妈妈站在比较稳固的桌子前，轻度打开两脚，把双手放在上面。疼痛时，就左右旋转腰部，或轻轻弯腰。

◆ 利用椅子：利用椅子，放松力量，准妈妈以俯卧的方式趴在椅子上，最好在脚踩的地方铺上垫子，这样身体的负担就不会加在膝盖上了。准妈妈还可以跨坐在椅子上，也有利于放松自己。

采取合适的姿势

坐姿

准妈妈盘腿坐下，把手放在腹部两侧，边深呼吸边上下抚摸。

准妈妈可以把手放在大腿的内侧，疼痛时就向上提起。

站姿

准妈妈应两脚打开与肩同宽，两手抵在墙壁上，伸直手臂，疼痛时一边吸气吐气一边推墙壁。

准妈妈还可以采用趴在墙壁上的姿势，这样不会增加腹部压力。

卧姿

准妈妈采取侧卧体位比较轻松，侧卧时，轻轻弯曲上侧的脚，两脚之间最好夹着坐垫或枕头。

准妈妈也可以采取把上半身趴在被子上的姿势来放松自己。

第263天 减轻阵痛的呼吸法

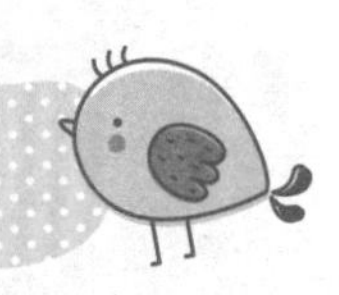

当阵痛开始并逐渐加强时，不但会给准妈妈带来痛苦，还会给整个家庭带来混乱。这里介绍的一些减轻阵痛的呼吸法，不仅能够缓解准妈妈的痛苦，还能使准妈妈保持冷静。

阵痛来临时的呼吸法

◆ 从鼻子吸气：阵痛来临时，准妈妈应该睁开眼睛，从鼻子深深吸气，反复做几次深呼吸，就能够忍耐疼痛。准妈妈应该采取盘腿坐的姿势进行呼吸，注意要放松上半身。

◆ 从口吐气：准妈妈要像是吹放在前面的蜡烛一样，嘟起嘴吧，慢慢地把气吐出去。在从口中慢慢的吐气时，应将注意力集中在大腿和臀部，这样可以帮助放松。

应对剧烈阵痛的呼吸法

◆ 闭目吐气：面对剧烈的阵痛，准妈妈应该嘟起嘴吐气，吐完气后，不用吸气，空气会自然进入，然后持续吐气。在吐气时，准妈妈应该把手放在腹部上放松。

◆ 睁眼吐气：准妈妈吐完气之后，嘴里发出“嗯”的声音，然后闭口，接着吐气。在吐气时，准妈妈眼睛睁开，手放在两侧，注意力要集中在呼吸上。

想要使劲时的呼吸法

◆ 慢慢吐气：即使想要使劲，也要稳定下来，准妈妈可以睁开眼睛慢慢吐气。

◆ 用“嗯”闭口：在吐完气之后，就有像要张开肛门时的感觉，这时准妈妈用嘴默念“嗯”闭口，来排除想要使劲的意念。

第264天 认识自然分娩

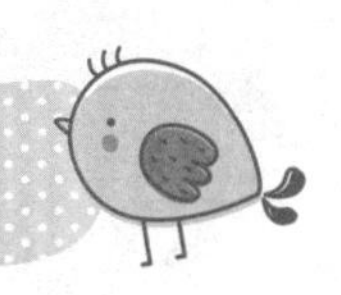

当准妈妈具备自然分娩的条件时，应听从医生的指导，选择阴道分娩的方式，对母婴健康都有好处。

自然分娩好处多

对准妈妈来说，自然分娩是一个自然的生理过程，出血少，合并症少，利于子宫收缩，分娩后恢复快；对新生宝宝来说，自然分娩的宝宝生后很少发生肺透明膜病。宝宝头部充血可提高脑部呼吸中枢的兴奋性，易激发出生后宝宝的呼吸和啼哭，有利于宝宝出生后迅速建立正常呼吸；由于大脑受到阴道挤压而对宝宝今后的智力发育有好处。

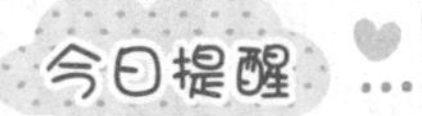

今日提醒

对于绝大多数健康的孕妇来说，自然分娩既容易又安全。

自然分娩的缺点

自然分娩的缺点包括：产前阵痛；阴道生产过程中突发状况；产后阴道松弛；骨盆腔子宫膀胱脱垂的后遗症；阴道产后会伤害会阴组织，甚至会造成感染，或外阴部血肿等情形；产后会因子宫收缩不好而出血，若产后出血无法控制，需紧急剖宫处理，严重者需切除子宫，甚至危及生命；尤其是早期破水，产程延长者，易产后感染或产褥热发；会发生急产，尤其是经产妇及子宫颈松弛的患者；胎宝宝过重，易造成肩难产，会导致新生儿锁骨骨折，或臂神经丛损伤；羊水中产生胎便，导致新生宝宝胎便吸入综合征；胎宝宝在子宫内可能发生意外，如脐带绕颈、打结或脱垂等现象。

第265天 剖宫产的利与弊

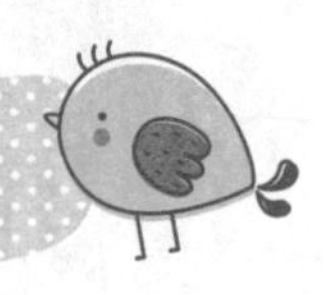

客观地看待剖宫产的优缺点，了解剖宫产的利与弊，才可以正确地进行选择。

剖宫产的适应证

在正常情况下，胎宝宝是通过产妇的产道娩出的。假如胎宝宝不可能正常娩出、胎儿情况危急、胎盘不能为胎宝宝提供足够的氧气和营养或胎盘阻塞了子宫口，又或者因为准妈妈的骨盆口过于狭小，胎宝宝难以通过，则必须进行剖宫产手术。

剖宫产之利

由于某种原因而绝对不能经阴道分娩，或胎宝宝窘迫时，为了挽救母婴的生命，可紧急施行剖宫产手术。如果是选择性剖宫产，在宫缩未开始前，就已施行手术，可以免去准妈妈遭受阵痛之苦；如果妊娠合并卵巢肿瘤或浆膜下有肌瘤，剖宫产则一举两得，在取出胎宝宝的同时，可切除肿瘤和肌瘤。

剖宫产之弊

剖宫产准妈妈的死亡率比正常经阴道分娩的准妈妈的死亡率略高；剖宫产的出血量比正常经阴道分娩的要多，同时还有可能发生大出血和损伤，如损伤膀胱、直肠管等；剖宫产即便平安无事，手术后也可能发生腹壁伤口感染。剖宫产术后子宫及全身的恢复都比经阴道分娩慢。

剖宫产的新生宝宝，缺乏自然分娩中产道对胎宝宝的必要挤压过程，极有可能发生呼吸窘迫综合征、颅内出血、吸入性肺炎；其抵御疾病的免疫力要比正常分娩的新生宝宝低。

无痛分娩真的不痛吗

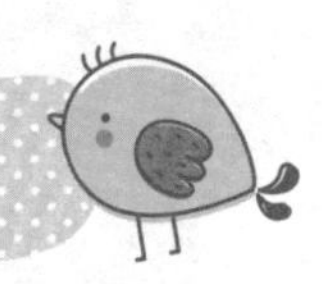

无痛分娩是指在准妈妈分娩过程中，由麻醉医师给准妈妈施行可控制药量的麻醉，使准妈妈在整个分娩过程中不痛或基本无痛的方法。

无痛分娩的方法

当宫口开到3厘米，准妈妈对疼痛的忍耐达到极限时，麻醉医生在准妈妈的腰部将低浓度的局麻药注入蛛网膜下腔或硬膜外腔，采用间断注药或用输注泵自动持续给药，达到镇痛效果，镇痛可维持到分娩结束。麻醉药的浓度大约相当于剖宫产麻醉时的1/5，浓度较低，镇痛起效快，可控性强，安全性高。这种无痛分娩法是目前各大医院运用最广泛、效果比较理想的一种。

无痛分娩的优点

镇痛效果好，起效快，可明显减轻宫缩引起的疼痛感，尤其适合因害怕分娩疼痛而产生恐惧感的准妈妈。准妈妈始终处于清醒状态，可以如常进食饮水，能主动配合分娩的全过程，并能自主地掌握镇痛泵。无运动阻滞，实施后仍可下地行走，自由活动。

无痛分娩的缺点

因无痛分娩的技术含量高，需要由麻醉专业技能较高的麻醉医生进行操作。椎管内注药镇痛法是有创性的，具有一定的操作技术风险和禁忌证，在实施前医生会把危险性与可能发生的并发症告之准妈妈或家属，并在征得同意后由准妈妈本人或家属签字。

第267天 什么是水中分娩

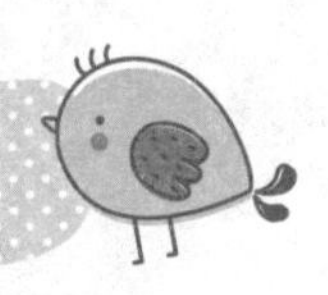

水中分娩是在充满温水的分娩池中分娩，可以减少准妈妈在整个分娩过程中的痛楚。

水中分娩有镇痛作用

分娩池温热的水可使肌肉放松，使内源性吗啡类物质如内啡肽分泌增加，使疼痛减轻；水的浮力可提高和增加会阴部和软产道的弹性，会阴切开率和会阴裂伤程度减轻；适宜的水温还可以阻断或减少疼痛信号向大脑传递，使大脑产生的痛感下降；水中还便于准妈妈休息和翻身，可以减少准妈妈在分娩过程中的阵痛。

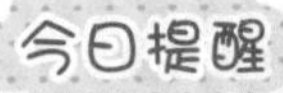

今日提醒

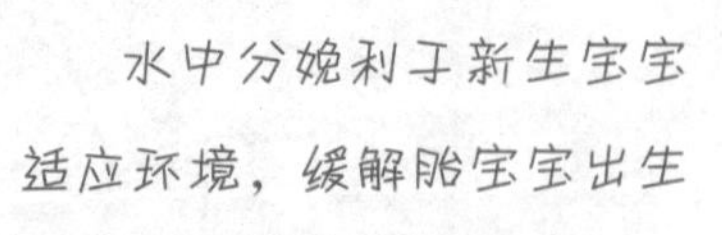

水中分娩利于新生宝宝适应环境，缓解胎宝宝出生时重力对脑细胞的冲击。

水中分娩产伤少

准妈妈浸泡在水中，细胞富含水分，组织弹性增加，会阴裂伤少，利于产后恢复。传统的经阴道分娩的方式，我们称之为“干生”，因为缺少产道润滑，胎宝宝在降生过程中阻力增大，极易引起会阴撕裂，而水下分娩的问世正好弥补了这项不足。准妈妈在水中待产直至分娩，产道获得了充分的润滑，生产起来当然更容易。

水中分娩可缩短产程

由于水波不断地轻轻撞击产妇的身体，使子宫肌肉活性增强，分娩变得更顺畅、更容易。在水中分娩，适宜的水温能使准妈妈感到镇静，促使腿部肌肉放松，宫颈扩张，产程缩短。由于分娩时间相对较短，准妈妈体力消耗甚小，产后恢复也明显优于其他分娩形式。

产道异常怎么办

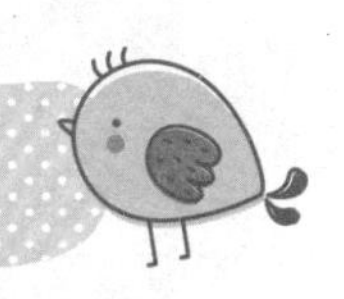

产道包括骨产道及软产道，是胎宝宝经阴道娩出的通道。产道异常可使胎宝宝娩出受阻，临床上以骨产道异常多见。

产道异常的种类

软产道的异常包括卵巢或输卵管有肿物，在阴道分娩时阻塞产道，使胎头不能下降等情况；子宫本身的异常，如子宫有肌瘤，也可能影响子宫的收缩，或阻塞产道；阴道有异常，如瘢痕性狭窄，先天性阴道的横隔、斜隔、纵隔等，外阴异常，如严重的静脉曲张等都不能行阴道分娩。

骨产道的异常是指骨盆的形状及大小的异常，如有脊柱弯曲的女性，其骨盆也常常是倾斜的，胎头通过骨盆时，往往就不易按照正常的过程进行，受到阻碍使阴道分娩发生困难。

产道异常的分娩方法

如有明显狭窄的骨盆，或明显形态异常的骨盆，就应该考虑剖宫产分娩。骨盆只是轻度不正常时，要认真估计胎宝宝的大小，并在临产后观察产力是否良好，如果胎宝宝不太大，产力又好，就可以试行阴道分娩，但如果胎宝宝较大，或产力较差时，就需行剖宫产。

软产道的问题也有造成阴道分娩困难的可能，如子宫有大的肌瘤，而且肌瘤的部位又正好会阻碍胎宝宝在分娩过程中的下降时，就应该考虑剖宫产分娩。宫颈、阴道、外阴存在异常时，也应根据具体情况来决定能否阴道分娩。

第269天 分娩先兆，你知道吗

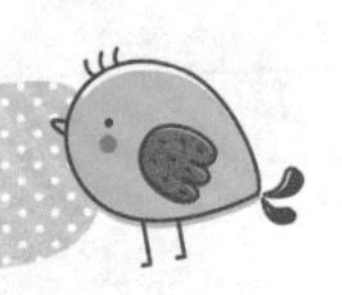

临产前，紧张焦虑几乎是每一位准妈妈的心态。只要掌握了临产的各种先兆，即可从容应对。

子宫底降低

在正式分娩前两周左右，准妈妈会出现子宫底下降、腹部向前下部凸出的现象。此时胎动较前减少，准妈妈感觉上腹部较为舒适，呼吸较前畅快，胃口增加，但有尿频及下腹坠感或腰酸腿痛，行动不便，阴道分泌物增加。这对初产妇来讲，预示胎头已入盆固定，也预示经产妇胎头入盆，或接近入盆。

不规律宫缩

子宫每天有几次不规律的收缩，其特点是持续时间短，常少于30秒，收缩力弱而不规则，并且强度逐渐增加，常在夜间出现，清晨消失。如果子宫收缩渐渐有规律，疼痛越来越厉害，当间隔变为10分钟一次时，准妈妈就要去住院了。

阴道流出血样黏液

在分娩开始前24～48小时内，子宫颈口开始活动，使子宫颈内口附近的胎膜与该处的子宫壁分离，毛细血管破裂而少量出血，与子宫颈管内的黏液相混排出，俗称见红。这是分娩即将开始的一个可靠征象。

今日提醒

如发现胎动次数突然比前几天减少一半，甚至消失，或是胎动较以前突然频繁，则都提示有宫内缺氧，应立即上医院待产。

了解分娩全过程

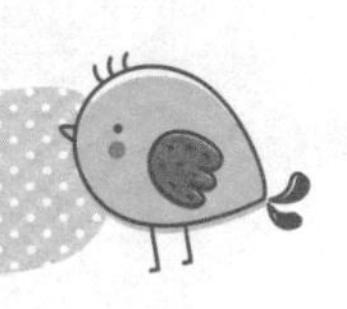

分娩全过程是从规律宫缩开始至胎宝宝胎盘娩出为止，简称总产程，一般分为三个阶段。

第一产程

第一产程是指子宫口开始扩张，直到宫口开全至大约10厘米的这个阶段。这是整个分娩过程中历时最长的一个产程。此时子宫的收缩间隔会越来越短，从开始时的每隔5～6分钟收缩30秒以上，到每隔2～3分钟收缩50秒。在第一产程中，准妈妈宫缩时感觉下腹痛，宫缩越来越频繁。

第二产程

第二产程是指从子宫口开全到胎宝宝娩出这个阶段。此时随着子宫收缩加强，宫口全开，胎头先露部分开始下降至骨盆，随着产程进展，宫缩的加强会迫使胎宝宝从母体中娩出。这一阶段宫缩的频繁和腹压的增加，将会帮助胎宝宝离开子宫，顺利通过产道及骨盆底肌肉。

第三产程

第三产程是指胎宝宝出生到胎盘排出阴道这个阶段，一般为5～15分钟。此时胎宝宝已经娩出，宫缩会暂停一会儿又重新开始，胎盘因子宫收缩会从子宫壁剥落移向子宫口，新妈妈再次用力，胎盘就会顺利脱出。医生或助产士会检查胎盘及隔膜，以确认它们全部被排出来了。还将检查新妈妈子宫，以确认它在继续收缩，这样才能止住胎盘剥落处的流血。

根据产程安排饮食

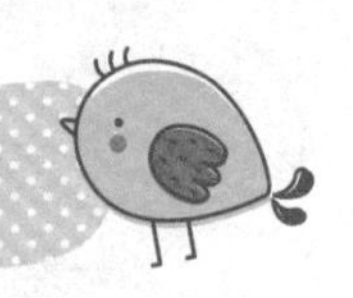

临产时，由于宫缩阵痛，有些准妈妈无法保持镇静，又不想吃东西，甚至连水也不喝。殊不知，这样做既不利于自己的健康，又会直接影响胎宝宝的分娩。因此，准妈妈应根据不同产程的特点，来合理地安排饮食。

第一产程的饮食要点

在这个过程中，由于不需要准妈妈用力，因此准妈妈可尽可能地多吃些东西，以备在第二产程时有力气分娩。所吃的食物一般以碳水化合物为主，因为它们在胃中停留的时间比蛋白质和脂肪短，不会在宫缩紧张时引起准妈妈的不适感或恶心、呕吐；其次，这类食物在体内的供能速度快。食物应稀软、清淡、易消化，如蛋糕、挂面、甜粥等。

今日提醒

如孕晚期维生素B_1摄入不足，易引起便秘、呕吐、气喘与多发性神经炎，还会使肌肉衰弱无力，以至分娩时子宫收缩缓慢，使产程时间延长，增加生产的困难。

第二产程的饮食要点

这个过程中，多数准妈妈不愿进食，此时可适当喝点果汁或菜汤，以补充因出汗而丧失的水分。

由于第二产程需要准妈妈不断用力，准妈妈应进食高能量易消化的食物，如牛奶、甜粥、巧克力。如果实在因宫缩太频繁，很不舒服不能进食时，也可通过输入葡萄糖、维生素来补充能量。

分娩时如何用力

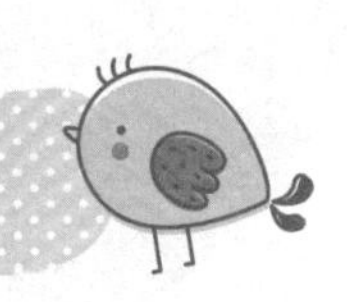

在分娩时，准妈妈用力的原则是要自然，想用力的时候就用力，不要过于勉强。下面我们来介绍一些准妈妈在分娩时的正确姿势和用力方法。

闭口缩下颚

准妈妈在仰卧的时候，因为疼痛感会把下颌朝上抬，这样就导致难以用力。因此，准妈妈应闭口，尽力地缩下颌。

睁眼看肚脐

准妈妈在想用力的时候，会自然地闭上眼睛。在什么都看不到的情况下，准妈妈会有紧张感和恐惧感，会影响用力。因此要睁开眼睛，保持冷静，将注意力集中在产道，尽力地看肚脐。

握紧扶手

准妈妈在分娩时，要稍微弯曲手肘，让自己握紧扶手，在用力时，就想象自己正在用力将扶手拉向前方，不过注意不要猛推。

张开膝盖和双脚

准妈妈在分娩时，应该将膝盖向外，尽力地打开双脚，并用双脚蹬住产床两侧的脚蹬处，这样做的好处是使产道变得柔软，生产更容易进行。

背部紧靠产床

准妈妈在分娩时，要将背部和臀部紧紧靠着产床，如果一旦离开，就无法有效地用力。

分娩时的呼吸技巧

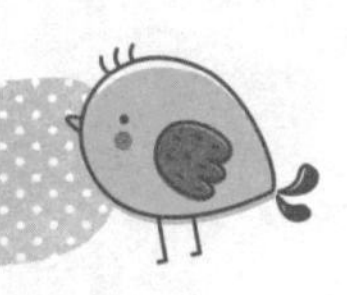

学习分娩时的呼吸技巧是非常有必要的，“拉梅兹生产呼吸法”自1960年从美国传入以来，伴随了很多准妈妈的顺利分娩。这种呼吸法能减缓生产时的疼痛、加速产程的进展。具体方法如下。

深呼吸

深呼吸又称廓清式呼吸，用于宫缩开始和结束时，有镇静效果。方法是坐、躺皆可，集中注意力，身体完全放松，用力呼气和吸气，吸气用鼻子慢慢吸气，使气直达肺底，此时把手放在腰部，会感到自己的肋骨骨架，即胸廓正在向外、向上扩张，然后用嘴像吹蜡烛一样缓慢悠长地将气呼出。

浅呼吸

浅呼吸又称胸式呼吸，用于宫缩两次深呼吸之间，能有效地缓解疼痛。方法是坐、躺皆可，集中注意力，身体完全放松，用鼻子慢慢吸气，气只吸到肺的上半部，若此时家人将两手放在准妈妈的肩胛上，会感到两肩胛正在向上提，然后准妈妈的嘴像吹蜡烛一样慢慢呼气，频率较快。

短促呼吸

短促呼吸用于第一产程的转换期，能有效缓解疼痛。此时子宫颈尚未完全张开，如果准妈妈此时感觉想向下用力，可用此呼吸来抵抗这种推力。方法是坐、躺皆可，集中注意力，身体完全放松，用嘴呼吸，吸入少量的气，然后再吹出，速度要短要快，技巧在于用力吹，像吹气球一样，比浅呼吸更浅、更快。

第一产程的注意事项

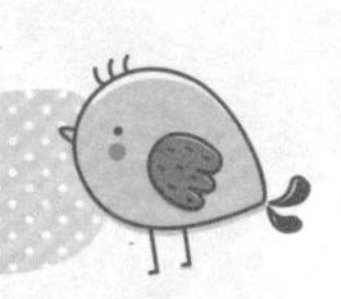

第一产程往往是准妈妈感觉最为漫长的，可分为三期。

第一产程的三个阶段

第一期：早期或潜伏阵痛。这个时期，准妈妈最常见的症状包括腰酸背痛、腹部发热、见红。准妈妈一定要放松。

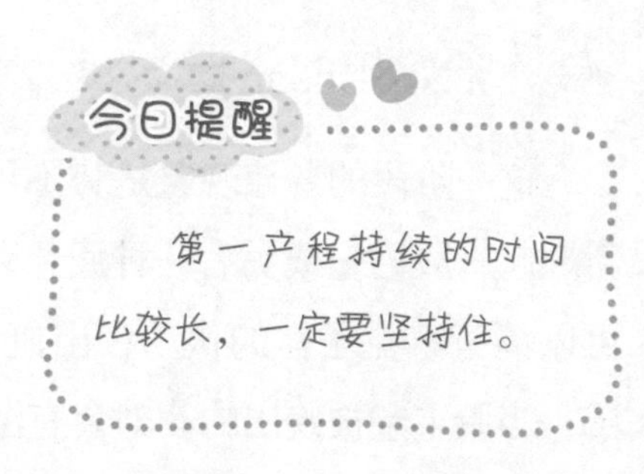

第二期：激烈阵痛期。这期最常见的症状包括：子宫的收缩更为不适、背痛的情形加剧、腿部不舒服、疲倦、见红的量更多。

第三期：最激烈或过渡阵痛期。这一期是更为重要的阵痛期，在下背甚至会阴部位可能会有更强烈的压迫感，阴道出血量增加，腿部会抽筋与发冷。

准妈妈如何配合

阵痛开始时，准妈妈应在待产室等待，忍受阵痛的痛苦，直到子宫口完全张开，此时是分娩过程中最漫长的历程。

子宫口张开以后，胎宝宝的下颌将缓缓地向身体聚拢，同时胎宝宝向一侧扭转身体，从骨盆入口开始下滑到骨盆内部。如果这时准妈妈腹部用力，会导致胎宝宝的位置发生偏离而无法进入骨盆口。即使胎宝宝旋转顺利，准妈妈也不得用力。

当阵痛间隔缩短、持续时间变长时，采取先用力吸气使腹部鼓起再呼气的腹式呼吸方式，如果只用腹式呼吸难以缓解疼痛，还应配合呼吸进行按摩，这能取得显著的减轻疼痛的效果。

第二产程的注意事项

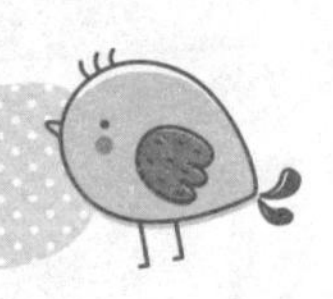

第二产程通常费时30分钟到1小时，但有时候可在短短的10分钟内便结束，抑或耗时2~3小时，甚至更长的时间。

准妈妈的感受

这一阶段的普遍现象是势不可挡地想要使力，但并非每个准妈妈都如此。可能重新燃起一股力量或另有一种疲惫袭来；直肠出现强大的压迫感；随着每一次的收缩，可以清楚察觉子宫的伏动；出血量增加；胎头露出时，阴道会有刺痛、伸拉或灼热感；当胎宝宝被娩出的一刻会有湿滑的感觉。

准妈妈的配合

在分娩第二期，如何有效地用力，对能否顺利产下胎宝宝至关重要。开始感到阵痛时，深呼吸，然后快速轻吸一口气，接着短促地呼气然后停止呼吸用力。用力时向上抬起臀部，使肛门朝上，向臀部用力，不应向腹部用力。简单来说，可以想象排便时的情形，向肛门用力。需要提醒的是，用力时不得张嘴出声，否则无法用力。

在宫缩间歇期，为下次有效用力应当放松身体。如果肌肉紧绷，分娩速度更加缓慢，再次用力更困难。此时，应当运用妊娠期间练习过的放松方法，彻底放松身体。

胎宝宝的头部完全娩出后，即使准妈妈不用力，胎宝宝也能依靠自身的力量破出母体。准妈妈因为体力消耗极大，容易陷入昏迷状态，应努力保持清醒。

第三产程的注意事项

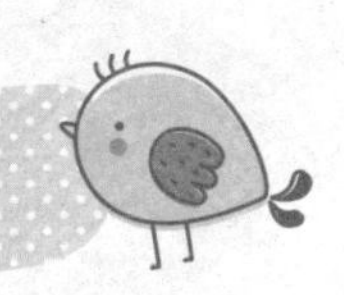

在第三产程，胎宝宝已经分娩出来了，最艰苦的时期已经过去了，最美好的时刻也已到来，剩下的只是一些善后工作而已。

新妈妈的状态

宝宝开始第一声啼哭时，新妈妈在喜悦的同时，会感到非常的疲惫。不过，这时分娩还没有结束，剩下的工作就是处置脐带和胎盘。胎宝宝出生后，助产人员会用医用钳（剪刀状的外科手术器具）剪断10个月里一直连接着胎宝宝和胎盘的生命线——脐带。

宝宝出生后约10分钟时，伴随着轻微的阵痛，新妈妈会感觉到子宫位置上移，这是因为胎盘开始从子宫脱落。新妈妈需要向腹部用力，医生按压新妈妈的腹部，胎盘将会滑落，胎盘和脐带娩出后，分娩第三期结束。

新妈妈的配合

宝宝出生，这并不表明分娩结束。在认为一切疼痛都结束时，如果最后的阵痛来临，新妈妈容易慌张。因此，新妈妈不应放松，应在胎盘娩出之前保持紧张状态，并轻微用力，让胎盘顺利娩出。

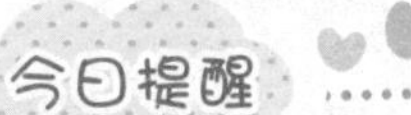

恭喜你，10个月的等待终于盼来了天使的降临。

会阴部缝合结束并给新妈妈注射子宫收缩剂后，助产人员会让新妈妈在产房等待2小时以稳定情绪，这是为了预防松懈性出血或会阴血肿、检查子宫收缩情况和出血量。如顺产新妈妈的情绪容易兴奋，应该尽量保持平静的情绪。此时如无出血或休克等异常情况时再转往病房。

什么是会阴切开

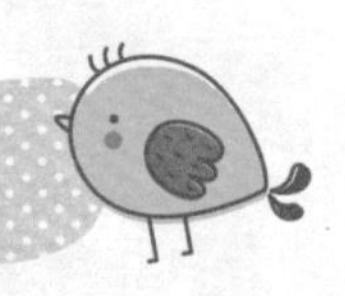

会阴指的是阴道与肛门之间的软组织，当胎宝宝的头快露出阴道口时，在会阴附近施予局部麻醉，然后用剪刀剪开会阴，使产道口变宽，以便于胎宝宝的娩出，这就是所谓的会阴切开术。

会阴切开常用于下列情况

◆ 初产妇会阴紧，分娩时常有不同程度的撕裂，切开会阴是为防止不规则撕裂和损伤肛门。

◆ 手术助产时，为了便于操作防止会阴裂伤，大多数准妈妈需切开。

◆ 有胎儿窘迫时，需要迅速娩出，切开会阴可达到快速生产的目的。

◆ 早产儿虽小，但为了避免损伤娇嫩的胎宝宝，有时也有必要切开会阴。

◆ 会阴切开能缩短分娩时间，减少盆底组织松弛，减少产后阴道膨出及子宫脱垂。

术后的护理

会阴切开手术虽然很小，但因伤口位于尿道口、阴道口、肛门的交汇部位，还因产后的一些特殊情况很易发生伤口不愈，所以应在护理上多加小心，保持外阴清洁以防感染。要勤换卫生垫，避免湿透，让伤口浸泡在湿透的卫生垫上将会很难愈合；每天要用温水勤冲洗会阴部，尤其每次便后更要用消毒棉球擦拭冲洗外阴，切忌由后向前擦，应该由前向后。

产后早些下床活动，多吃新鲜蔬菜水果，多喝鱼汤、猪蹄汤等汤饮，不吃辛辣食物以保持排便通畅。

第278天 分娩时准爸爸该做什么

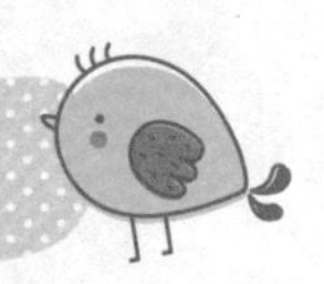

现在，很多医院都可以让准爸爸进入产房陪伴准妈妈分娩，已经决定进入产房陪准妈妈生产的准爸爸，应该做些什么呢？

不断地鼓励

准爸爸要坚持鼓励准妈妈，要表现出对她能够顺利生产的信心，要让准妈妈知道她将带给他们的生活一个崭新的开始，要一再表白对她的感激之情。

给准妈妈按摩

在整个生产过程中，准爸爸可以通过对准妈妈不同身体部位的按摩，达到缓解疼痛的效果，比如背部按摩、腰部按摩，还有腹两侧按摩。

- 揉搓背部。准爸爸可以在准妈妈的背部下方揉搓，减轻准妈妈的痛苦。
- 环形按压。准爸爸将手放在准妈妈的胯部做支撑，然后慢慢用大拇指做画圈运动。
- 深度按压。准爸爸用两个大拇指按压准妈妈的臀部中央，记住一定要让准妈妈将注意力集中在呼吸动作上，这样有助于放松。

制造轻松气氛

为鼓励准妈妈挺住，在阵痛间隙，准爸爸可以和准妈妈一起畅想即将诞生的宝宝的模样，将来怎样培养他（她），调侃宝宝会像彼此的缺点，会如何调皮、如何可爱、生活会如何精彩等，也可以回忆以前可笑的生活事件，反正要竭尽全力制造轻松气氛。

第279天、第280天 分娩难题巧应对

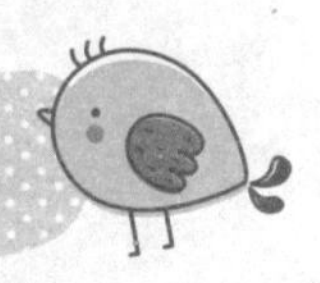

准妈妈在自然分娩的时候，往往会碰到一些困扰自己的小问题，如果不能及时处理，则会给分娩带来困难。

腿部疼痛，膝盖发抖

有些准妈妈在两脚张开用力时，会出现大腿根部抽筋、膝盖发抖、股关节使不上力的情形。这时应先中止用力，请医务人员按摩，如果有条件，就自己按摩。

无法用力

有些准妈妈在宝宝还差一点就生出来时，由于精神紧张，往往使不出力气，这时应大口吐气做深呼吸，使自己放松，稳定情绪。

脚部抽筋

有些准妈妈在分娩时会出现脚抽筋的状况，这时应告诉医务人员，伸直小腿，把脚趾尖向自己面前拉。

有排便感觉

在分娩时由于准妈妈要用力，如果肠内有粪便，使劲时自然而然会有排便的感觉，也有在不经意中就排出粪便的情形，但不必在意，有些医院会在分娩前做灌肠处理。

口渴想吐

有些准妈妈在分娩当中，因用力过度而流大量的汗，会感到口渴。可以提前准备好矿泉水，这时应告诉医务人员，得到允许时就喝两口。如果是想吐，就准备好痰盂。

今日提醒

有些准妈妈在分娩时总是紧紧闭上眼睛，这反而会让自己陷入恐慌之中，如果有这种感觉，就要睁开眼睛。

坐月子

全面调养，做健康美丽的新妈妈

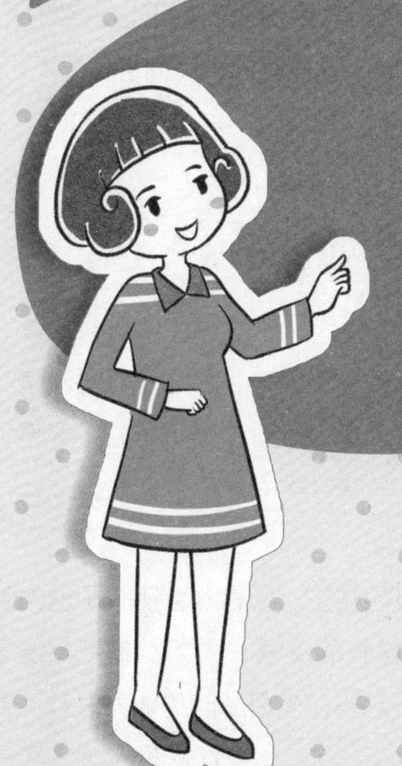

刚刚生产后的新妈妈，身心都经历了一次既艰辛又危险的巨变，需要好好护理和保健。“坐月子”是女人一生中重要的部分，可以说它决定了女性后半生的幸福和健康。

正确认识坐月子

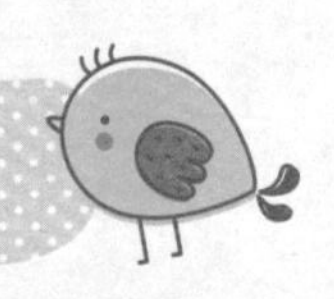

新妈妈分娩后，会经历一段恢复期，也叫“坐月子”。这是新妈妈产后恢复的重要时期。如果护理得不好，就容易得月子病。

什么叫月子

月子实际上指的是产褥期。产褥期主要是指从分娩结束到新妈妈身体恢复至孕前状态的一段时间。在正常的妊娠过程中，胎宝宝及胎盘娩出以后，子宫就要有所恢复，胎盘剥离的创面完全愈合大概需要一个月的时间，这段时间，民间俗称月子。

坐月子的重要性

产前准妈妈担负着胎宝宝生长发育所需要的营养，母体的各个系统都会发生一系列的适应性变化。子宫肌细胞肥大、增殖、变长，心脏负担增大，肺脏负担也随之加重，妊娠期肾脏也略有增大，输尿管增粗，肌张力减低，蠕动减弱。其他如肠骨内分泌、皮肤、骨、关节、韧带等都会发生相应改变。

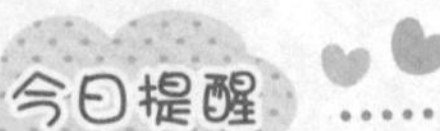

坐月子的过程，实际上是新妈妈整个生殖系统恢复的一个过程。恢复得不好，会影响新妈妈的身体健康。

产后随着胎宝宝的娩出，母体器官又会恢复到产前的状态。子宫、会阴、阴道的创口会愈合，子宫缩小，膈肌下降，心脏复原，被拉松弛的皮肤、关节、韧带会恢复正常。这些形态、位置和功能能否复原，则取决于新妈妈在坐月子时的调养保健。若养护得当，则恢复较快，且无后患；若稍有不慎，调养失宜，则恢复较慢。

第002天 刚刚分娩，应该怎么办

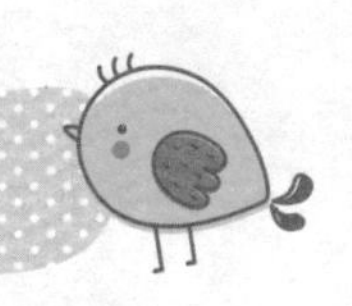

刚刚分娩后，新妈妈的身体和精神状态非常差，此时应该怎么做，要以医生或护士的指导为准。

产后的生活安排

分娩、产后处理等程序结束后，新妈妈需安静休息2小时，确定无事以后，会被送到自己的病房充分休养，恢复体力。分娩后休息8小时即可下床。一般是由护士陪同上洗手间排小便，并指导如何更换恶露垫。对阵痛和侧切伤口的疼痛，一般不需要用止痛剂，如疼痛难忍时，可在医生指导下服药。为了避免空腹和口渴，新妈妈可以吃一些简单的食品，要及时排尿，必要时进行人工排尿。

产后第1天的生活安排

分娩30分钟后即可首次喂奶。产后一般由护士指导喂奶与乳房按摩，试验初次哺乳，即使不出乳汁，只让宝宝含吮乳头也行。几乎所有新妈妈此时乳房并没有肿胀的感觉，只是练习让宝宝吮吸。此时可以擦浴，注意切勿过劳；排尿、排便可以自己做。在医院分娩处理恶露，前3天由护士帮助清洗消毒外阴，第4天后多数由自己清洗。

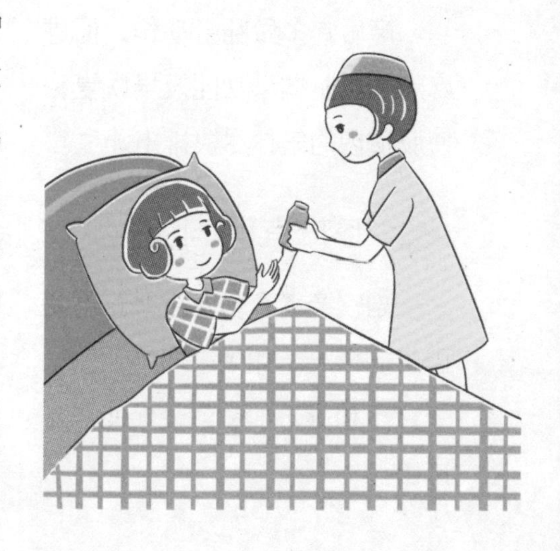

分娩当天，子宫收缩会引起产后阵痛，会阴部缝合处也会非常疼痛。但是，即使躺在床上也要进行简单的运动，加快身体恢复速度。

第003天、第004天 剖宫产后的护理要点

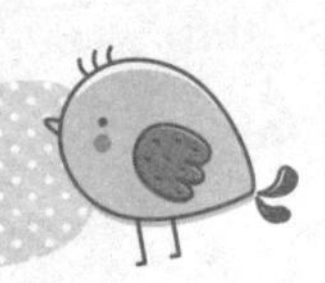

在产后恢复上，剖宫产的妈妈总是比顺产的妈妈要慢。那么，在剖宫产后，该怎样护理才能让新妈妈少受点罪、快点恢复呢？

要少用止痛药物

剖宫产术后麻醉药的作用逐渐消失，腹部伤口的痛觉开始恢复。新妈妈对疼痛应多做一些忍耐，最好不要再使用药物止痛，以免影响肠蠕动功能的恢复。

术后应该多翻身

产后宜多做翻身动作，促进麻痹的肠肌蠕动功能及早恢复，使肠道内的气体尽快排出。

卧床宜取半卧位

剖宫产者容易发生恶露不易排出的情况。如果采取半卧位，配合多翻身，那么就会促使恶露排出。

产后注意排尿

新妈妈只要一有尿意就要努力自行排尿，减少导尿管保留时间，避免时间过长易引起尿路细菌感染。

尽量早下床活动

只要体力允许，新妈妈产后应该尽量早下床活动，并逐渐增加活动量。这样，不仅可增加肠蠕动的功能，促进子宫复位，而且还可避免发生肠粘连和血栓性静脉炎。

今日提醒

要确保腹部切口和会阴部的清洁，刀口发痒时不要搔抓，更不要用不洁物品擦洗。

第005天、第006天 新妈妈的休养环境

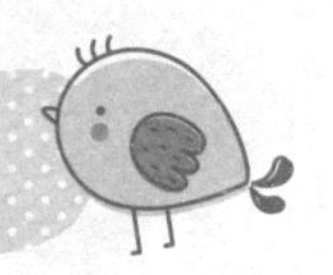

这里所说的环境，主要是指室内环境。室内环境安宁、整洁、舒适，有利于新妈妈休养，使其精神愉快、早日康复。

居室应清洁卫生

新妈妈在月子里几乎整天都在居室内度过，室内环境一定要打扫得非常干净。在新妈妈出院之前，家里最好用3%的来苏尔水湿擦或喷洒地板、家具和2米以下的墙壁，2小时后通风。

室内温度应适宜

以“寒无凄怆，热无出汗”为原则，即冬天温度18～25℃，湿度50%～70%；夏天温度23～28℃，湿度50%～65%。新妈妈的体质和抵抗力都较低下，居室更需要保温、舒适：使用空调时，温度不宜过低。如果使用电风扇不宜直吹新妈妈。要选择阳光辐射和朝向好的房间做寝室用，这样夏天可以避免过热，冬天又能得到最大限度的阳光照射，使居室温暖。

保持室内空气清新

空气清新有益于新妈妈精神愉快，有利于休息。不要紧闭门窗，要定时开窗换气，保持空气新鲜。新妈妈要避风寒和潮湿，但避风寒和潮湿不等于紧闭门窗，特别是在盛夏季节，紧闭门窗往往会导致新妈妈中暑。其实，无论什么季节，新妈妈居住的房间都应适时开窗，保持空气流通和干燥，只是新妈妈不能直接受风吹。

第007天、第008天 坐月子不是“捂月子”

我国民间素有“捂月子”的风俗。新妈妈在坐月子时，把屋子封得很严实，窗户不但关得很严，而且连窗缝也糊好，门上加布帘子，新妈妈的头用围巾裹得严严实实，身穿厚衣，足蹬棉鞋，被子也盖得厚厚的，认为这样才能保护好新妈妈和新生宝宝，其实这样做对新妈妈和新生宝宝都极其不利。

“捂月子”有碍母婴健康

屋子捂得过严，室内通风不好，必然造成室内潮湿，产生细菌，侵害人体。新妈妈和新生宝宝都处于身体虚弱时期，抵抗力差，经不起细菌的侵蚀，极易得病。更重要的是，无论新妈妈还是新生宝宝，都需要阳光的照射。如果把屋子捂得过严，整日不见阳光，无疑会使新妈妈和新生宝宝的身体健康受损。

完全卧床休息没必要

新妈妈早期适量活动，还可促使消化功能增强，以利恶露排出，避免褥疮、皮肤汗斑、便秘等产后疾病的发生，并能防止子宫后倾等症。因此，单纯卧床休息对新妈妈来讲是有害无益的，鼓励新妈妈产后及早下地活动。但下地活动不是指进行大运动量的活动，更不是过早地从事体力劳动。活动的时间不要太长，以免过度疲劳，要根据新妈妈身体情况，因人而异。

有人认为，坐月子就是要完全卧床一个月，以休息来消除孕期和分娩时的劳累，其实是完全没有必要的。

第009天、第010天 新妈妈卧床有讲究

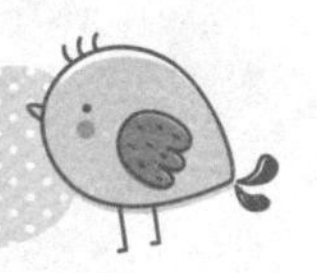

在月子里，新妈妈最重要的任务就是休息，尽快让自己的身心恢复到产前状态。那么，新妈妈应该睡什么床？卧床姿势应该怎么样呢？

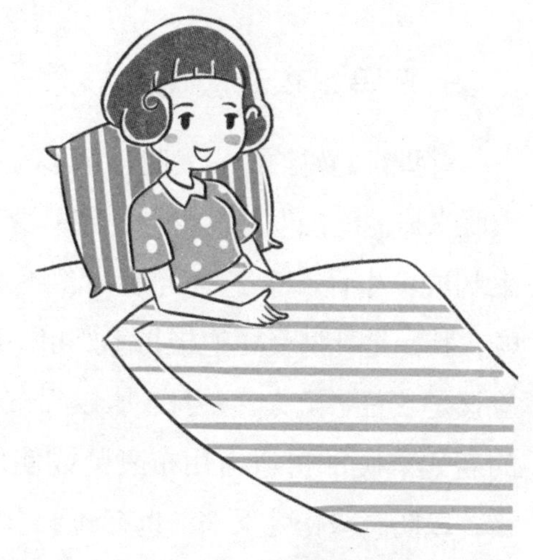

卧床休息要讲究姿势

新妈妈卧床休息必须要讲究姿势、方法。这是因为产后新妈妈身体虚弱，气血不足，产前子宫、脏器、膈肌发生移位，产后这些器官要恢复到原来位置，子宫要排出恶露，因此必须保证充分休息和正确的卧床、养息方法。

新妈妈正确的卧床休息方法是背靠被褥，竖足曲膝，呈半坐卧状态，不可骤然躺倒平卧。半坐卧的目的在于使气血下行，气机下达，有利于排出恶露，使膈肌下降，子宫及脏器恢复到原来位置。

新妈妈不能睡软床

新妈妈睡过软的床，会导致骨盆损伤。因为卵巢会于妊娠末期分泌第三种激素，称松弛素。此物质有松弛生殖器官中各种韧带与关节的作用，有利于分娩。由于松弛素的作用，产后的骨盆会失去完整性、稳固性，而松散的骨盆，加上松软又有弹性的床铺，容易使人压下去又弹起，这样新妈妈卧睡时左右活动都有一定阻力，很不利于翻身坐起。新妈妈如急速起床或翻身，很容易造成骨盆损伤。为此，建议新妈妈产后最好睡硬板床，如没有硬板床，则宜选用较硬的弹簧床。

第011天、第012天 新妈妈的穿衣攻略

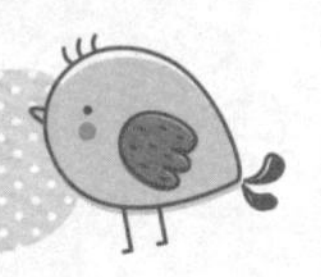

新妈妈的衣着以选择棉、麻、丝、羽绒等制品为宜，这些纯天然材料十分柔软、透气性好、吸湿、保暖。

新妈妈衣着应宽大舒适

有些新妈妈怕产后发胖，体形改变，即以瘦衣服来掩盖已经发胖的身形，穿紧身衣服，进行束胸或穿牛仔裤。这样的装束都不利于血液流畅，特别是乳房受压迫极易患奶疖。正确的做法应该是衣着略宽大，贴身衣服以棉布衣为好。有的新妈妈腹部可适当用布裹紧或使用合适的腹带，以防腹壁松弛下垂，也有利于子宫复原。

新妈妈衣着应厚薄适中

新妈妈产后因抵抗力有所下降，衣着应根据季节变化注意增减。天热就不一定要穿长袖衣、长裤和包头巾，不要怕暴露肢体。如觉肢体怕风，可穿长袖衣裤。但夏季应注意防止长痱子或引起中暑。即使在冬天，只要屋内不漏风，也不要包头或戴帽子。冬天的被褥要适当加厚些，要勤晒，以便温暖、舒适，利于杀菌和松软。

新妈妈的鞋子宜软

新妈妈以穿布鞋为佳，勿穿硬底鞋，更不要穿高跟鞋，以防产后足底、足跟痛，或下腹酸痛。此外，产后不要赤脚，赤脚会受凉，易感冒。

今日提醒

新妈妈的贴身内衣应该常换洗。短裤在产后10天内最好一天一换，内衣也要两天一换，以保持卫生，防止污染。

第013天、第014天 坐月子不刷牙是陋习

民间传说新妈妈在坐月子时，不能刷牙、漱口，认为刷牙会引起将来得牙痛病，并会造成牙齿松动、脱落。其实，这种说法毫无科学根据，如果月子里不坚持刷牙、漱口，会给母婴健康带来危害。

不刷牙易导致口腔疾病

新妈妈由于分娩后需要补充营养，因而甜食比平时吃得多，面食、糖类的摄入量也较平时有所增加，食物及残渣在牙缝和口腔内残留的机会较多，更会促进细菌或病毒的生长繁殖。这样牙齿就可能被腐蚀、虫蛀，造成牙龈炎、牙周炎、龋齿等口腔疾病。

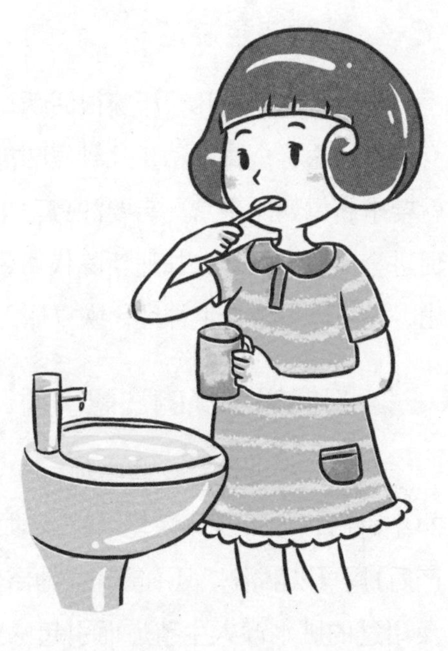

新妈妈刷牙漱口有讲究

新妈妈刷牙最好选用三排毛牙刷，这种牙刷头小、刷毛质地柔软、轻便灵活，使用时不会伤害牙龈。牙膏要选择刺激性小的普通牙膏，如无口腔疾病，一般不宜用药物牙膏。刷牙时动作要轻柔，宜采用“竖刷法”。

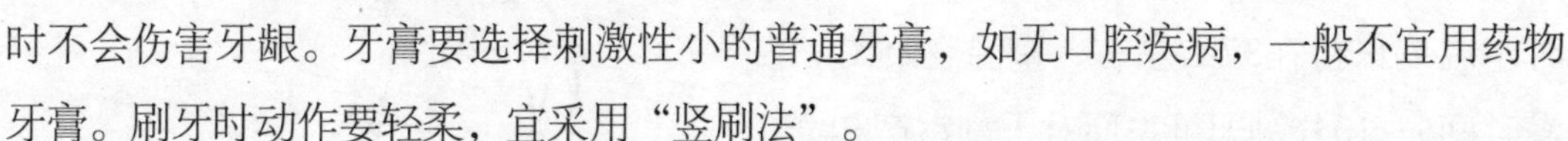

漱口有盐漱、含漱、药液漱。盐漱是指每天早晨把约3克盐，放进口中，用温水含之，使盐慢慢溶化，并冲洗牙齿。这样做可以使牙齿清洁牢固，避免松动。含漱是指每次饭后，用温水漱口几遍，清除食物残渣。药液漱是指将中草药水煎或水浸泡后，用药液水漱口。用药液漱口要根据新妈妈的不同需求来选择使用。

第015天、第016天 新妈妈要勤洗澡

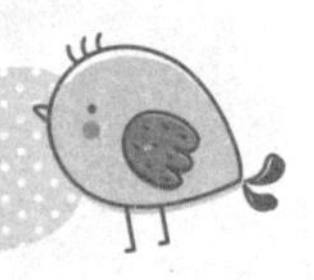

我国旧时坐月子的习惯，是新妈妈不能洗澡、不能洗头，怕因此受风受凉留下病根，实际上这种认识不科学。

产后注意清洁

产后特别是头几天汗腺很活跃，新妈妈容易大量出汗，乳房胀还要淌溢奶水，下身还有恶露，全身发黏，几种气味混在一起，身上的卫生状况很差，极容易致病，这就要求新妈妈比平常更需要注意卫生，要多洗澡、洗头、洗脚。这样可使身体清洁，促进全身血液循环，加速新陈代谢，保持汗腺孔通畅，有利于体内代谢产物由汗液排出，还可以调节自主神经，恢复体力，解除肌肉和精神疲劳。

新妈妈洗澡的注意事项

产后洗澡要注意一些事项，如正常分娩24小时后，如果身体恢复得好，即可擦洗；产后1周可以淋浴，但不能洗盆池浴，以免洗澡用过的脏水灌入生殖道而引起感染；洗澡时水温要保持在37℃左右，室温在25℃，洗澡时间5～10分钟即可。而对于剖宫产和会阴切开后的新妈妈，在伤口还没愈合前，不能淋浴；擦浴时也要防止脏水污染伤口。浴后要立即擦干身体，穿好衣服，防止受凉。

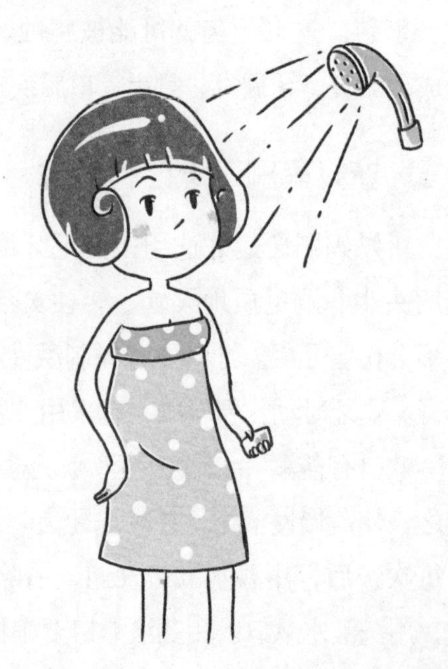

第017天、第018天 这些错误，新妈妈不要犯

在坐月子的过程中，有些新妈妈总会犯下面这些错误，

坐姿不端正

有些新妈妈由于身体虚弱，在沙发上坐下的时候，经常是一种歪歪斜斜、懒懒散散的姿势，认为这样会让自己舒服一些。其实，新妈妈就是再累，坐姿也应该端正，尤其剖宫产的新妈妈，否则会很容易弄伤腹部的伤口。

长久看书或上网

产后过早或长时间看书、上网，会使新妈妈特别是孕期合并妊娠高血压者眼睛劳累，日后再长久看书或上网容易眼痛。所以，在产褥早期不宜多看书或上网，待身体康复后量力而行。

夏天洗澡贪凉

有些新妈妈，为了身体舒爽会用不太热的水冲凉。这种一时贪凉的举止，往往会带来许多后患。产后接触冷水会使气血凝滞，导致日后身痛或月经不调。洗澡的水应该与体温接近，37℃左右为宜。

随意服药

因为哺乳期服用的药物大多数能够通过血液循环进入母乳，经宝宝吸吮会使药物进入宝宝体内，所以新妈妈，在选择服药时一定要谨慎，应在医生指导下合理使用。

不梳头

有的新妈妈在产后一段时间内不梳头，怕出现头痛、脱发等。其实梳头不仅是美容的需要，而且通过木梳刺激头皮，还可促进局部皮肤血液循环，以满足头发生长所需的营养物质，从而防止脱发、早白、发丝断裂、分叉等。

第019天、第020天 乳房护理很重要

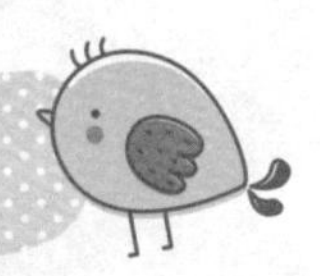

哺喂母奶的新妈妈，应该注意乳房及乳头的护理，那么，怎样进行护理呢？

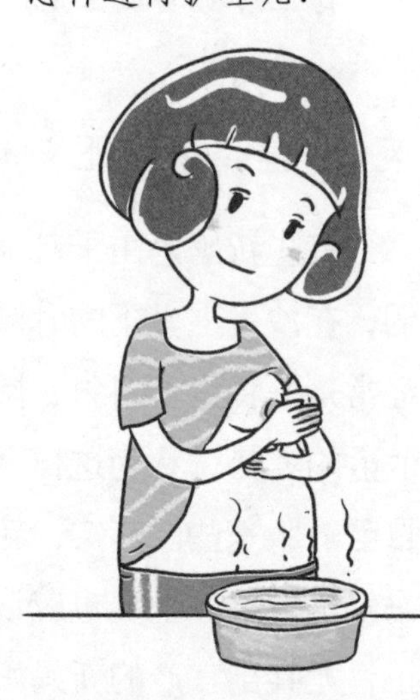

清洁与清洗

新妈妈每天可用棉球蘸水或婴儿油清洁乳房，但应避免使用皂碱，因为它会将一些涂擦在乳房上保护皮肤免于干燥及龟裂的油脂洗掉。新妈妈要小心地照顾乳房，切勿用力擦干，小心拍干即可。每次哺乳前或后要清洁乳房，记住在穿上胸罩之前最好先让乳房风干一下。

缓解胀奶的办法

一般产后3～4天左右新妈妈乳房中会充满乳汁，乳房又热又肿，触摸起来很硬，这就是俗称的胀奶。胀奶会给哺乳期的妈妈带来很多烦恼，如果不及时处理胀奶，严重者就会引发乳管阻塞和奶汁淤积。缓解胀奶的办法是人工挤奶或勤喂宝宝，想方设法排出乳汁。此外，以热水浸泡、热敷乳房，或轻缓地朝乳头处按摩也可以缓解胀奶。

处理乳腺管阻塞

刚哺乳的那几周，可能发生新妈妈乳腺管阻塞的情况。使乳腺管通畅的办法，是由胀奶的那一侧乳房开始哺乳，且喂奶时由疼痛部位的上方朝乳头的方向按摩。如果乳房尚未通畅的话，此侧的乳房不应再哺乳，需立即就医。因为有可能因感染造成内部化脓，虽然不是什么大病，但会非常疼痛而且影响哺乳。

第021天、第022天 新妈妈不能少营养

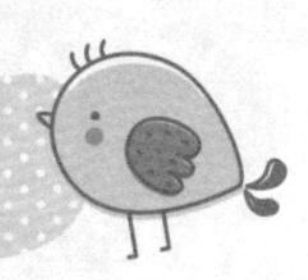

产后新妈妈处于调理自己身体，提高抵抗力，对外界环境适应能力的阶段，同时还要将体内的营养通过乳汁输送给宝宝、维持宝宝生长发育的需要，所以说这个时期新妈妈自身营养状况及营养储备情况都将影响宝宝的健康。

需要高蛋白质

泌乳需要消耗蛋白质，所以母乳膳食中的蛋白质摄入是很重要的。此外，产后本身气血虚弱，也需要大量的蛋白质。蛋白质含大量的氨基酸，是恢复组织器官的物质基础，这对产后的新妈妈是十分必要的，如小米、豆类、豆制品、瘦猪肉、牛肉、鸡蛋和鱼类，这些食物含蛋白质丰富，每日必须搭配两种。

需要高热量

新妈妈每日所需的热量基本上与男性重体力劳动者相当，需要摄入养肉、瘦猪肉、牛肉等动物性食品和高热量的硬果类食品，如核桃、花生、芝麻、松子等。

要保证钙及无机盐的摄入

母乳每日消耗300毫克的钙，为减少动用母体储备的钙，新妈妈必须选择含钙多的食物，如牛奶、虾皮、水产等。对于碳酸钙、乳酸钙、骨粉等一些钙制剂也可以选用。

不可缺少水溶性维生素

母乳膳食中的维生素B和维生素C的摄入量要非常充足，原因是水溶性B族维生素和维生素C可以通过乳腺转移至母乳中，但转换率不高，约为50%。

第023天、第024天 分段吃好月子餐

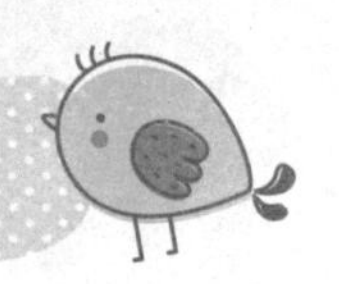

真正的“坐月子餐”的准则是怎样的呢？这里我们就把整个月子分为三个阶段，将每阶段的吃法逐一介绍给新手妈妈们。

开胃为主的产后第1周

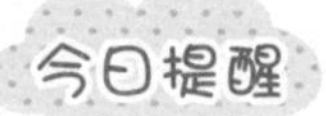

煲汤的时间也不要太长，不然会使汤料中的营养大量流失。

在产后的第1周里，新妈妈可以吃些清淡的荤食。瘦牛肉、鸡肉、鱼等，配上时鲜蔬菜一起炒，口味清爽营养均衡。橙子、柚子、猕猴桃等水果也有开胃的作用。要特别提醒的是，太油腻的食物会令人反胃，新妈妈摄入油脂过多可能会让乳汁也变油，使宝宝发生腹泻。

补血为要的产后第2周

进入月子的第2周，新妈妈的伤口基本上愈合了。经过上周的精心调理，胃口应该明显好转。这时可以开始尽量多食补血食物，以调理气血。苹果、梨、香蕉能减轻便秘症状又富含铁元素，动物内脏更富含多种维生素，是比较完美的维生素补剂和补血剂。

进行催奶的分娩后半月

催奶不应该只考虑量，质也非常重要。传统认为新妈妈应该多喝蛋白质含量高的汤，最近的研究发现，被大家认为最有营养，煲了足足8小时才成的广东靓汤，汤里的营养仅仅是汤中食材所含营养的20%左右！所以科学的观点是汤汁要喝，“料”更不能舍弃。

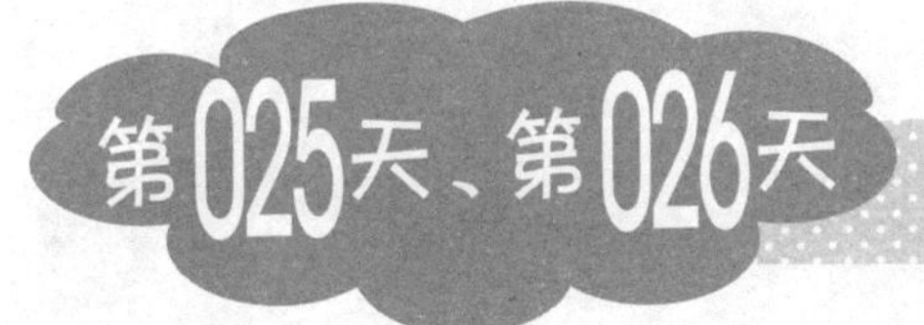

月子饮食有忌讳

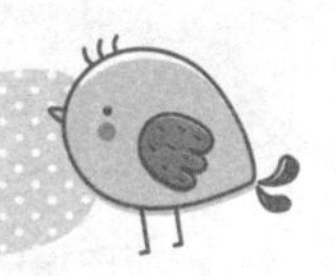

分娩后，为了补充营养和有充足的奶水，常常是鸡蛋成筐，水果成箱，天天不离鸡，顿顿有肉汤。其实，这样大补特补，既浪费钱财，又有损于健康。

忌喝高脂肪的浓汤

高脂肪的浓汤，易影响新妈妈的食欲和体形。高脂肪也会增加乳汁的脂肪含量，使宝宝因不能耐受和吸收而引起腹泻。因此，新妈妈宜喝些有营养的荤汤和素汤，如鱼汤、蔬菜汤、面汤等。

忌吃辛辣温燥食物

辛辣温燥食物可助内热，而使新妈妈上火，出现口舌生疮，大便秘结等症状，并通过乳汁使宝宝内热加重。尤其在产后5～7天之内，应以软饭、蛋汤等为主，不要吃过于油腻的食物，特别应忌食大蒜、辣椒、胡椒、茴香、酒、韭菜等辛辣温燥食物。

忌久喝红糖水

红糖是较好的补益佳品。但久喝对子宫复原不利。因为产后10天，恶露逐渐减少，子宫收缩也逐渐恢复正常，如果久喝红糖水，红糖的活血作用会使恶露增多，造成新妈妈持续失血。

忌滋补过量

滋补过量容易导致肥胖。肥胖会使体内糖和脂肪代谢失调。此外营养太丰富，必然使奶水中的脂肪含量增多，如宝宝胃肠能够吸收也易造成肥胖；若宝宝消化能力较差，不能充分吸收，就会出现脂肪泻，长期慢性腹泻，还会造成营养不良。

第027天、第028天 新妈妈宜吃的食物

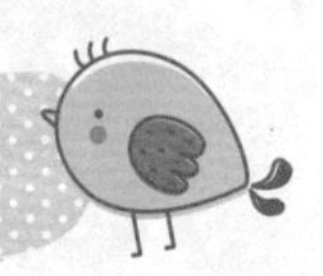

下面这些食物，非常适合月子里的新妈妈食用，一起来看一看吧。

新妈妈宜喝面汤

面汤是新妈妈适宜的饮食，既可用挂面下汤，也可自己做细面条或薄面片下汤。

新妈妈宜吃鸡蛋

鸡蛋是优质蛋白食物，还含有脂肪和铁，有强身和促进乳汁分泌的作用，有利于宝宝生长发育，每日进食2个即可，吃太多吸收不了，不但浪费，而且易引起消化不良。

新妈妈宜喝牛奶

牛奶是补钙的好食品，且容易被人体吸收利用，对新妈妈健康的恢复及乳汁分泌很有好处。每日用量为250～500克。

新妈妈宜喝小米粥

小米营养丰富，优于精粉和大米，既有营养也好下口，为了通便可以另加一盘清爽可口的炒青菜。但注意应与其他米面调节食用，以多样化不偏食为好，以防造成营养不良。

新妈妈宜吃鲤鱼

鲤鱼可预防贫血及帮助排出子宫内淤血，对产后新妈妈尤其适合。它还可以促进乳汁分泌，哺乳中的新妈妈食用鲤鱼，乳汁会增加。

新妈妈宜吃鲫鱼

给产后新妈妈喝鲫鱼汤是一种很普遍的做法。鲫鱼能和中补虚，渗湿利水，温中顺气，具有消肿胀、利水、通乳之功效，新妈妈食用能增加乳汁，并对产后血虚有一定疗效。

第029天、第030天 产后检查别忘了

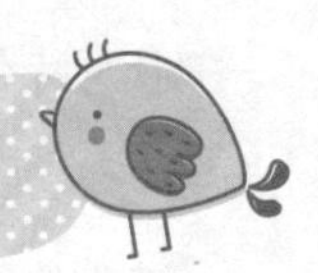

专家提醒新妈妈，在分娩后也要注意自己的身体，及时进行必要的产后42天检查，看看身体是否已恢复如初。

重视产后检查

多数女性往往对产前检查十分重视，而产后检查往往被忽视，认为只要宝宝顺利生下来就万事大吉了。其实产后检查也是十分重要的，它能及时发现产妇的多种疾病，能避免患病新妈妈对婴儿健康的影响，同时还能帮助新妈妈及时采取合适的避孕措施。这对妊娠期间有严重并发症者尤为重要。

产后检查的项目

全身情况检查

◆ 测量体重。体重增加过快应坚持锻炼，体重偏低应加强营养。

◆ 测血压。如血压尚未恢复正常，应查明原因，对症治疗。

◆ 患有心脏病、肝炎、甲亢和泌尿系统感染疾病的新妈妈，应到内科做详细检查。

◆ 血、尿常规化验。

妇产科的检查

◆ 检查会阴及产道裂伤愈合情况，骨盆底肛门组织紧张力恢复情况及阴道壁有无膨出。

◆ 检查阴道分泌物的量和颜色。

◆ 检查子宫颈有无糜烂。

◆ 检查子宫大小是否正常和有无脱垂。

◆ 检查子宫附件及周围组织有无炎症。

◆ 检查乳房有无疼痛或肿物，乳汁是否充足。

◆ 对于剖腹产者，要检查腹部伤口情况。

内 容 提 要

本书内容涵盖了怀孕、分娩、坐月子这一孕育新生命的全部过程，根据每个阶段的不同特点，将孕妇与胎儿的生理状况、孕期生活保健、孕期饮食营养、孕期疾病防治、孕期医学检查、孕期胎教方法、分娩技巧、月子调养、产妇护理等内容以每天一个专题的形式，进行了详细的阐述，使读者在孕育过程中的每一天，都能得到专业、实用的指导。

图书在版编目（CIP）数据

怀孕分娩坐月子每日指导/郑国权主编.--北京：中国纺织出版社，2013.2

（幸福孕育丛书）

ISBN 978-7-5064-8658-3

Ⅰ.①怀… Ⅱ.①郑… Ⅲ.①妊娠期—妇幼保健-基本知识②产褥期-妇幼保健-基本知识 Ⅳ.①R715.3

中国版本图书馆CIP数据核字（2012）第112058号

策划编辑：胡　敏　　责任编辑：卞嘉茗　　责任印制：刘　强

中国纺织出版社出版发行

地址：北京东直门南大街6号　　邮政编码：100027

邮购电话：010—64168110　　传真：010—64168231

http://www.c-textilep.com

E-mail:faxing@c-textilep.com

北京佳信达欣艺术印刷有限公司印刷　各地新华书店经销

2013年2月第1版第1次印刷

开本：635×965　1/12　印张：28

字数：318千字　定价：35.80元

凡购本书，如有缺页、倒页、脱页，由本社图书营销中心调换